A. Klepsch

Prüfungsfragen Generalistische Pflege

Annett Klepsch (Hrsg.)

Prüfungsfragen Generalistische Pflege

Ankreuzen – Überprüfen – Verstehen

2. Auflage

Autor der Vorauflage: Bernd Hein, Tannenhof

ELSEVIER

Elsevier GmbH, Bernhard-Wicki-Str. 5, 80636 München, Deutschland
Wir freuen uns über Ihr Feedback und Ihre Anregungen an kundendienst@elsevier.com

ISBN 978-3-437-27242-4
eISBN 978-3-437-05434-1

2. Auflage 2024

Wichtiger Hinweis
Die medizinischen Wissenschaften unterliegen einem sehr schnellen Wissenszuwachs. Der stetige Wandel von Methoden, Wirkstoffen und Erkenntnissen ist allen an diesem Werk Beteiligten bewusst. Sowohl der Verlag als auch die Autorinnen und Autoren und alle, die an der Entstehung dieses Werkes beteiligt waren, haben große Sorgfalt darauf verwandt, dass die Angaben zu Methoden, Anweisungen, Produkten, Anwendungen oder Konzepten dem aktuellen Wissensstand zum Zeitpunkt der Fertigstellung des Werkes entsprechen.
Der Verlag kann jedoch keine Gewähr für Angaben zu Dosierung und Applikationsformen übernehmen. Es sollte stets eine unabhängige und sorgfältige Überprüfung von Diagnosen und Arzneimitteldosierungen sowie möglicher Kontraindikationen erfolgen. Jede Dosierung oder Applikation liegt in der Verantwortung der Anwenderin oder des Anwenders. Die Elsevier GmbH, die Autorinnen und Autoren und alle, die an der Entstehung des Werkes mitgewirkt haben, können keinerlei Haftung in Bezug auf jegliche Verletzung und/oder Schäden an Personen oder Eigentum, im Rahmen von Produkthaftung, Fahrlässigkeit oder anderweitig übernehmen.

Für die Vollständigkeit und Auswahl der aufgeführten Medikamente übernimmt der Verlag keine Gewähr.
Geschützte Warennamen (Warenzeichen) werden in der Regel besonders kenntlich gemacht (®). Aus dem Fehlen eines solchen Hinweises kann jedoch nicht automatisch geschlossen werden, dass es sich um einen freien Warennamen handelt.

Bibliografische Information der Deutschen Nationalbibliothek
Die Deutsche Nationalbibliothek verzeichnet diese Publikation in der Deutschen Nationalbibliografie; detaillierte bibliografische Daten sind im Internet über https://www.dnb.de abrufbar.

25 26 27 28 5 4 3 2

In ihren Veröffentlichungen verfolgt die Elsevier GmbH das Ziel, genderneutrale Formulierungen für Personengruppen zu verwenden. Um jedoch den Textfluss nicht zu stören sowie die gestalterische Freiheit nicht einzuschränken, wurden bisweilen Kompromisse eingegangen. Selbstverständlich sind **immer alle Geschlechter** gemeint.

Planung: Martina Lauster, München
Projektmanagement: Martina Gärtner, München
Redaktion: Susan Sedlick, München
Satz: STRAIVE, Puducherry/Indien
Druck und Bindung; EGEDSA, Sabadell (Barcelona)/Spanien
Umschlaggestaltung: SpieszDesign, Neu-Ulm

Aktuelle Informationen finden Sie im Internet unter www.elsevier.de

Vorwort

Nun liegen drei Jahre generalistischer Pflegeausbildung hinter Ihnen. Ich hoffe, Sie hatten Freude dabei, haben viel gelernt und fühlen sich nun gut vorbereitet auf Ihre berufliche Tätigkeit. Die *einzige* Hürde, die nun noch zu nehmen ist, nennt sich: Abschlussprüfung.

Mit dem vorliegenden Buch möchte ich Ihnen helfen, sich auf diese vorzubereiten. Es soll Sie dabei unterstützen, die vermittelten Lerninhalte aufzufrischen und ihr grundlegendes Wissen in der Pflege von Menschen aller Altersstufen, der Anatomie und der Krankheitslehre, der Kommunikation, der Beratung und vielen anderen Fachgebieten zu festigen.

Manche der vorliegenden Fragen beziehen sich auf komplexe Zusammenhänge, einige sind auch sehr spezifisch formuliert. Die Auseinandersetzung damit erfordert ein gründliches Verständnis des Themas, was als wesentliche Voraussetzung für die zukünftige Praxis im Pflegeberuf gilt. Da der Pflegealltag nicht einem starren Lehrplan folgt, erfordert er Anpassungsfähigkeit und das Geschick, das Gelernte sicher auf individuell unterschiedliche Situationen anwenden zu können. Weil Sie beispielsweise die physiologischen Grundlagen des Blutkreislaufs verstehen, können Sie schlussfolgern, welche Folgen eine Rechts- oder Linksherzinsuffizienz für den Organismus hat und welche Pflegemaßnahmen daraus durch Sie als Pflegefachperson abzuleiten sind.

Die erste Hälfte des Buches dient der Vorbereitung der schriftlichen Prüfungen. Mit diesen Fragen wird Ihr Wissen aus den Kompetenzbereichen I und II geprüft werden.

Im ersten Kapitel werden zunächst umfangreich Ihre Kenntnisse zu Anatomie, Physiologie und Fachterminologie abgefragt, bevor allgemeine und spezielle Pflegeprozesse angesprochen werden.

Die Sortierung der Fragen folgt inhaltlich zunächst der Beobachtung und Pflege von Körperfunktionen. Der nächste Abschnitt ist der Gesundheitsförderung, Prävention und Rehabilitation gewidmet und anschießend geht es zu den Schwerpunkten der Pflege bei bestimmten Erkrankungen, jeweils geordnet nach entsprechenden Fachrichtungen.

Kompakt zusammengefasst erhalten Sie einen Überblick über in diesen Bereichen erforderliches Wissen. Dies ermöglicht es Ihnen, Ihre vorhandenen Kenntnisse in den speziellen Fachgebieten, wie z. B. der Orthopädie, Gynäkologie, Kardiologie, Langzeitpflege, Kinderkrankenpflege und der psychischen Erkrankungen etc. zu festigen.

Die zweite Hälfte des Buches behandelt Lehrinhalte aus den Kompetenzbereichen III, IV und V. Diese bilden die Grundlage für die Prüfungsfragen der mündlichen Abschlussprüfung.

Die interprofessionelle Teamarbeit wird hier ebenso thematisiert wie das verantwortungsbewusste Handeln im Pflegeteam mit unterschiedlichen Qualifikationen. Den rechtlichen Aspekten im Pflegekontext sind ebenso Fragen gewidmet wie der Qualitätssicherung. Außerdem finden sich Fragestellungen der Pflegewissenschaft, Probleme der Ethik und des Pflegeverständnisses sowie der Profession des Pflegeberufes in diesen Kapiteln.

Mit meiner Erfahrung als langjährige Pflegefachfrau und Pflegepädagogin mit lebendigem Bezug zur Praxis habe ich diese Fragen als bunte Mischung aus allen Themen der Pflegeausbildung ausgewählt und sinnvoll so zusammengestellt, dass Sie möglichst umfangreich davon profitieren können.

Viel Freude beim Durcharbeiten und natürlich Erfolg bei der Prüfung wünscht Ihnen

Annett Klepsch
Dessau, im Mai 2024

Abkürzungen

A./Ae.	Arteria/Arteriae
ABEDL	Aktivitäten, soziale Beziehungen und existenzielle Erfahrungen des Lebens
ACE-Hemmer	Angiotensin-Converting-Enzyme-Hemmer
ACTH	adrenokortikotropes Hormon
ADH	antidiuretisches Hormon
ADHS	Aufmerksamkeitsdefizit-/Hyperaktivitätsstörung
AGG	Allgemeines Gleichbehandlungsgesetz
AIDS	Acquired Immune Deficiency Syndrome
ALG	Arbeitslosengeld
AN	Associate Nurse
AP	alkalische Phosophatase
ASE	atemstimulierende Einreibung
AUDIT	Alcohol Use Disorders Identification Test
AV-Block	atrioventrikulärer Block
AVK	arterielle Verschlusskrankheit
AV-Knoten	atrioventrikulärer Knoten
AWO	Arbeiterwohlfahrt
B. O. K. D.	Berufsorganisation der Krankenpflegerinnen Deutschlands
BE	Broteinheit
BESD	Beurteilung von Schmerzen bei Demenz
BGB	Bürgerliches Gesetzbuch
BISAD	Beobachtungsinstrument für das Schmerzassessment bei alten Menschen mit schwerer Demenz
BPI	Brief Pain Inventory
BtM	Betäubungsmittel
BtMVV	Betäubungsmittel-Verschreibungsverordnung
BZ	Blutzucker
C_2H_6O	Ethanol
ca.	circa
CGB	Christlicher Gewerkschaftsbund Deutschlands
CK	Kreatinin-Kinase
CK-MB	Kreatinin-Kinase vom Muskel-Hirn-Typ
cm	Zentimeter
cmH_2O	Zentimeter Wassersäule
CO_2	Kohlendioxid
CT	Computertomografie
DBfK	Deutscher Berufsverband für Pflegeberufe
DDR	Deutsche Demokratische Republik
DGB	Deutscher Gewerkschaftsbund
DIN	Deutsches Institut für Normung
dl	Deziliter
DMS	Durchblutung, Motorik, Sensibilität
DNQP	Deutsches Netzwerk für Qualitätsentwicklung in der Pflege
DPR	Deutscher Pflegerat
DRK	Deutsches Rotes Kreuz
EACH	European Association for Children in Hospital
EBN	Evidence-based Nursing
EFQM	European Foundation for Quality Management
ELISA	Enzyme-linked Immunosorbent Assay
engl.	englisch
GdB	Grad der Behinderung
GFK	Gewaltfreie Kommunikation
ggf.	gegebenenfalls
GOT	Glutamat-Oxalazetat-Transaminase
GPT	Glutamat-Pyruvat-Transaminase
h	Stunde
H_2O	Wasser
Hb	Hämoglobin
hCG	humanes Choriongonadotropin
i. v.	intravenös
ICF	International Classification of Functioning, Disability and Health
ICN	International Council of Nurses
ICR	Interkostalraum
INR	International Normalized Ratio
kg	Kilogramm
KHK	koronare Herzkrankheit
KTQ	Kooperation für Transparenz und Qualität im Gesundheitswesen
l	Liter
lat.	lateinisch
LDH	Laktatdehydrogenase
m	Meter
M./Mm.	Musculus/Musculi
MCL	Medioklavikularlinie
MDK	Medizinischer Dienst der Krankenversicherung
mg	Milligramm
min	Minute
ml	Milliliter
mm	Millimeter
MPBetreibV	Medizinprodukte-Betreiberverordnung
MRT	Magnetresonanztomografie
ms	Millisekunde
N./Nn.	Nervus/Nervi
NaCl	Natriumchlorid
NANDA	North American Nursing Diagnosis Association
NRS	Numerische Rating Skala
NS	Nationalsozialismus

o. ä.	oder ähnliches
O_2	Sauerstoff
OP	Operation
p. p.	post partum
PAVK	periphere arterielle Verschlusskrankheit
pCO_2	Kohlendioxidpartialdruck
PDF	Portable Document Format
PEG	perkutane endoskopische Gastrostomie
PflAPrV	Ausbildungs- und Prüfungsverordnung für die Pflegeberufe
PflBG	Pflegeberufegesetz
PTA	perkutane transluminale Angioplastie
PTBS	posttraumatische Belastungsstörung
RR	Riva-Rocci (Blutdruckmessung)
SAVP	spezialisierte ambulante Palliativversorgung
SGB	Sozialgesetzbuch
SGOT	Serumglutamat-Oxalazetat-Transaminase
SHT	Schädel-Hirn-Trauma
SIS	Strukturierte Informationssammlung
SOC	Sense of coherence
SSW	Schwangerschaftswoche
StGB	Strafgesetzbuch
TEA	Thrombendarteriektomie
TUR	transurethrale Operation
u. a.	unter anderem
UN	United Nations
v. a.	vor allem
V./Vv.	Vena/Venae
VAS	visuelle Analogskala
VRS	verbale Rating-Skala
WHO	World Health Organization
z. B.	zum Beispiel
ZNS	zentrales Nervensystem
ZVD	zentraler Venendruck
γ-GT	γ-Glutamyltransferasen

Benutzerhinweise

Sie finden in *Prüfungsfragen Generalistische Pflege* 1001 Fragen zu allen fünf Kompetenzbereichen der generalistischen Pflege.

Dazu sind die richtigen Antworten mit Erläuterungen genannt. Für jede Frage ist nur eine Antwortmöglichkeit korrekt.

Während Sie die Fragen lesen und überlegen, welche Antwort richtig ist, können Sie ganz einfach Antworten und Erklärungen abdecken.

Fehler gefunden?

An unsere Inhalte haben wir sehr hohe Ansprüche. Trotz aller Sorgfalt kann es jedoch passieren, dass sich ein Fehler einschleicht oder fachlich-inhaltliche Aktualisierungen notwendig geworden sind.

https://else4.de/978-3-437-27242-4

Sobald ein relevanter Fehler entdeckt wird, stellen wir eine Korrektur zur Verfügung. Mit diesem QR-Code gelingt der schnelle Zugriff.

Wir sind dankbar für jeden Hinweis, der uns hilft, dieses Werk zu verbessern. Bitte richten Sie Ihre Anregungen, Lob und Kritik an folgende E-Mail-Adresse: kundendienst@elsevier.com

Inhaltsverzeichnis

KAPITEL

1 Kompetenzbereich I: Pflegeprozesse und Pflegediagnostik

Einleitung

Der Kompetenzbereich I in der generalistischen Pflegeausbildung heißt **Pflegeprozesse und Pflegediagnostik in akuten und dauerhaften Pflegesituationen verantwortlich planen, organisieren, gestalten, durchführen, steuern und evaluieren** und umfasst mit 1000 Stunden etwa die Hälfte aller Unterrichtseinheiten in der theoretischen Ausbildung.

Ein wesentlicher Auftrag dieses Kompetenzbereiches ist es, die zukünftigen Pflegefachpersonen für die *Planung, Organisation, Gestaltung, Durchführung, Steuerung und Evaluation der Pflege von Menschen aller Altersstufen* zu befähigen. Pflegefachpersonen lernen, individuelle *Pflegepläne* zu erstellen und dabei die *Pflegebedürfnisse* ihrer Patienten umfassend zu berücksichtigen.

Das Wissen um die *physiologischen Grundlagen und pathologischen Veränderungen* bei körperlichen oder psychischen Einschränkungen sind dabei grundlegend für eine kompetente Pflege und sollen das Erkennen von *Pflegebedarfen* mittels gezielter *Beobachtung* ermöglichen, um das kompetente *Durchführen von Pflegemaßnahmen* in allen Altersstufen und Settings zu gewährleisten. Dabei steht immer das Wohl des Patienten im Mittelpunkt. Das Vertrautmachen mit der Nutzung von allgemeinen und spezifischen *Assessmentverfahren* ist ein ebenso gewünschtes Lernziel.

Ein weiterer Schwerpunkt sind die *Gesundheitsförderung und Prävention* als wesentliche Bestandteile einer gesunden und selbstbestimmten Lebensführung. Pflegefachpersonen lernen, die persönlichen *Ressourcen und Bedürfnisse* ihrer Patienten zu erkennen und darauf aufbauend *Pflegemaßnahmen zu planen und durchzuführen,* die die Gesundheit und das Wohlbefinden fördern und Krankheiten vorbeugen. Auch *Fachwissen,* das den Erwerb von *Kompetenzen durch Angehörige* in den Mittelpunkt stellt, gehört in dieses Themenfeld.

Ein besonderer Fokus wird diesbezüglich auch auf *Menschen aller Altersstufen in hoch belasteten und kritischen Lebenssituationen* gelegt. Die Pflegefachpersonen sollen hingeführt werden zu schnellem und professionellem Handeln, um auch in *Notsituationen* die bestmögliche Unterstützung und Betreuung zu gewährleisten.

Der Kompetenzbereich I vermittelt somit die *Grundlagen für eine professionelle Pflegetätigkeit.*

Vorbehaltsaufgaben und Pflegeprozesssteuerung

1.1 Welche der folgenden Tests eignen sich zum Screening schädlichen Alkoholkonsums?

1. AUDIT und AUDIT-C.
2. Search-Alk.
3. C_2N_6O-Test.

1. Zum Screening geeignet sind der AUDIT-Fragebogen (Alcohol Use Disorders Identification Test) aus zehn Fragen oder der AUDIT-C, die Kurzversion mit drei Fragen (wie oft Alkohol konsumiert wird, wie viele Getränke dann typischerweise getrunken werden und wie häufig mehr als sechs alkoholische Getränke pro Tag getrunken werden).
Search-Alk ist eine Fantasiebezeichnung.
C_2H_6H ist die chemische Formel von Ethanol.

1.2 Laut NANDA (North American Nursing Diagnosis Association) ist eine Pflegediagnose eine klinische Beurteilung einer menschlichen Reaktion auf Gesundheitszustände, Lebensprozesse oder die Vulnerabilität (Verwundbarkeit, Verletzbarkeit) eines Individuums, einer Familie, Gruppe oder Gemeinschaft. Es gibt drei Arten von Pflegediagnosen. Welche Antwort ist zutreffend?

1. Struktur-, Prozess- und Ergebnisdiagnosen.
2. Problemfokussierende Pflegediagnosen, Risikopflegediagnosen und Pflegediagnosen der Gesundheitsförderung.
3. Gesundheitsfördernde Pflegediagnosen, Präventionsdiagnosen, Rehabilitationsdiagnosen.

2. Die Begriffe Struktur-, Prozess-, Ergebnisqualität (und nicht „-diagnosen") gehören in den Bereich der Pflegestandards.
Gesundheitsförderung, Prävention und Rehabilitation sind Aufgaben der Pflege. Hierfür gibt es aber keine Diagnosen.

1.3 Welche der Antworten stimmt nicht? Die flächendeckende Nutzung von Pflegediagnosen in Deutschland könnte erhebliche Vorteile bringen im Hinblick auf:

1. Einen strukturierten, nachvollziehbaren und pflegewissenschaftlich fundierten Prozess.
2. Die Verwendung einer einheitlichen Pflegesprache, zur Vergleichbarkeit von Daten und zum besseren Nachweis von Leistungen.
3. Die Ökonomie des Gesundheitssystems.

3. Der Sinn von Pflegediagnosen liegt darin, eine systematische Bewertung von Pflegebedürfnissen und Gesundheitsproblemen von Patienten durchzuführen.
Eine erhebliche Kostenminimierung für das Gesundheitssystem ist dadurch eher nicht zu erwarten. Hierfür gibt es effektivere Faktoren.

1.4 Das System der Pflegediagnosen hat sich im Gegensatz zur Schweiz, Österreich und anderen europäischen Ländern in Deutschland nicht durchgesetzt. Warum nicht?

1. Die Pflegediagnosen der amerikanischen NANDA wurden bisher nicht ins Deutsche übersetzt.
2. Die Klassifikationssysteme sind sehr komplex, sie erschweren die Pflegearbeit und bringen erheblichen Schulungsbedarf mit sich.
3. In Deutschland wird mit pflegerischen Assessments gearbeitet.

2. Dass in Deutschland unter anderem mit pflegerischen Assessments gearbeitet wird, hat nichts mit der Verwendung von Pflegediagnosen zu tun. Diese dienen nur dafür, ein pflegerisches Problem zu spezifizieren.

1.5 Welche der folgenden Aussagen trifft auf die Strukturierte Informationssammlung (SIS) nicht zu?

1. Die Strukturierte Informationssammlung ist von einer personzentrierten Grundhaltung geprägt. Die Perspektive des Pflegebedürftigen soll in jedem Fall handlungsleitend sein.
2. Zunächst wird die Sichtweise der pflegebedürftigen Person erfasst, dann erfolgt die pflegefachliche Einschätzung und im Verständigungsprozess zwischen Pflegebedürftigem und Pflegefachperson werden Pflegemaßnahmen ausgehandelt.
3. Es ist wichtig, alle festgelegten Pflegemaßnahmen in ihrer Notwendigkeit mittels Assessmentinstrumenten zu belegen. Nur so ist fachlich gute Pflege gewährleistet.

3. Wenn eine pflegerische Frage durch die fachliche Einschätzung einer Pflegefachperson geklärt werden kann, ist die Anwendung eines Assessments als Abklärungshilfe nicht mehr nötig.

1.6 Welche der folgenden Aussagen zum Verständigungsprozess bei der Strukturierten Informationssammlung (SIS) trifft nicht zu?

1. Der Verständigungsprozess zeichnet sich durch klare Kommunikation und den Austausch von Informationen aus. Er erfordert eine sorgfältige Dokumentation, um sicherzustellen, dass alle relevanten Daten erfasst werden. Dieser Prozess umfasst nicht nur die aktuelle medizinische Situation, sondern auch die individuellen Bedürfnisse, Vorlieben, kulturellen Hintergründe und Lebensumstände des Patienten.
2. Ein wichtiger Aspekt des Verständigungsprozesses ist die Zusammenführung unterschiedlicher Perspektiven und Fachkenntnisse, um eine fundierte Pflegeplanung zu ermöglichen. Hierbei wird der Patient selbst sowie ggf. seine Angehörigen miteinbezogen, um ihre Ansichten und Präferenzen zu berücksichtigen. Ziel ist es, eine maßgeschneiderte Pflegeplanung zu entwickeln, die die bestmögliche Versorgung und Unterstützung gewährleistet.
3. Die Beratung des Patienten zu notwendigen Pflegemaßnahmen obliegt der Pflegefachperson. Gibt es unterschiedliche Meinungen zu pflegerischen Überlegungen, entscheidet die Pflegefachperson, da eine qualitativ hochwertige Pflege gewährleistet werden muss.

3. Die endgültige Entscheidung orientiert sich an den Wünschen des Patienten. Die Pflegefachkraft akzeptiert seine Autonomie und bietet vor dem Hintergrund des Fürsorgeprinzips in der Pflege in Abständen erneut eine Beratung an. Der Inhalt des Beratungsgespräches muss korrekt dokumentiert werden.

1.7 Was ist Zweck der Vorbehaltsaufgaben?

1. Die Professionalisierung der Pflege vorantreiben.
2. Die Pflegequalität und den Gesundheitsschutz der zu pflegenden Menschen sichern.
3. Die Pflegearbeit im Team gerecht zu verteilen.

2. Indem spezialisierte Tätigkeiten auf qualifiziertes Personal beschränkt sind, wird sichergestellt, dass komplexe Pflegehandlungen von Fachkräften durchgeführt werden, die über das notwendige Wissen und die erforderlichen Fähigkeiten verfügen. Dies minimiert das Risiko von Fehlern oder unangemessenen Vorgehensweisen und fördert eine präzise, auf Fachkenntnissen basierende Pflegepraxis.

1.8 Die bedarfs- und bedürfnisgerechte Versorgung chronisch kranker Menschen durch die Pflege umfasst:

1. Die ständige Verfügbarkeit von pflegerischem Personal, um schnell auf Komplikationen reagieren zu können.
2. Die Pflege, Wissensvermittlung, Beratung und Schulung, z. B. wie Funktionseinbußen kompensiert oder wie vorhandene Ressourcen genutzt werden können.
3. Die Sicherstellung umfangreicher finanzieller Hilfen.

2. Ergänzend wäre hier noch zu nennen: individuelle Bedarfsanalyse, Erstellung eines Pflegeplans, kontinuierliche Überwachung, psychosoziale Unterstützung sowie die Koordination der Versorgung. Eine angepasste Pflege, die auf die spezifischen Bedürfnisse und den individuellen Bedarf zugeschnitten ist, trägt dazu bei, dass die Patienten ihre Medikamente richtig einnehmen, therapeutische Maßnahmen durchführen und präventive Empfehlungen befolgen. Dies wirkt sich positiv auf die Gesundheitsergebnisse aus und kann Komplikationen reduzieren.

Anatomie, Physiologie, Fachterminologie

1.9 Was ist eine Nekrose?

1. Die Harnabsonderung bei Nacht.
2. Ein Gewebsuntergang.
3. Die Fußfehlstellung aufgrund einer Calcaneusfraktur.

2. Eine Nekrose ist ein umschriebener, lokalisierter Untergang eines Gewebebezirks oder Organs.

1.10 Was versteht man unter einem Exsudat?

1. Eine Eiteransammlung in einer anatomisch vorgebildeten Höhle, z. B. im Peritoneum.
2. Eine lokale Entzündung des Unterhautzellgewebes.
3. Eine Flüssigkeit, die aufgrund einer Entzündung aus dem Gewebe austritt.

3. Ein Exsudat ist eine je nach Eiweiß- und Zellgehalt (insbesondere Leukozyten) mehr oder weniger trübe entzündungsbedingte Gewebsflüssigkeit.

1.11 Welche der folgenden Zelltypen können sich nicht regenerieren?

1. Herzmuskelzellen.
2. Leberzellen.
3. Knorpelzellen.

1. Schäden am Nerven- und Herzmuskelgewebe können nicht repariert werden, sondern heilen narbig ab (Defektheilung).

1.12 Wozu kann eine vermehrte funktionelle Belastung führen?

1. Zur Hypertrophie.
2. Zur Hyperplasie.
3. Zur Hypertonie.

1. Die Hypertrophie bezeichnet die Größenzunahme eines Gewebes oder Organs allein durch Vergrößerung der Zellen (bei gleichbleibender Zellzahl), bedingt durch eine Mehrbelastung.

1.13 Welche Antwort trifft zu?

1. Die Medianebene teilt den Körper in eine rechte und linke Hälfte.
2. Die Sagittalebene teilt den Körper in einen vorderen und hinteren Abschnitt.
3. Die Transversalebene liegt parallel zur Medianebene.

1. Die Medianebene läuft genau durch die Mitte eines Körpers (von frontal nach dorsal), eine Sagittalebene (sagittal, lat. „pfeilartig") verläuft parallel zur Medianebene. Die Transversalebene steht senkrecht auf der Medianebene.

1.14 Wie nennt man den Mittelteil eines langen Röhrenknochens?
1. Perichondrium.
2. Epiphyse.
3. Diaphyse.

3. Der Mittelteil des Knochens wird als Diaphyse, die beiden Endstücke als Epiphyse bezeichnet.

1.15 Wie heißt die Muskelschicht des Herzens?
1. Endokard.
2. Perikard.
3. Myokard.

3. Der Herzmuskel wird als Myokard bezeichnet.

1.16 Wo befindet sich die dreiteilige Segelklappe am Herzen?
1. Am Übergang vom rechten Vorhof zur rechten Herzkammer.
2. Am Übergang von rechter Herzkammer zur Lungenarterie.
3. Am Übergang vom linken Vorhof zur linken Herzkammer.

1. Die dreiteilige Segelklappe (Trikuspidalklappe) befindet sich zwischen rechtem Vorhof und rechter Kammer.

1.17 Die Herzinnenhaut heißt:
1. Myokard.
2. Endokard.
3. Peritoneum.

2. Das Endokard kleidet als Innenhaut das Herz aus und bildet die Herzklappen.

1.18 Der natürliche Schrittmacher für die Auslösung der Herzkontraktionen ist:
1. Der Aschoff-Tawara-Knoten (Atrioventrikularknoten).
2. Der Sinusknoten.
3. Das His-Bündel.

2. Der physiologische Schrittmacher des Herzens ist der am rechten Vorhof gelegene Sinusknoten.

1.19 Zwischen linkem Vorhof und linker Herzkammer befindet sich die folgende Herzklappe:
1. Mitralklappe.
2. Pulmonalklappe.
3. Trikuspidalklappe.

1. Die Mitralklappe ist eine zweizipflige Segelklappe, die den linken Vorhof von der linken Kammer trennt.

1.20 Was ist das Kennzeichen der Herzmuskelzellen?
1. Querstreifung, zentral gelegener Zellkern, Glanzstreifen.
2. Keine Querstreifung, ein bis drei randständige Kerne.
3. Querstreifung, ein randständiger Kern.

1. Die Herzmuskulatur ist wie die Skelettmuskulatur quergestreift, der Unterschied besteht in zentral gelegenen Zellkernen und typischen Glanzstreifen.

1.21 Das sauerstoffreichste Blut befindet sich:
1. In der oberen Hohlvene, weil sie herznäher liegt als die untere Hohlvene.
2. In den Lungenvenen, weil sie das Blut aus der Lunge zum linken Herzen transportieren.
3. Im Ductus arteriosus Botalli des fetalen Blutkreislaufs, weil er für die Versorgung des ungeborenen Kindes existenziell ist.

2. Das sauerstoffreichste Blut befindet sich in den Lungenvenen, die das unmittelbar vorher in den Lungenkapillaren angereicherte Blut in den linken Vorhof transportieren.

1.22 Arterien und Venen haben folgende Merkmale gemeinsam:
1. Klappen und Endothel.
2. Epikard und Serosa.
3. Endothel und Adventitia.

3. Klappen gibt es nur in den Venen (und im Herzen). Epikard und Endokard sind, wie die Endsilbe „kard" schon vermuten lässt, Schichten der Herzwand.

1.23 Welche der genannten Drüsen erfüllt eine endokrine Funktion?
1. Glandula mammaria (Milchdrüse).
2. Glandula thyreoidea (Schilddrüse).
3. Glandula prostatica (Vorsteherdrüse).

2. Endokrine Drüsen sind dadurch charakterisiert, dass sie ihr Sekret (meist Hormone) in den Blutkreislauf abgeben. Außer der Schilddrüse geben alle anderen genannten Drüsen ihr Sekret an die Körperoberfläche ab, sind also exokrine Drüsen.

1.24 Im Milchbrustgang (Ductus thoracicus) befindet sich:
1. Lymphe.
2. Muttermilch.
3. Nabelvenenblut.

1. Der Ductus thoracicus ist ein Sammelgang für Lymphe aus der unteren und der linken oberen Körperhälfte.

1.25 Purkinje-Fasern sind:
1. Fasern in der Netzhaut, die optische Signale in elektrische Impulse umwandeln.
2. Teile des Reizleitungssystems des Herzens, die elektrische Impulse über den Herzmuskel weiterleiten.
3. Fasern, die bei Abbauveränderungen des Knorpels entstehen und als körpereigene Abwehrmaßnahme gegen degenerative Prozesse dienen.

2. Die Purkinje-Fasern sind verzweigte Ausläufer des His-Bündels und damit letzter Teil des Reizleitungssystems am Herzen.

1.26 Die Vena portae:
1. Führt sauerstoffreiches Blut in die Leber, um sie zu versorgen.
2. Führt nährstoffarmes Blut, das in der Leber mit gereinigten Nährstoffen angereichert wird.
3. Führt sauerstoffarmes, aber nährstoffreiches Blut zur Leber.

3. Die V. portae (Pfortader) sammelt venöses Blut aus Milz und Darmbereich. Sie führt daher zwar sauerstoffarmes, aber nährstoffreiches Blut.

1.27 Die Mitralklappe wird geöffnet durch:
1. Das Druckgefälle zwischen Vorhof und Kammer.
2. Die Kontraktion der Papillarmuskeln.
3. Die beginnende Kammerkontraktion.

1. Die Öffnung der Mitralklappe erfolgt in der Füllungsphase der Diastole, wenn der Druck der entleerten Kammer unter den Druck des gefüllten Vorhofs fällt.

1.28 Die Lymphozyten besitzen die Fähigkeit:
1. Zu stark ausgeprägter Phagozytose.
2. Zur Bildung eines Schutzwalls gegen Entzündungen.
3. Zur Bildung von Antikörpern.

3. Die B-Lymphozyten können sich nach Kontakt mit einem Antigen zu Plasmazellen umwandeln, die zur Bildung spezifischer Antikörper befähigt sind.

1.29 Welche Aussagen zur spezifischen Immunabwehr treffen zu?
1. Es entstehen Plasmazellen und Gedächtniszellen.
2. Die T-Lymphozyten bilden Antikörper.
3. Die Antigene vernichten die Antikörper.

1. T-Lymphozyten können u. a. Immunvorgänge steuern und als Gedächtniszellen wichtige Informationen für den nächsten Kontakt mit einem identischen Antigen speichern.

1.30 Durch welches Organsystem wird das Säure-Basen-Gleichgewicht im Blut hauptsächlich aufrechterhalten?
1. Lymphknoten.
2. Magen und Darm.
3. Nieren und Lunge.

3. Hauptregulatoren des Säure-Basen-Haushalts sind die Nieren durch vermehrte oder verminderte Ausscheidung saurer Bestandteile und die Atmung durch vermehrte oder verminderte Abatmung von saurem Kohlendioxid.

1.31 Wichtige Puffersysteme zur Konstanthaltung des Blut-pH-Werts sind:
1. Kohlensäure-/Bikarbonat-Puffer.
2. Glukose-/Fett-Puffer.
3. Aminosäuren-Puffer.

1. Der Bikarbonat- und der Phosphatpuffer bilden gemeinsam mit dem Proteinpuffer (zu dem auch das Hämoglobin gehört) das Puffersystem des Körpers.

1.32 Wie kann ein vermehrter Anfall von Säuren im Blut gepuffert werden?
1. Indem vermehrt Leukozyten gebildet werden.
2. Durch Abatmung von Kohlensäure.
3. Indem Thrombozyten agglutinieren.

2. Durch die vermehrte Abatmung von saurem Kohlendioxid (CO_2) können vermehrt angefallene Säuren abgeatmet und der Blut-pH-Wert in den Normbereich verschoben werden.

1.33 Wo werden beim Erwachsenen die Erythrozyten gebildet?
1. In den Gefäßschlingen der Lymphknoten.
2. In der Pulpa der Milz.
3. Im roten Knochenmark.

3. Die Erythrozyten werden im roten Mark der platten Knochen aus kernhaltigen Vorstufen gebildet.

1.34 Welcher der folgenden Stoffe fördert die Blutgerinnung?
1. Gammaglobulin.
2. Fibrinogen.
3. Ascorbinsäure.

2. Das Fibrinogen wird durch Thrombin in das Fibrin (Blutkuchen) umgewandelt und fördert somit die Blutgerinnung.

1.35 Was ist ein Bestandteil des Blutplasmas?
1. Hämoglobin.
2. Gerinnungsfaktoren.
3. Erythrozyten.

2. Gerinnungsfaktoren befinden sich im Blutplasma. Erythrozyten, Leukozyten und Thrombozyten gehören zu den zellulären Bestandteilen. Hämoglobin ist der Farbstoff der Erythrozyten.

1.36 Wie groß ist die zirkulierende Blutmenge bei einem 70 kg schweren Erwachsenen?
1. 7–9 l.
2. 8–10 l.
3. 4–5 l.

3. Der Anteil des Bluts am Gesamtkörpergewicht beträgt bei einem Erwachsenen ca. 6–8 %. Das ergibt für einen 70 kg schweren Menschen etwa 5 l.

1.37 Welche Aufgabe hat die Milz nicht?
1. Bildung von Lymphozyten.
2. Abbau von Erythrozyten.
3. Bildung von Vitamin K.

3. Vitamin K kann der Organismus ebenso wie die anderen Vitamine nicht selbst bilden, es muss von außen mit der Nahrung zugeführt werden.

1.38 Granulozyten haben eine der folgenden Eigenschaften nicht:

1. Sie besitzen die Fähigkeit zur Phagozytose.
2. Sie können über Kapillarwände ins Gewebe einwandern.
3. Sie werden durchschnittlich 120 Tage alt.

3. Die Lebensdauer von 120 Tagen ist für Erythrozyten typisch.

1.39 Bei den Eiweißkörpern des Blutplasmas überwiegen mengenmäßig:

1. Albumine.
2. Fibrinogen.
3. Immunglobuline.

1. Hauptbestandteil der Plasmaeiweiße mit ca. 60 % ist das Albumin.

1.40 Wesentliche Faktoren für die Blutgerinnung sind:

1. Erythrozyten, weil sie beim Kontakt mit der Luft verklumpen.
2. Vasokonstriktion, weil sie eine Gefäßverletzung reflektorisch verkleinert.
3. Fibrinogen, weil es zum Verschluss einer Wunde beiträgt.

3. Blutgerinnung bezeichnet das Erstarren des flüssigen Bluts, das mit der Thrombozytenaggregation beginnt und bei der Fibrinbildung (aus Fibrinogen) endet. Die Vasokonstriktion reduziert die Durchblutung, zur Gerinnung trägt sie nicht bei.

1.41 Welche Aussage zu den Erythrozyten trifft nicht zu?

1. Erythrozyten werden beim erwachsenen Menschen in der Milz gebildet und abgebaut.
2. Erythrozyten sind Träger von Blutgruppe und Rhesusfaktor.
3. Erythrozyten im peripheren Blutstrom sind kernlos.

1. Erythrozyten werden im Knochenmark gebildet (nur in der Fetalzeit auch in Leber und Milz). Sie tragen die Merkmale der Blutgruppe und sind kernlos.

1.42 Welche Kochsalzlösung ist physiologisch?

1. 0,3%-ig.
2. 0,5%-ig.
3. 0,9%-ig.

3. Eine physiologische Kochsalzlösung enthält 0,9 % Kochsalz.

1.43 Streptokinase:

1. Ist ein Antagonist zu Heparin.
2. Aktiviert die Fibrinolyse.
3. Wird zur Thromboseprophylaxe im klinischen Alltag eingesetzt.

2. Streptokinase aktiviert die Fibrinolyse und kann damit Blutgerinnsel auflösen. Es findet vor allem Anwendung bei Herzinfarkten und Lungenembolien.

1.44 Die Bewohner in großen Höhen (ca. 5000 m) haben sich an den verminderten Luftdruck angepasst durch:

1. Beschleunigte Atmung, mit deren Hilfe mehr Sauerstoff in den Organismus gelangt.
2. Verminderung der Thrombozyten, um die erhöhte Gerinnungsneigung bei geringerem Luftdruck auszugleichen.
3. Vermehrung der Erythrozyten, die einen verbesserten Sauerstofftransport durch das Gefäßsystem sicherstellen.

3. Die Höhenanpassung funktioniert über eine vermehrte Bildung von Erythrozyten. Dadurch steht mehr Sauerstofftransportkapazität zur Verfügung.

1.45 Welche Aussage zum Atmungssystem ist zutreffend?

1. Luftröhre und Hauptbronchien bestehen aus ringförmigen Knorpelspangen, die das Lumen von allen Seiten schützen.
2. Untere, mittlere und obere Nasenmuschel begrenzen die drei Nasengänge und stehen mit Nasennebenhöhlen und Tränengang in Verbindung.
3. Die Nasennebenhöhlen sind mit einem einschichtigen Epithel ausgekleidet.

2. Die Knorpelspangen der Luftröhre und Bronchien sind hufeisenförmig. Die Nasennebenhöhlen sind mit mehrreihigem Flimmerepithel ausgekleidet.

1.46 Die Lungenflügel sind asymmetrisch strukturiert. Welche Aussage ist korrekt?

1. Der rechte Lungenflügel besteht aus zwei, der linke aus drei Lungenlappen.
2. Der linke Lungenflügel besteht aus zwei, der rechte aus drei Lungenlappen.
3. Der rechte Lungenflügel besteht aus drei, der linke aus vier Lungenlappen.

2. Die rechte Lunge besteht aus drei, die linke aus zwei Lungenlappen (was einleuchtend ist, wenn man sich bewusst macht, dass vor der linken Lunge Platz für das Herz sein muss).

1.47 Als Lungenhilus bezeichnet man:

1. Den Bereich, in dem die linke Lunge dem Herzen anliegt.
2. Die Eintrittsstelle von Bronchien, Gefäßen und Nerven in die Lungenflügel.
3. Den Bereich der Lunge, in dem der Gasaustausch stattfindet, also das Funktionsgewebe.

2. Der Lungenhilus (Lungenwurzel) ist die an den Mediastinalflächen gelegene Aus- bzw. Eintrittsstelle für Hauptbronchien, Pulmonalgefäße, Lymphgefäße und Nerven.

1.48 Welche Aussage über das Zwerchfell trifft zu?

1. Während der Einatmung kontrahiert das Zwerchfell und vergrößert über die Verdrängung der Bauchorgane das Volumen des Brustkorbs.
2. Während der Einatmung erschlafft das Zwerchfell und verschafft auf diese Weise der Lunge mehr Raum.
3. Bei der Einatmung wölbt sich das Zwerchfell kuppelartig in den Brustkorb und hebt damit die Rippenbögen.

1. Das Zwerchfell wölbt sich im Ruhezustand kuppelförmig in den Brustraum. Wird es kontrahiert, flacht es ab und lässt durch den entstehenden Unterdruck im Brustraum Luft in die Lunge einströmen.

1.49 Die Zahl der Lungensegmente beträgt normalerweise:

1. Auf beiden Seiten zehn.
2. Auf beiden Seiten sechs.
3. Auf der rechten Seite zehn, links sind es neun.

1. Linker und rechter Lungenflügel teilen sich in zwei bzw. drei Lungenlappen. Die Lungenlappen teilen sich auf beiden Seiten weiter in jeweils zehn keilförmige Segmente auf.

1.50 Die Gesamtfläche der Lungenbläschen beträgt:

1. Ca. 20 m^2.
2. Ca. 100 m^2.
3. Ca. 200 m^2.

2. In den ca. 300 Millionen Lungenbläschen (Alveolen) findet der Gasaustausch statt. Die Alveolen haben eine knapp 100 m^2 große Oberfläche, die von den Lungenkapillaren überzogen ist.

1

1.51 Wie lang ist die Trachea eines erwachsenen Menschen durchschnittlich?

1. 20 cm.
2. 12 cm.
3. 35 cm.

2. Die Trachea des Erwachsenen reicht vom Kehlkopf bis zur Aufteilung in die beiden Hauptbronchien und ist durchschnittlich 10–12 cm lang.

1.52 Welche Hauptfunktion hat das Eisen im Organismus?

1. Beteiligung am Sauerstofftransport als Baustein des Hämoglobins.
2. Aktivierung der Verdauungsenzyme.
3. Bindungspartner von Hormonen.

1. Das Hämoglobinmolekül enthält ein zentrales Eisenatom, das den Sauerstoff bindet und damit mitverantwortlich für den Sauerstofftransport ist.

1.53 Der Begriff „Stoffwechsel" bezieht sich auf:

1. Die kaskadenartig aufgebaute Hormonsteuerung der innersekretorischen Drüsen.
2. Die gesamten Vorgänge des Abbaus und der Umwandlung von Substanzen im Körper.
3. Die Spaltungs-, Resorptions- und Ausscheidungsvorgänge im Magen-Darm-Trakt.

2. Unter Stoffwechsel versteht man die gesamten Vorgänge des Abbaus bzw. der Umwandlung von Nährstoffen und Sauerstoff und den Zerfall und Ersatz von Körperbestandteilen.

1.54 Zu den Aufgaben des Magens gehören:

1. Die Aufspaltung von Zellulose durch Salzsäure sowie die Verdauung der Glukose.
2. Die Vorverdauung, die Durchmischung der Speisen und der Weitertransport des Nahrungsbreis ins Duodenum.
3. Die Spaltung der Fettpartikel in der Nahrung durch das Enzym Pepsin in Kombination mit dem Speicheldrüsensekret Ptyalin.

2. Der Magen ist dem eigentlichen Verdauungstrakt vorgeschaltet. Er dient der Speicherung, Durchmischung und portionsweisen Weitergabe von Nahrung ebenso wie der Vorverdauung durch Aufspaltung einiger Nahrungsbestandteile.

1.55 Welches Organ liegt retroperitoneal?

1. Niere.
2. Magen.
3. Querkolon.

1. Die Nieren liegen retroperitoneal, also zwischen Bauchfell (Peritoneum) und hinterer Wand des Bauchraums.

1.56 Wie groß ist die Menge an Verdauungssäften, die ein erwachsener (gesunder) Mensch täglich produziert?

1. 5–7 l.
2. 2–3 l.
3. ½ l.

1. Der Magen produziert ca. 3 l Magensaft, das Pankreas etwa 2 l Pankreassaft pro Tag. Zusammen mit der Sekretion der Speicheldrüsen ergibt sich eine Gesamtmenge an Verdauungssäften von etwa 5–7 l pro Tag.

1.57 Die Milz liegt im Bauchraum. Zur näheren Beschreibung der Platzierung kann folgende Erläuterung dienen:

1. Sie liegt im linken Oberbauch unterhalb des Zwerchfells, hinter dem Magen und oberhalb der linken Niere.
2. Sie liegt im rechten Unterbauch unterhalb des Zwerchfells, seitwärts vom Magen und neben der rechten Niere.
3. Sie liegt in der Mitte des Oberbauchs, unmittelbar umgeben vom Zwerchfell, vor dem Magen und mittig zwischen beiden Nieren, zu denen sie eine bindegewebige Verbindung besitzt.

1. Die Milz liegt im linken Oberbauch unterhalb des Zwerchfells, hinter dem Magen und oberhalb der linken Niere.

1.58 Die Milz besteht aus:
1. Drüsengewebe, das nach intraperitoneal sezerniert.
2. Retikulärem Bindegewebe und lymphatischem Gewebe.
3. Im Bindegewebe festgehaltenen roten Blutkörperchen und Granulozyten.

2. Die Milz ist das größte lymphoretikuläre Organ des menschlichen Körpers mit einem hohen Anteil an lymphatischem Gewebe.

1.59 Die Vorsteherdrüse (Prostata):
1. Speichert den Samen (damit ist die gesamte Flüssigkeit gemeint, die während eines Ergusses austritt).
2. Gibt ein Sekret ab, das die Beweglichkeit der Samenfäden anregt.
3. Gibt ein Geschlechtshormon ab, das die Spermien beschleunigt.

2. Das Prostata-Sekret wird bei der Ejakulation dem Samenerguss beigemischt und wirkt bewegungsfördernd auf die Spermien.

1.60 Der Frontallappen steuert folgende Fähigkeiten:
1. Persönlichkeit und Sozialverhalten.
2. Regulierung der Körpertemperatur.
3. Sprachverständnis.

1. Im Frontallappen sind neben der Steuerung von Bewegungen auch die Regelzentren für die Persönlichkeit und das Sozialverhalten angesiedelt. An der Regulierung der Körpertemperatur ist der Hypothalamus (ein Teil des Zwischenhirns) beteiligt und die Fähigkeit zum Sprachverständnis ist im Temporallappen angelegt (Wernicke-Sprachzentrum).

1.61 Der Mensch verfügt über zwölf Hirnnerven. Sie sind nummeriert (mit römischen Ziffern). Welche Zahl ist dem Nervus vagus zugeordnet?
1. VI. Hirnnerv.
2. VIII. Hirnnerv.
3. X. Hirnnerv.

3. Der N. vagus ist der X. Hirnnerv. Der VI. ist der N. abducens und der VIII. der N. vestibulocochlearis.

1.62 Ein Neuron ist:
1. Ein Nerv mit den zugehörigen Muskelfasern.
2. Eine Nervenzelle mit allen ihren Fortsätzen.
3. Ein Nerv des sympathischen Nervensystems.

2. Ein Neuron ist eine Nervenzelle mit allen Fortsätzen (Neurit und Dendriten). Die Neurone sind untereinander durch Synapsen verbunden.

1.63 Welcher Hirnabschnitt ist das übergeordnete Steuerorgan der endokrinen Drüsen?
1. Hypothalamus.
2. Thalamus.
3. Hypophyse.

1. Der Hypothalamus ist das übergeordnete Steuerorgan der endokrinen Drüsen. Er regelt durch die Releasing-Faktoren die Funktion der Hypophyse.

1.64 Welcher Hirnnerv versorgt die mimische Muskulatur des Gesichts?
1. N. trigeminus.
2. N. facialis.
3. N. trochlearis.

2. Der N. trigeminus wirkt hauptsächlich sensorisch, während der N. facialis die mimische Muskulatur versorgt. Der N. trochlearis ist für die Steuerung der Augenmuskeln zuständig.

1.65 Welche Aussage über den Nervus vagus trifft zu?
1. Der N. vagus steigert Herzfrequenz, Atmungsfrequenz und Blutdruck.
2. Der N. vagus ist einer der Hauptnerven des sympathischen Nervensystems.
3. Die Reizung des N. vagus führt zu einer Abnahme der Herzfrequenz.

3. Der N. vagus ist einer der parasympathischen Hauptnerven. Eine Reizung des N. vagus führt zum Überwiegen des Parasympathikus und damit zur Abnahme der Herzfrequenz.

1.66 Wo liegt der Sinusknoten?
1. Am Übergang vom rechten Vorhof zur rechten Herzkammer.
2. An der Hinterwand der linken Herzkammer.
3. In der Hinterwand des rechten Vorhofs an der Einmündung der beiden Körpervenen.

3. Der Sinusknoten befindet sich im rechten Vorhof zwischen den beiden Venae cavae.

1.67 Welche Aussage zu den Herzkranzgefäßen trifft nicht zu?
1. Die Herzkranzgefäße sind die ersten Gefäße, die der Aorta entspringen.
2. Das Myokard erhält während der Systole vermindert, während der Diastole vermehrt Blut.
3. Durch Verschluss der Herzkranzgefäße treten besonders häufig Herzinfarkte im Bereich der rechten Kammer auf.

3. Herzinfarkte betreffen in der Regel eher die linke Seite des Herzens.

1.68 Mit welcher Frequenz schlägt der Atrioventrikularknoten als Ersatzschrittmacher?
1. 30–40/min.
2. 40–60/min.
3. 60–80/min.

2. Beim Ausfall des Sinusknotens übernimmt der AV-Knoten die Erregungsbildung. Das Herz schlägt dann mit einer Frequenz von 40–60/min.

1.69 Welche der genannten Reihenfolgen stimmt mit der physiologischen Abfolge im Magen-Darm-Trakt überein?
1. Ösophagus, Fundus, Kardia, Antrum, Pylorus, Duodenum.
2. Ösophagus, Kardia, Fundus, Antrum, Pylorus, Duodenum.
3. Ösophagus, Antrum, Fundus, Pylorus, Kardia, Duodenum.

2. Da die beschriebene Passage mit der Speiseröhre beginnt, den korrekten Verlauf der Magenpassage nennt und mit dem Zwölffingerdarm endet, gibt der 2. Vorschlag die korrekte anatomische Reihenfolge wieder.

1.70 Welche Aussage zum Zökum (Caecum) trifft zu?
1. Es ist der zweite Abschnitt des Dickdarms und deshalb besonders anfällig für Obstruktionen.
2. Es hat den geringsten Durchmesser aller Dickdarmanteile, weil hier eine intensive Durchmischung des Darminhalts stattfindet.
3. Hier befindet sich die Abgangsstelle des Wurmfortsatzes, der sich häufig entzündet und dann eine Operation erforderlich macht.

3. Das Zökum ist der eigentliche Blinddarm, der im rechten Unterbauch liegt und den Anfangsteil des Dickdarms bildet. Hier mündet das Ileum über die sogenannte Bauhin-Klappe ein und hier ist der Abgang der Appendix vermiformis (Wurmfortsatz).

1.71 Wie wird der Übergang des Ösophagus in den Magen genannt?
1. Kardia.
2. Antrum.
3. Pylorus.

1. Die Kardia (Mageneingang) ist der Übergangsbereich von Ösophagus zum Magen.

1.72 Welche Prozesse finden im Dickdarm statt?
1. Wasser- und Elektrolytresorption.
2. Resorption von Zuckern.
3. Bildung von Alpha-Amylase.

1. Die Aufnahme von Wasser (Verdickung des Stuhls) und die damit einhergehende Resorption von Elektrolyten ist die Aufgabe des Kolons. Die anderen Verdauungsschritte finden im Dünndarm statt.

1.73 Im Hungerzustand verarbeitet der Körper die Nahrungsstoffe in folgender Reihenfolge:
1. Fette – Eiweiß – Kohlenhydrate.
2. Fette – Kohlenhydrate – Eiweiß.
3. Kohlenhydrate – Fette – Eiweiß.

3. Bei Nahrungskarenz werden zunächst die Zucker (Kohlenhydrate) aus ihrer Speicherform abgebaut. Danach folgt die Mobilisation von Fetten. Erst dann wird der zusätzliche Energiebedarf durch Eiweiße gedeckt.

1.74 Die kleine Kurvatur des Magens liegt zwischen:
1. Kardia und Pylorus.
2. Pylorus und Antrum.
3. Antrum und Fundus.

1. Die rechtsseitige kleine Magenkurvatur (Curvatura gastrica minor) liegt zwischen Kardia und Pylorus. Antrum und Fundus sind durch die große Kurvatur verbunden.

1.75 Wie heißt der mittlere Teil des Dünndarms?
1. Duodenum.
2. Ileum.
3. Jejunum.

3. Der Dünndarm besteht aus dem Duodenum (Anfangsteil), dem Jejunum (Mittelteil) und dem langen Ileum (Endteil).

1.76 Welche Aussage zum Pankreas (Bauchspeicheldrüse) trifft zu:
1. Das Sekret der Bauchspeicheldrüse fließt über den Pankreasgang ins Jejunum ab.
2. Der Pankreassaft hat einen hohen Bikarbonatgehalt, der den sauren Speisebrei neutralisiert.
3. Das in den Langerhans-Inseln produzierte Glykogen greift unter anderem in den Fettstoffwechsel ein.

2. Der Pankreasgang mündet ins Duodenum (Zwölffingerdarm), wo der stark alkalische Bauchspeichel (pH-Wert etwa 8,5) auf den sauren Speisebrei aus dem Magen trifft. Die Langerhans-Inseln produzieren Insulin (in den Beta-Zellen) und Glukagon (in den Alpha-Zellen). Glykogen ist die Kohlenhydrat-Speicherform in der Leber.

1.77 Das Gewicht einer gesunden Leber beträgt:
1. 1 000–1 500 g.
2. 1500–2 000 g.
3. 2 000–2 500 g.

2. Das Gewicht einer gesunden Leber erwachsener Menschen beträgt zwischen 1 500 und 2 000 g.

1.78 Die Länge des Dünndarms beträgt:
1. 7 m.
2. 4 m.
3. 2 m.

2. Der Dünndarm besteht aus dem ca. 30 cm langen Duodenum (Anfangsteil), dem ca. 1,5 m langen Jejunum (Mittelteil) und dem ca. 2,5 m langen Ileum (Endteil).

1.79 Wo findet die Harnstoffsynthese statt?
1. In allen stoffwechselaktiven Organen.
2. In der Leber.
3. Sowohl in der Leber als auch in der Niere.

2. Harnstoff wird in der Leber als Endprodukt des Eiweißstoffwechsels gebildet und mit dem Harn ausgeschieden.

1.80 Welche Stationen markieren den Weg, den der Urin von der Niere bis zum Ausgang der Harnröhre zurücklegt?

1. Niere – Blase – Harnleiter – Harnröhre.
2. Niere – Harnröhre – Harnleiter – Blase.
3. Niere – Harnleiter – Blase – Harnröhre.

3. Der Harn wird in der Niere gebildet, über Sammelrohre in das Nierenbecken weitergegeben, von dort über die Harnleiter in die Harnblase transportiert und schließlich über die Harnröhre ausgeschieden.

1.81 Die funktionelle Einheit der Niere ist das Nephron. Es besteht aus:

1. Den Kupffer-Sternzellen.
2. Den Calices minores.
3. Dem Tubulussystem.

3. Das Nephron (Nierenkörperchen) besteht aus dem Glomerulus (Bildungsort des Primärharns) und dem Tubulussystem (Bildungsort des Endharns).

1.82 Welcher Bestandteil des Blutplasmas ist im Endharn eines gesunden Menschen nicht zu finden?

1. Salze.
2. Eiweiß.
3. Harnstoff.

2. Im Endharn des Gesunden finden sich normalerweise keine Eiweiße, weil die großmolekularen Stoffe den glomerulären Filter nicht passieren können.

1.83 Wie viele Liter Primärharn bilden gesunde Nieren etwa pro Tag?

1. 10 l.
2. 50 l.
3. 180 l.

3. Pro Tag werden durch Ultrafiltration im Glomerulus ca. 180 l Primärharn gebildet. Durch Resorptions- und Konzentrationsvorgänge beträgt die Menge des Endharns noch ca. 1,5 l.

1.84 Welche Beschreibung der folgenden anatomischen Namen ist korrekt?

1. Nephron – ist ein Sammelbegriff für Nierenkörperchen und Harnkanälchen.
2. Glomerulus – entspricht der Henle-Schleife.
3. Tubulusapparat – ist zum Schutz der sensiblen Struktur umgeben von der Bowman-Kapsel.

1. Der Glomerulus, ein Kapillarknäuel, bildet gemeinsam mit der umgebenden Bowman-Kapsel das Nierenkörperchen. Nierenkörperchen und Harnkanälchen (Tubulusapparat, von dem die Henle-Schleife ein Teil ist) bilden die Funktionseinheit der Niere, das Nephron.

1.85 Aufgaben der Niere sind nicht:

1. Bildung des Harnstoffs aus den zugeführten Nährstoffen.
2. Regulierung des Säure-Basen-Haushalts durch dosierte Abgabe von Wasser und Elektrolyten.
3. Ausscheidung der Eiweißstoffwechsel-Endprodukte.

1. Der Harnstoff wird über die Niere lediglich ausgeschieden, gebildet wird er in der Leber.

1.86 Was wird in der Niere gebildet?

1. Harnsäure (Endprodukt des Nukleinsäureabbaus).
2. Harnstoff (harnpflichtiges Stoffwechselprodukt).
3. Erythropoetin (Wachstumsfaktor für die Produktion roter Blutkörperchen).

3. Das Hormon Erythropoetin ist bedeutsam für die Produktion von Erythrozyten. Es wird in der Niere gebildet und findet u. a. Anwendung zur Leistungssteigerung im Sport-Doping.

1.87 Der Endharn gelangt vom Nierenbecken in die Blase:
1. Nur durch die Schwerkraft. Deshalb liegt die Niere am weitesten kranial und die ableitenden Harnwege schließen sich mehr oder weniger direkt nach kaudal an.
2. Durch die Peristaltik der Harnleiter, weil die Wände der Hohlorgane glatte (unwillkürlich funktionierende) Muskulatur enthalten.
3. Solange im Nierenbecken ein höherer Druck als in der Blase herrscht, weil lediglich ein Druckgefälle den Flüssigkeitstransport sicherstellen kann.

2. Der Harn wird durch peristaltische Bewegungen der Harnleiter vom Nierenbecken in die Harnblase transportiert.

1.88 Die glomeruläre Filtrationsrate beträgt in 24 Stunden:
1. 40 l.
2. 80 l.
3. 180 l.

3. Gibt die Menge des vom Glomerulus filtrierten Primärharns pro Zeiteinheit an. Beim erwachsenen Menschen etwa 125 ml/min bzw. 180 l/24 h (entspricht dem 60-fachen Plasmavolumen).

1.89 Der äußere Blasensphinkter:
1. Erschlafft bei genügender Blasenfüllung reflektorisch.
2. Besteht aus glatter (nicht willensgesteuerter) Muskulatur.
3. Kann die reflektorische Entleerung der Blase durch Willensanstrengung hemmen.

3. Im Gegensatz zum inneren Blasensphinkter ist der äußere aus quergestreifter, willkürlich zu steuernder Muskulatur und kann (bis zu einem gewissen Grad) die reflektorische Blasenentleerung aufhalten.

1.90 Die Niere ist über ihre Hormonproduktion an folgenden Vorgängen im Körper beteiligt:
1. Darmmotilität (peristaltische Bewegungen des Hohlorgans zur Beförderung des Darminhalts).
2. Erythrozytenbildung (durch die Bildung spezifischer Hormone).
3. Bildung von Antikörpern (gesteuert durch die Signale des Immunsystems und im Abgleich zu den Stoffen, die über den Harn ausgeschieden werden).

2. Die Niere produziert die Hormone Erythropoetin (Erythrozytenbildung) und Renin (Blutdrucksteigerung) im juxtaglomerulären Apparat. Die Darmmotilität wird z. B. durch Gastrin (in den Zellen der Schleimhaut im Magenantrum gebildet) gesteuert. Die Antikörperbildung wird durch Interleukine (Signalstoffe des Immunsystems) angeregt.

1.91 Die Hauptenergiequelle für das Muskelgewebe ist:
1. Glukose.
2. Glykogen.
3. Milchsäure.

2. Der Muskel bezieht den Hauptteil der zu seiner Funktion notwendigen Energie aus dem Glykogenabbau.

1.92 Was ist die Substantia spongiosa, die ein Teil des Skeletts ist?
1. Der hautähnliche Überzug des Knochens.
2. Die Substanz in der Gelenkkapsel.
3. Das schwammartige Gerüstwerk kleiner Bälkchen innerhalb der Knochenrinde.

3. Die Substantia spongiosa ist das schwammartige Gerüstwerk kleiner Knochenbälkchen innerhalb der festen Außenzone (Kompakta).

1.93 Welcher Muskel hebt den Oberarm seitlich bis zur Horizontalen?
1. Der M. levator scapulae.
2. Der M. deltoideus.
3. Der M. rectus abdominalis.

2. Der M. deltoideus (Deltamuskel) hebt den Arm bis zur Horizontalen, kann den Oberarm leicht innen- und außenrotieren und nach vorn und hinten pendeln.

1.94 Von welchen Knochen wird das untere Sprunggelenk gebildet?
1. Vom Wadenbein und Sprungbein.
2. Vom Sprungbein, Fersenbein und Kahnbein.
3. Vom Sprungbein und Schienbein.

2. Das untere Sprunggelenk besteht aus einem Gelenk zwischen Sprung- (Talus) und Fersenbein (Calcaneus) und einem Gelenk zwischen Sprung-, Fersen- und Kahnbein (Os naviculare).

1.95 Der M. quadriceps femoris hat welche Funktion?
1. Er streckt den Oberschenkel.
2. Er hebt den Fußrücken.
3. Er beugt den Oberschenkel im Hüftgelenk.

3. Der M. quadriceps, der zum Teil zweigelenkig vom Becken bis zur Vorderkante des Schienbeins zieht, beugt im Hüftgelenk den Oberschenkel und streckt im Kniegelenk den Unterschenkel.

1.96 Zur glatten Muskulatur gehören nicht:
1. Blasenmuskulatur.
2. Herzmuskulatur.
3. Darmmuskulatur.

2. Skelett- und Herzmuskulatur sind quergestreift.

1.97 An welcher Stelle finden die Drehbewegungen des Kopfs statt?
1. Zwischen dem Kopf und dem 1. Halswirbel.
2. Zwischen dem 1. und 2. Halswirbel.
3. Zwischen dem 2. und 3. Halswirbel.

2. Die Drehbewegungen des Kopfs finden zwischen dem 1. und 2. Halswirbel (Atlas und Axis) statt.

1.98 Eine der Erläuterungen der lateinischen Fachbegriffe für Strukturen des menschlichen Bewegungssystems ist nicht korrekt. Welche?
1. Caput humeri – Gelenkkopf des Oberarmknochens.
2. Syndesmose – Feste sehnige Verbindung der beiden Schambeine (Schambeinfuge).
3. Acetabulum – Pfanne des Hüftgelenks.

2. Die Symphyse verbindet die beiden Schambeine (Einzahl: Os pubis). Sie besteht aus Faserknorpel. Eine Syndesmose bezeichnet ebenfalls eine wenig bewegungsfähige Verbindung von Knochen und besteht aus Bindegewebe.

1.99 Das Längenwachstum des Röhrenknochens findet statt:
1. In der Epiphyse.
2. In der Diaphyse.
3. In der Metaphyse.

1. Die Knochenbildung und damit das Knochenwachstum in den langen Röhrenknochen geht von der Epiphysenfuge aus.

1.100 Welche Beschreibung zu den Markhöhlen (Einzahl: Cavitas medullaris) ist korrekt?
1. Sie enthält beim Erwachsenen nur rotes Knochenmark.
2. Sie befindet sich in den Epiphysen.
3. Sie enthält beim Erwachsenen gelbes Fettmark.

3. Die Cavitas medullaris liegt in der Diaphyse der Röhrenknochen und enthält beim Erwachsenen meist Fettmark.

1.101 Welcher Muskel bildet die Rundung der Schulter?
1. Trapezmuskel (M. trapezius).
2. Bizeps (M. biceps brachii).
3. Deltamuskel (M. deltoideus).

3. Der Deltamuskel überzieht mit seinen Fasern die Schultern und ist damit formgebend.

1.102 **Von den zwölf Rippenpaaren sind mit dem Brustbein direkt verbunden:**
1. Sechs Paare.
2. Sieben Paare.
3. Acht Paare.

2. Die ersten sieben Rippenpaare stehen in der Regel direkt mit dem Brustbein in Verbindung.

1.103 **Der kleine Rollhügel (Trochanter minor) befindet sich am:**
1. Großen Oberschenkelknochen (Femur).
2. Sitzbein (Os ischii).
3. Speichenknochen (Radius).

1. Der kleine Rollhügel findet sich als Knochenvorsprung am großen Oberschenkelknochen.

1.104 **Knochengewebe besteht überwiegend aus:**
1. Knochenzellen und Blutgefäßen.
2. Rotem und gelbem Knochenmark.
3. Mineralsalzen, z. B. Kalzium.

3. Der Hauptbestandteil des Körpers ist Wasser. Trotzdem bestehen Knochen größtenteils aus Kalksalzen.

1.105 **Wohin weist der Daumen bei der Supination des Unterarms?**
1. Nach innen.
2. Nach oben.
3. Nach außen.

3. Die Supination ist die Auswärtsdrehung des Unterarms und damit der Hand – der Daumen zeigt folglich nach außen.

1.106 **Welche Aussage zum Nervensystem ist richtig?**
1. Axone (Neuriten) nehmen vornehmlich Impulse auf.
2. Jede Zelle verfügt nur über einen Dendriten.
3. Die Impulse werden in Form von Aktionspotenzialen weitergeleitet.

3. Axone leiten Impulse in Form von Aktionspotenzialen weiter. Dagegen leiten Dendriten, die meist mehrfach vorhanden sind, die Impulse zur Nervenzelle.

1.107 **Welche Aussage über Gehirn und Nervensystem ist richtig?**
1. Das vegetative Nervensystem dient der Verarbeitung von Reizen aus der Umwelt.
2. Das Nervensystem gliedert sich anatomisch in das zentrale und das periphere Nervensystem.
3. Die Einteilung des Gehirns lautet von ventral nach dorsal: Endhirn, Zwischenhirn, Mittelhirn, Nachhirn, Hinterhirn.

2. Das Nervensystem gliedert sich anatomisch in zentrales (Gehirn und Rückenmark) und peripheres (periphere Nerven) Nervensystem.

1.108 **Die graue Substanz des Gehirns oder Rückenmarks befindet sich nicht:**
1. An der Oberfläche des Rückenmarks.
2. Im Innern des Rückenmarks.
3. Im Innern des Gehirns im Bereich der Kernregionen.

1. Die graue Substanz entspricht den Nervenkernen und liegt im Gehirn an der Oberfläche, im Rückenmark aber zentral. Die weiße Substanz entspricht den markhaltigen Nervenfasern und liegt im Gehirn zentral.

1.109 **Die Hirnnerven übernehmen spezielle Funktionen bzw. Versorgungsgebiete. Welche der folgenden Zuordnungen ist falsch?**
1. N. facialis – Gesichtsmuskulatur.
2. N. oculomotorius – Netzhautkontraktionen.
3. N. hypoglossus – Zungenbewegungen.

2. Der N. facialis versorgt die mimische Muskulatur des Gesichts. Der N. oculomotorius steuert u. a. die Pupillenmotorik, nicht jedoch die nicht existenten Netzhautkontraktionen. Der N. hypoglossus innerviert die Zungenmuskulatur.

1.110 Die Nervenendigungen des Sympathikus sondern einen Neurotransmitter ab. Welchen?
1. Vasopressin.
2. Adrenalin.
3. Acetylcholinesterase.

2. Der Überträgerstoff des Sympathikus ist das Adrenalin. Acetylcholin ist der Überträgerstoff des Parasympathikus.

1.111 Die verzweigten Fortsätze einer typischen Nervenzelle heißen:
1. Neuriten.
2. Neuronen.
3. Dendriten.

3. Dendriten sind die verzweigten, kurzen Fortsätze eines Neurons (Nervenzelle). Ein Neuron hat bis zu zwölf Dendriten.

1.112 Was ist eine Synapse?
1. Eine Schaltstelle im Nervensystem, die u. a. Nervenzellen verbindet.
2. Das Stützgewebe der Nervenzellen, das die empfindlichen Strukturen vor Erschütterungen schützt.
3. Eine Knochennaht (Mehrzahl: Suturae) zwischen den Schädelknochen, die sich als unechtes Gelenk bezeichnen lässt.

1. Eine Synapse ist eine Umschaltstelle zwischen zwei Nervenzellen oder Nervenzelle und Erfolgsorgan. Das Stützgewebe des Nervensystems wird Neuroglia oder kurz Glia genannt.

1.113 Zum zentralen Nervensystem gehören:
1. Gehirn und Rückenmark.
2. Ausschließlich das Gehirn.
3. Gehirn, Rückenmark und Hirnnerven.

1. Zum zentralen Nervensystem gehören Gehirn und Rückenmark. Die Hirnnerven sind uneinheitlich gegliedert. Mehrheitlich gehören sie zum peripheren Nervensystem.

1.114 Welche Rückenmarkshaut liegt Gehirn und Rückenmark direkt auf?
1. Alma mater (Mutterschicht).
2. Laminae albae (Weißschicht).
3. Pia mater (weiche Hirnhaut).

3. Die Reihenfolge der das Gehirn umgebenden Hüllen ist: Gehirn – Pia mater – Liquorraum – Arachnoidea – Dura mater – Schädelkalotte.

1.115 Wie bezeichnet man die Flüssigkeit, die das Gehirn umgibt?
1. Zerebrale Lymphe.
2. Liquor cerebrospinalis.
3. Liquida cerebellum.

2. Man kann den Liquor cerebrospinalis durch eine Lumbalpunktion gewinnen. Zerebrale Lymphe und Liquida cerebellum gibt es jedoch nicht.

1.116 Welcher Großhirnlappen enthält das Sehzentrum?
1. Lobus parietalis.
2. Lobus temporalis.
3. Lobus occipitalis.

3. Das Sehzentrum (Sehrinde), in dem die zentrale Verarbeitung der Nervenimpulse des Sehnervs stattfindet, befindet sich im hinteren Hirnlappen (Lobus occipitalis).

1.117 Welche Aussage ist falsch?
1. Der Liquor befindet sich zwischen Spinnwebenhaut (Arachnoidea) und weicher Hirnhaut (Pia mater).
2. Die Flüssigkeit in den Ventrikeln ist anders zusammengesetzt als die Rückenmarksflüssigkeit.
3. Zwischen den Ventrikeln und dem Liquorraum um das Rückenmark gibt es Verbindungen.

2. Der Liquor in den Ventrikeln ist derselbe wie im Rückenmarkskanal. Ventrikelsystem und Rückenmarkskanal stehen in Verbindung.

1.118 Der vollständige Chromosomensatz des Menschen besteht aus:
1. 22 Paaren.
2. 23 Paaren.
3. 24 Paaren.

2. Der menschliche Chromosomensatz besteht aus 22 Autosomenpaaren und einem Paar Gonosomen, die das Geschlecht bestimmen (XX = weiblich, XY = männlich).

1.119 Welche Aussage über die Fontanellen trifft zu?
1. Die kleine Fontanelle ist viereckig.
2. Die große Fontanelle liegt am Hinterkopf.
3. Die Fontanellen sind bei Neugeborenen deutlich tastbar.

3. Die große Fontanelle ist viereckig und liegt zwischen Stirn und Scheitelbein. Die kleine Fontanelle ist dreieckig und liegt am Hinterkopf.

1.120 Das Foramen ovale ist ein Loch:
1. Im Vorhofseptum des Embryos.
2. Im Schädel zum Durchtritt des Rückenmarks.
3. Im Augapfel zum Durchtritt des Sehnervs.

1. Das Foramen ovale ist ein Loch zwischen den beiden Vorhöfen des embryonalen Herzens.

1.121 Welche Gefäße enthält die Nabelschnur?
1. Zwei Arterien, eine Vene.
2. Eine Arterie, zwei Venen.
3. Eine Arterie, eine Vene, ein großes Lymphgefäß.

1. Die Nabelschnur enthält zwei Nabelarterien und eine Nabelvene.

1.122 Nabelschnurarterien führen Blut:
1. Von der Mutter in den Kreislauf des ungeborenen Kindes.
2. Von der Mutter in die Leber des ungeborenen Kindes.
3. Vom ungeborenen Kind über die Plazenta zur Mutter.

3. Die Nabelschnurarterien führen sauerstoffarmes Blut vom ungeborenen Kind über die Plazenta zur Mutter, die Nabelvene führt sauerstoff- und nährstoffreiches Blut von der Mutter über die Plazenta zum ungeborenen Kind.

1.123 Die innerste Schicht der Trachealwand hat besondere Aufgaben, die dem Schutz des Organismus dienen. Welches Epithel befindet sich dort?
1. Mehrschichtiges unverhorntes Plattenepithel.
2. Zylinderepithel mit Bürstensaum.
3. Flimmerepithel.

3. Die Luftröhre ist ebenso wie die meisten Teile des übrigen Atemtrakts mit einer Schleimhaut ausgekleidet, die mit Flimmerepithel und Becherzellen überzogen ist.

1.124 Im Pleuraspalt herrscht in Ruhelage des Thorax ein:
1. Unterdruck, der die Blätter der Pleura zusammenhält.
2. Überdruck, der die Einatmung unterstützt.
3. Druck, der dem Luftdruck der Umgebung entspricht.

1. Im Pleuraspalt herrscht physiologisch ein Unterdruck zwischen –4 und –6 cmH_2O. Aufgrund des Unterdrucks liegt die Lunge dem Brustkorb an und folgt den Atembewegungen des Thorax.

1.125 Die innere Kehlkopfmuskulatur wird innerviert durch den:
1. N. phrenicus.
2. N. hypoglossus.
3. N. recurrens.

3. Eine Schädigung des N. recurrens (z. B. bei einer Schilddrüsenoperation) kann zur Lähmung der Stimmbänder, die im inneren Kehlkopf sitzen, führen.

1.126 Welche Aussage zu den Atmungsorganen trifft zu?

1. Die Trachea tritt im Bereich des Hilus in die Lungenflügel ein.
2. Das Brustfell besteht im Gegensatz zur Lunge aus mehrschichtigem unverhorntem Plattenepithel.
3. Durch seröse Flüssigkeit zwischen den Brustfellblättern kann sich die Lungenoberfläche reibungslos gegen die innere Brustwand verschieben.

3. Die Trachea teilt sich in die Hauptbronchien. Diese treten zusammen mit den Lungengefäßen an den Lungenhili in die Lungenflügel ein. Durch die Flüssigkeit im Pleuraspalt können sich die beiden Brustfellblätter reibungslos gegeneinander verschieben.

1.127 Zu den Nasennebenhöhlen gehören nicht:

1. Stirnhöhlen.
2. Oberkieferhöhlen.
3. Paukenhöhlen.

3. Die Paukenhöhle ist ein Teil des Mittelohrs. Sie liegt zwischen Trommelfell und Labyrinth und enthält die Gehörknöchelchenkette.

1.128 Das Innenohr liegt besonders geschützt im Inneren des Schädels. Dieses Organ hat folgende Funktion:

1. Es dient dem Druckausgleich bei schwankenden Luftdrücken.
2. Es leitet die von Schallwellen ausgelösten elektrischen Reize zum Hörnerv.
3. Es nimmt über seine hypersensiblen Nervenendplatten (Synapsen) Ultraschallwellen auf.

2. Das Innenohr enthält in den Bogengängen und der Schnecke die Rezeptoren für Gleichgewichts- und Hörorgan. In der Schnecke werden die Schallwellen bis zu einem frequenztypischen Abschnitt geleitet und erregen dort den Hörnerv.

1.129 Der gelbe Fleck ist:

1. Die Stelle des schärfsten Sehens auf der Netzhaut.
2. Die Eintrittstelle des N. opticus in den Augapfel, also ein Gebiet, das keine optischen Reize aufnehmen kann.
3. Das Restprodukt eines Gelbkörpers, das lebenslang an der Oberfläche des Ovars sichtbar bleibt.

1. Der gelbe Fleck, die Macula lutea, ist die Stelle mit der höchsten Zapfendichte. Die Eintrittsstelle des Sehnervens ins Auge ist der „blinde Fleck".

1.130 Wie viele Zähne hat das Milchgebiss weniger als das bleibende Gebiss?

1. 18 Zähne weniger.
2. 16 Zähne weniger.
3. 12 Zähne weniger.

3. Das Milchgebiss umfasst 20 Zähne, das bleibende Gebiss 32 Zähne.

1.131 Wann schließt sich die große Fontanelle?

1. Im 2.–3. Lebensjahr.
2. Nach 4 Wochen.
3. Nach 12 Monaten.

1. Die große Fontanelle ist viereckig, liegt zwischen Stirn und Scheitelbein und schließt sich im 2.–3. Lebensjahr.

Patientenbeobachtung

1.132 Zu den Methoden psychologischer Arbeit gehört die Beobachtung. Durch welches wesentliche Kriterium unterscheidet sie sich von der Wahrnehmung?

1. Beobachtungen erfolgen definitionsgemäß ungerichtet und bezeichnen aus psychologischer Sicht im Gegensatz zur Wahrnehmung grundsätzlich die Beachtung aller Eindrücke, die aus der Umwelt auf ein Individuum treffen.
2. Wahrnehmung ist ein sehr individueller Prozess, der (anders als die Beobachtung) zunächst nicht durch intellektuelle oder anderweitig bestimmte Filter beeinflusst ist.
3. Beobachtungen benötigen keine fachliche Einordnung, weil sie die Gesamtheit der auf ein Individuum wirkenden Reize umfassen.

2. Wahrnehmung beschreibt einen Prozess, bei dem z. B. ein Mensch Reize aus der Umgebung mithilfe seiner Sinnesorgane registriert. Im Gegensatz dazu basiert die Beobachtung auf einer fachlichen Einschätzung. Sie erfolgt zielgerichtet und soll in ein sachlich korrektes Urteil münden.

Atmung

1.133 Die atemstimulierende Einreibung (ASE):

1. Ist eine Technik, die mit der Akupressur verwandt ist.
2. Wurde von der Physiotherapeutin Carlotta Biegel entwickelt.
3. Ist eine intensive Form der Atemgymnastik.

1. Die von Christel Bienstein entwickelte atemstimulierende Einreibung lehnt sich an die Akupressur an. Sie verhilft dem Patienten zu einer gleichmäßigen und tiefen Atmung und fördert seine Körperwahrnehmung. Sie ist keine Atemgymnastik, wird damit aber gern kombiniert.

1.134 Das Atemzentrum liegt im:

1. Mittelhirn.
2. Verlängerten Mark.
3. Zwischenhirn.

2. Das Atemzentrum liegt in der Medulla oblongata (verlängertes Mark) am Übergang von Gehirn zu Rückenmark.

1.135 Welche Zellen reagieren auf O_2-Mangel am empfindlichsten?

1. Knochenzellen.
2. Nervenzellen.
3. Muskelzellen.

2. Nervenzellen, vor allem im ZNS, reagieren sehr sensibel auf O_2-Mangel. Eine Unterbrechung der O_2-Zufuhr über 3–5 Minuten kann zu irreversiblen Schäden führen.

1.136 Welche Beschreibung zu den Beurteilungskriterien der Atmung ist nicht korrekt?

1. Die Tachypnoe ist eine gesteigerte Atemfrequenz, beim Erwachsenen > 20 Atemzüge/min. Sie kann bis zu 100 Atemzüge/min betragen.
2. Die Bradypnoe ist eine verminderte Atemfrequenz, beim Erwachsenen < 12 Atemzüge/min.
3. Die Hyperventilation ist eine Veränderung von Atemfrequenz und -tiefe, die über den normalen Bedarf des Körpers hinausgeht. Das Atemminutenvolumen ist höher als erforderlich, dadurch sammelt sich das Kohlendioxid im Körper an.

3. Durch das erhöhte Atemminutenvolumen verringert sich das Kohlendioxid bzw. der pCO_2, was als Hypokapnie bezeichnet wird. Dies führt zu einer zerebralen Vasokonstriktion und hat eine zerebrale Hypoxie und damit z. B. Benommenheit und andere Symptome zur Folge.

1.137 Welche der folgenden Beschreibungen des Atemgeruches ist nicht zutreffend?

1. Azetongeruch entsteht während strenger Diäten oder bei anhaltendem Insulinmangel, wenn der Körper durch Fettabbau Energie gewinnt und Ketonkörper wie Azeton bildet, die in die Atemluft gelangen. Dies ist typisch für das diabetische Koma und geht oft mit einer Kußmaul-Atmung einher.
2. Fäulnisgeruch (übelriechend bis jauchig-stinkend) deutet auf Zerfallsprozesse in den Atemwegen hin, wie sie bei Lungengangrän oder Lungenkarzinom auftreten können. Ein fader-süßlicher Eitergeruch charakterisiert virale Infektionen und tritt typischerweise bei akuter Bronchitis, Pneumonie oder Diphtherie auf.
3. Ammoniakgeruch (nach Salmiakgeist riechend) zeigt eine schwere Beeinträchtigung der Leberfunktion an. Die Leber kann das aus Eiweißzerfall entstehende Ammoniak nicht mehr abbauen, wodurch es sich im Blut anreichert und in die Atemluft gelangt, wo es abgeatmet wird.

2. Ein fader-süßlicher Eitergeruch kennzeichnet bakterielle Infektionen. Die Diphterie wird durch eine bakterielle Infektion hervorgerufen.

1.138 Welche Beobachtungskriterien werden bei der gezielten Atembeobachtung durch Pflegefachpersonen nicht beurteilt?

1. Atemfrequenz, Atemanstrengung, Atemmuster.
2. Atemgeräusche, Husten und Auswurf.
3. Alle Atemvolumina.

3. Atemvolumina sind nur mit einer Spirometrie zu messen und zählen nicht zu den typischen Beobachtungskriterien der Atmung.

1.139 Zeichen für eine erhöhte Atemanstrengung beim Kleinkind, die auf eine vermehrte Atemarbeit hinweisen, sind:

1. Interkostale, juguläre, epigastrische Einziehungen, Blähen der Nasenflügel.
2. Lautes Schreien.
3. Abwehrende Bewegungen.

1. Kinder, die laut schreien und abwehrende Bewegungen vollziehen, haben im Allgemeinen keine Atemnot.

1.140 Welche Aussage ist falsch?

1. Die normale Atemfrequenz eines Neugeborenen ist mehr als doppelt so hoch wie die eines Erwachsenen.
2. Die erschwerte Atmung bezeichnet man als Apnoe.
3. Das Atemvolumen in Ruhe beträgt beim Erwachsenen ca. 7–9 l/min.

2. Erschwerte Atmung wird als Dyspnoe bezeichnet. Apnoe ist der völlige Atemstillstand.

1.141 Der Rhythmus der Cheyne-Stokes-Atmung ist:

1. Regelmäßig vertieft und beschleunigt.
2. An- und abschwellend mit Pausen.
3. Gleichmäßig und flach mit Pausen.

2. Typisch für die Cheyne-Stokes-Atmung ist ein periodisches An- und Abschwellen der Atmung mit kurzen Pausen. Sie tritt bei einer schweren Schädigung des Atemzentrums auf, findet sich aber auch physiologisch im Schlaf und bei Bergsteigern nach raschem Aufstieg in große Höhe.

1.142 Das Nasenflügelatmen bei Säuglingen und Kleinkindern kommt bei einer der genannten Erkrankungen vor:

1. Als typisches Zeichen einer Pneumonie.
2. Der angeborenen Syphilis (aufgrund der deformierten Atemwege).
3. Der angeboren Lippen-Kiefer-Gaumenspalte.

1. Charakteristisches Symptom bei einer Pneumonie ist die beschleunigte oberflächliche Atmung mit rhythmischer Bewegung der Nasenflügel.

1.143 Welches Symptom ist nicht typisch für einen O_2-Mangel?

1. Langsame Atmung.
2. Tachypnoe.
3. Hohe Pulsfrequenz.

1. Beim O_2-Mangel (Hypoxie) kommt es kompensatorisch zur Erhöhung der Atem- und Pulsfrequenz (Tachypnoe, Tachykardie) und des Blutdrucks. Außerdem entsteht meist eine Zyanose (Blaufärbung der Haut).

1.144 Welche Zuordnung ist richtig?

1. Tiefe Atmung bei metabolischer Azidose – Biot-Atmung.
2. Periodisch an- und abschwellende Atemtiefe – Cheyne-Stokes-Atmung.
3. Wechsel von Atempausen und gleichgroßen Atemzügen – Kußmaul-Atmung.

2. Cheyne-Stokes-Atmung: An- und abschwellende Atemtiefe bei schwerer Schädigung des Atemzentrums.
Biot-Atmung: Kräftige Atemzüge mit Atempausen bei erhöhtem Hirndruck.
Kußmaul-Atmung: Tiefe Atemzüge bei metabolischer Azidose, z. B. diabetisches Koma.

Herz-Kreislauf-System

1.145 Der Druck in der linken Herzkammer übertrifft den Aortendruck:

1. In der Austreibungszeit, damit das Blut aus dem Herzen austreten kann.
2. In der Anspannungszeit, damit die Klappe geschlossen bleibt und das Blut in die Kammer einfließen kann.
3. Zu keinem Zeitpunkt, weil die Wand des Gefäßes auf Dauer diesen Druckschwankungen nicht standhalten könnte.

1. Der in der Anspannungszeit der Systole in der linken Kammer aufgebaute Druck übersteigt in der Austreibungsphase den Aortendruck, sodass es zur Öffnung der Aortenklappe und zum Auswurf des Schlagvolumens kommt.

1.146 Zur Füllungsphase des Herzens (Diastole) ist folgende Angabe zutreffend:

1. Die Taschenklappen öffnen sich und lassen das Blut aus der Aorta in das Herz fließen.
2. Die Segelklappen öffnen sich und lassen das Blut aus den Vorhöfen in die Kammern fließen.
3. Die Vorhöfe füllen sich mit Blut. Allerdings benötigen sie den Druck der beginnenden Anspannungsphase, um das Blut an die Kammern abgeben zu können.

2. Die Bezeichnung Diastole und Systole bezieht sich jeweils auf die Herzkammern. Bei der Kammerfüllung sind die Vorhöfe kontrahiert und die Segelklappen (Atrioventrikularklappen) geöffnet.

1.147 Welcher der aufgeführten Mechanismen ist nicht für den venösen Rückstrom des Bluts zum Herzen von Bedeutung?

1. Sogwirkung des Herzens, durch die Erweiterung der Hohlräume in dem Muskel.
2. Einatmung, durch die Kontraktion des Diaphragmas, mit der sich der Raum im Brustkorb erweitert.
3. Elastizität der Gefäße, durch die das Blut Richtung Herz gedrängt wird.

3. Die Elastizität der Venen spielt für die aktive Rückführung des Bluts zum Herzen keine Rolle.

1.148 Was versteht man unter der Windkesselfunktion im Blutgefäßsystem?

1. Die Ventilfunktion der Aortenklappen beim Ausströmen des Bluts aus dem Herzen in den Körper.
2. Die Ausdehnung und Speicherung eines Teils des Auswurfvolumens durch die herznahen Arterien zur kontinuierlichen Strömung.
3. Den Sog, der in den großen herznahen Venen besteht, sowie die Wirbelbildung im Blutstrom der Venen.

2. Der Windkesseleffekt sorgt durch die Elastizität der herznahen Arterien für eine kontinuierliche Blutströmung.

1.149 An der Blutdruckregulation ist beteiligt:

1. Die Lunge, weil die wechselnden Drücke durch Ein- und Ausatmung einen massiven Einfluss auf die Drücke im Körper nehmen.
2. Die Leber, weil sie als zentrales Organ der Blutreinigung über Mechanismen verfügt, den Blutstrom zu steuern.
3. Das vegetative Nervensystem, weil es die Reaktionsfähigkeit des Körpers steuert.

3. An der Blutdruckregulation maßgeblich beteiligt ist das vegetative Nervensystem, das durch Überwiegen von Sympathikus oder Parasympathikus blutdrucksteigernd bzw. -senkend wirkt.

Körpertemperatur

1.150 Ein Patient mit einer Körpertemperatur von 38,5 °C schwitzt. Das bedeutet:

1. Seine Körpertemperatur steigt.
2. Seine Körpertemperatur bleibt konstant.
3. Seine Körpertemperatur sinkt.

3. Fieber ist eine Körpertemperaturerhöhung infolge einer Sollwerterhöhung des Temperaturzentrums im Zwischenhirn. Beim Fieberabfall gibt der Körper vermehrt Wärme ab. Deshalb schwitzt der erkrankte Mensch.

1.151 Ein Patient weist an seiner Haut kalten, klebrigen Schweiß auf. Dieses Zeichen ist typisch:

1. Bei einem raschen Fieberanstieg.
2. Als normale Reaktion auf eine hohe Außentemperatur.
3. Als Hinweis auf ein Kreislaufversagen.

3. Kalter, klebriger, kleinperliger Schweiß ist immer ein Symptom für einen akuten, bedrohlichen Zustand. Deshalb sollten Pflegende sofort den Kreislaufzustand kontrollieren und den Arzt verständigen.

1.152 Wozu dient die Messung der Basaltemperatur?

1. Ermittlung des Eisprungs (Ovulation).
2. Feststellung des Puerperalfiebers.
3. Feststellung einer Schwangerschaft.

1. Die Aufzeichnung der Basaltemperatur zeigt den nach dem Eisprung auftretenden Temperaturanstieg um 0,4–0,6 °C, der Ausdruck des thermogenetischen Effekts von Progesteron ist.

1.153 Ein 2–3 Tage alter, gesund wirkender Säugling hat eine Körpertemperatur von 39 °C. Bei dieser Beobachtung denken Pflegende in erster Linie an:
1. Meningitis.
2. Fieberkrämpfe.
3. Durstfieber.

3. Das Durstfieber ist ein bevorzugt am 2.–3. Tag auftretendes Fieber des Neugeborenen. Es kommt zustande durch einen vorübergehenden Flüssigkeitsmangel.

1.154 Keine Ursache für Krampfanfälle im Kindesalter ist:
1. Fieber.
2. Kreislauflabilität.
3. Hypoglykämie.

2. Häufigste Ursache eines kindlichen Krampfanfalls ist Fieber (Fieberkrampf). Auch eine Hypoglykämie kann krampfauslösend wirken. Ein labiler Kreislauf führt nicht zu Krampfanfällen.

Haut- und Körperpflege

1.155 Welche der möglichen Indikationen und Symptome machen eine spezielle Nasenpflege nötig?
1. Rhinophym und Nausea.
2. Bewusstlosigkeit und nasogastrale Sonde.
3. Husten und Schluckstörungen.

2. Normalerweise genügen Niesen und Schnäuzen als Maßnahmen der Nasenpflege. Bewusstlose und Menschen, die eine nasogastrale Sonde tragen, benötigen erweiterte Maßnahmen, z. B. die Entfernung von Borken mit NaCl (Lösung) und einen Hautschutz an den Nasenöffnungen mit Dexpanthenolsalbe.

1.156 Welche Maßnahme gilt nach dem Expertenstandard als besonders wirkungsvoll für die Dekubitusprophylaxe?
1. Durchblutungsförderung.
2. Hautpflege.
3. Bewegung.

3. Die effektivste Maßnahme der Dekubitusprophylaxe ist die Bewegungsförderung. Sie wirkt erheblich besser als sämtliche Strategien der Druckverteilung durch Lagerungen.

1.157 Eine Dekubitusgefahr besteht nicht bei:
1. Einem immobilen Patienten mit Durchblutungsstörungen.
2. Einem gelähmten Patienten mit gesunder Haut und angemessenem Körpergewicht.
3. Einem mobilen Patienten, der unter Durchblutungsstörungen leidet und inkontinent ist.

3. Weil Mobilität das wichtigste Kriterium für die Verhinderung von Dekubitalulzera ist, besteht bei einem allseits bewegungsfähigen Menschen kein Dekubitusrisiko, unabhängig von Risikofaktoren, die bei immobilen Patienten eine Rolle spielen können.

1.158 Welche Faktoren begünstigen die Entstehung eines Dekubitus am stärksten?
1. Druck auf das Kapillarnetz zusammen mit der Zeit, über die dieser Druck wirkt.
2. Erhöhte Hautfeuchtigkeit und Verschmutzung der Haut, z. B. mit Exkrementen.
3. Fortgeschrittene Hautalterung und Trockenheit der oberen Hautschichten.

1. Die Entstehung eines Dekubitus ist multifaktoriell bedingt. Studien haben gezeigt, dass die Faktoren Druck und Zeit einen Dekubitus (Grad/Kategorie/Stadium 1) bereits nach ca. 30 Minuten verursachen.

1

1.159 Wie lautet die empfohlene Strategie zur Beurteilung eines Dekubitus (Grad/Kategorie/Stadium 1)?

1. Braden-Skala.
2. Hautdrucktest.
3. Messung der Hautperfusion mittels Duplex-Sonografie.

2. Der Hautdrucktest ist als unaufwendige und sehr effektive Möglichkeit zur Einschätzung der Entstehung von Dekubitalulzera empfohlen: Nach kurzem Druck mit dem Finger auf eine gerötete Hautstelle bleibt beim Vorliegen eines Dekubitus (Grad/Kategorie/Stadium 1) die Rötung bestehen.

1.160 Lange Haare stellen besonders bei Patienten, die längere Zeit bettlägerig sind, ein erhebliches pflegerisches Problem dar. Sie können u. a. zu Dekubitalulzera an der Rückseite des Kopfes führen. Wie gehen professionell Pflegende damit sachgerecht um?

1. Möglichst schnell die Haare kürzen, um eine Erleichterung des Pflegeaufwands zu erzielen.
2. Haare so frisieren, dass sie die pflegerischen Maßnahmen möglichst nicht behindern und das Risiko minimiert ist.
3. Haare täglich kämmen und mindestens einmal pro Woche waschen. Anschließend nach dem Wunsch des Patienten frisieren.

3. Haare sind ein Zeichen des Selbstverständnisses und der sexuellen Identität. Eine Veränderung der Frisur (auch durch Haareschneiden) stellt einen erheblichen Übergriff in die Selbstbestimmung dar. Deshalb behandeln Pflegende die Haare ihrer Patienten sorgfältig, indem sie sie täglich kämmen und einmal pro Woche (bei Bedarf häufiger) waschen und anschließend nach den Vorstellungen des Patienten frisieren.

1.161 Welche Aussage trifft auf die Pflege der Nägel nicht zu?

1. Nägel vorzugsweise mit der Schere oder einem Nagelknipser schneiden und anschließend feilen, um scharfe Kanten zu entfernen.
2. Fingernägel möglichst gerade abschneiden und Zehennägel abrunden, um die Verletzungsgefahr zu reduzieren.
3. Nägel schneiden, wenn sie über die Finger- und Zehenkuppen hinausgewachsen sind.

2. Pflegende schneiden Fingernägel rundlich, Zehennägel jedoch möglichst gerade ab. Die Ecken der Zehennägel sollen gefeilt werden, damit sie sich z. B. nicht in dem Gewebe von Socken verhaken.

1.162 Zahnprothesen verursachen vor allem bei älteren und geschwächten Patienten zahlreiche Probleme, z. B. Druckstellen an der Mundschleimhaut. Wie lassen sich diese Schwierigkeiten verhindern?

1. Prothesen in der Reinigungslösung aufbewahren und nur zu den Mahlzeiten in die Kiefer einsetzen. Die kurze Verwendungsdauer verhindert Schäden.
2. Für die Zeit der Rekonvaleszenz sollten Patienten vollständig auf die Benutzung der Prothesen verzichten. Sie können in der Zwischenzeit z. B. auf pürierte oder breiige Kost ausweichen. Nachdem sie ihre körperlichen Fähigkeiten zurückgewonnen haben, verwenden sie die Prothesen problemlos.
3. Prothesen nach jeder Mahlzeit reinigen und auch die Mundhöhle überprüfen (Speisereste entfernen, auf Schleimhautschäden achten). Die Prothese sollte auch während der Nacht im Mund bleiben. Dies verhindert Verformungen der Kiefer.

3. Die Verwendungsdauer einer Zahnprothese bestimmt wesentlich den Erhalt ihrer Passgenauigkeit. Deshalb sollte die tägliche Tragezeit so lange wie möglich ausgedehnt werden.

1.163 Wie lautet die korrekte Regel für das Zähneputzen?

1. Weiß nach Rot im 45°-Winkel.
2. Rot nach Weiß im 45°-Winkel.
3. Rot nach Weiß im 75°-Winkel.

2. Pflegende putzen zur Schonung des Zahnfleischs von Rot nach Weiß im 45°-Winkel.

1.164 Spezielle Mundpflege ist eine wichtige Prophylaxe von Mundkrankheiten. Nennen Sie die falsche Aussage.

1. Pflegende führen eine spezielle Mundpflege durch, wenn der Patient dies wünscht.
2. Zur Mundpflege eignen sich alle Flüssigkeiten, auch solche, die ursprünglich nicht dafür vorgesehen sind, z. B. Brühe, Cola, Kaffee, Bier.
3. Spezielle Mundpflege dient nicht in erster Linie der Zahnreinigung.

1. Spezielle Mundpflege ist angezeigt, wenn der Patient bewusstlos ist oder zu schwach für den regulären Schluckakt. Pflegende führen sie auch unabhängig vom Wunsch des Patienten durch, beachten jedoch dessen Geschmacksvorlieben. Weil diese Technik nicht hauptsächlich der Zahnreinigung dient, lässt sie sich im Sinne der Basalen Stimulation® mit allen Flüssigkeiten ausführen. Natürlich ist sie auch anwendbar, wenn Patienten ein entsprechendes Bedürfnis äußern.

1.165 Welche Aussage zur Mundkrankheitenprophylaxe ist richtig?

1. Mit dem Speichel strömen viele Bakterien und Pilze durch die Mundhöhle. Daraus können Infektionen entstehen.
2. Zur Verhinderung von Mundkrankheiten sollten Patienten die Zufuhr von Zucker mit der Nahrung vermindern.
3. Eine besondere pflegerische Schwierigkeit besteht darin, dass Mundkrankheiten keine sichtbaren Symptome an der Mundschleimhaut verursachen.

2. Zucker unterstützt die Entstehung von Mundkrankheiten. Patienten sollten so weit wie möglich darauf verzichten.

1.166 Mit welcher Wischrichtung reinigen Pflegende die Augen?

1. Von unten nach oben.
2. Von außen nach innen.
3. Von innen nach außen.

2. Man reinigt Augen entsprechend der Fließrichtung der Tränenflüssigkeit von außen nach innen.

1.167 Wie ist das Waschwasser für die beruhigende Ganzkörperwaschung zu temperieren?

1. Bis zu ca. 10 °C über der Körpertemperatur.
2. Ca. Körpertemperatur.
3. Bis zu ca. 10 °C unter der Körpertemperatur.

1. Die Wirkung entsteht mit einer Wassertemperatur oberhalb der Körpertemperatur. Temperierung an die Vorlieben des Patienten anpassen.

1.168 Welches Risiko besteht, wenn Pflegende die Nassrasur gegen die Wuchsrichtung der Haare ausführen?

1. Haarentfernung bleibt unvollständig.
2. Es entsteht eine erhöhte Gefahr von Schnittverletzungen.
3. Der Rasierer wird schneller stumpf.

2. Eine Rasur gegen die Wuchsrichtung der Haare bringt bessere Ergebnisse, steigert jedoch die Gefahr von Schnittverletzungen.

1.169 Welches Ziel lässt sich – neben der Reinigung – mit einer Ganzkörperwäsche erreichen?

1. Dekubitusprophylaxe.
2. Hautregeneration.
3. Senkung der Körpertemperatur.

3. Mit der Ganzkörperwäsche können Pflegende die Körpertemperatur der Patienten beeinflussen.

1.170 Eine Zuordnung der Begriffe in der folgenden Liste ist nicht richtig. Welche?

1. Stomatitis – Mundschleimhautentzündung.
2. Mundaphthen – Schrunden an Mund- und Nasenwinkeln.
3. Parotitis – Ohrspeicheldrüsenentzündung.

2. Mundaphten sind herdförmige und schmerzhafte Erosionen der Mundschleimhaut.

1.171 Kleidung der Patienten kann im Krankenhausalltag ein Hindernis für pflegerische Maßnahmen sein. Wie lauten die entsprechenden Maßgaben?

1. Patienten sollten nach dem Erstgespräch ein hinten offenes Patientenhemd anziehen, damit Pflegende jederzeit rasch einen Zugang zu allen Körperregionen haben.
2. Patienten sollten nach dem Erstgespräch möglichst schnell einen Schlaf- oder Jogginganzug anlegen, damit die Kleidung im Bedarfsfall wenig Probleme macht.
3. Patienten sollten während des Krankenhausaufenthalts ihre Alltagskleidung verwenden und nur vor Untersuchungen bzw. Eingriffen funktionellere Kleidung anlegen.

3. Menschen nutzen Kleidung als Ausdruck ihrer Persönlichkeit und zeigen Selbstbewusstsein sowie Identitätsgefühle durch die Auswahl von Kleidungsstücken. Auch im Krankenhaus sollten sie ihre Vorlieben zum Ausdruck bringen können, denn Wohlbefinden unterstützt die Rekonvaleszenz sowie die aktive Auseinandersetzung mit Krankheitsverläufen.

Ernährung

1.172 Welche Vitamine sind fettlöslich?

1. Die Vitamine A, B und C.
2. Die Vitamine A, D, E und K.
3. Die Vitamine A, C, und K.

2. Die Vitamine E, D, K, A (Merke: EDEKA) sind fettlöslich, alle anderen wasserlöslich.

1.173 Essenzielle Aminosäuren werden so genannt, weil sie:

1. Nur im tierischen Eiweiß vorhanden sind (essenziell kommt von essen).
2. Im menschlichen Organismus nicht gebildet werden können (essenziell kommt von lebensnotwendig, aber nicht aus eigener Kraft herstellbar).
3. Bei vermehrter Zufuhr unverändert ausgeschieden werden (essenziell kommt von unspaltbar).

2. Essenzielle Aminosäuren sind Aminosäuren, die im Organismus nicht hergestellt werden können und deshalb mit der Nahrung von außen zugeführt werden müssen.

1.174 Der Vitamin-B_1-Bedarf kann mit folgenden Gruppen von Nahrungsmitteln am sichersten gedeckt werden:

1. Ei, Sauermilchprodukte, Knäckebrot, Margarine.
2. Schweinefleisch, Vollkornbrot, Nüsse, Haferflocken.
3. Graubrot, Käse, Gemüse, Kartoffeln.

2. Vitamin B_1 (Thiamin) ist vor allem in Körnerfrüchten wie Korn, Nüssen und Haferflocken vorhanden. Thiamin ist besonders notwendig im Stoffwechsel des Nervensystems.

1.175 Wie ist vegane Ernährung unter dem Gesichtspunkt einer ausreichenden Versorgung mit allen Bestandteilen gesunder und bedarfsgerechter Nahrung zu beurteilen (laut einem Bericht der Deutschen Gesellschaft für Ernährung)? Welcher der genannten Gesichtspunkte trifft zu?

1. Im Rahmen einer ausschließlich veganen Kost wird der Körper grundsätzlich zu wenig mit Energielieferanten, Proteinen, Eisen und anderen wichtigen Nährstoffen versorgt. All dies muss separat über Nahrungsergänzungsmittel zugeführt werden.
2. Vegane Ernährung ist für Schwangere und Stillende besonders empfohlen, da die chemische Belastung des in Massentierhaltung erzeugten Fleisches mit Antibiotika das Immunsystem des ungeborenen Kindes nachhaltig stören kann.
3. Bei veganer Ernährung sollte ein Vitamin-B_{12}-Präparat eingenommen und die ausreichende Versorgung ärztlich kontrolliert werden.

3. Der Verzicht auf Fleisch bzw. tierische Nahrungsmittel ist unter ökologischen und ethischen Gesichtspunkten sinnvoll. Vegane Lebensmittel sind heute oft mit wichtigen Nährstoffen angereichert. Deshalb ist die Gefahr der Mangelernährung bei ausgewogener veganer Kost kontrollierbar. Einzig der Vitamin-B_{12}-Mangel ist ein ernstes Problem bei veganer Ernährung. Vitamin B_{12} wird im Wesentlichen für den Energiestoffwechsel, die Blutbildung und die Nerven benötigt.

1.176 Sondennahrung ist durch ihren hohen Nährstoffgehalt sehr sensibel gegenüber der Besiedelung mit Keimen. Wie gehen Pflegende mit angebrochenen Nahrungsbehältnissen um?

1. Angebrochene Flaschen bzw. Beutel für Sondennahrung sind mit dem Datum und dem Öffnungszeitpunkt zu beschriften und im Kühlschrank bei 4 °C zu deponieren. Nach 24 Stunden soll die Nahrung verbraucht sein oder sie ist zu verwerfen.
2. Angebrochene Flaschen bzw. Beutel für Sondennahrung können (sofern sie dicht verschlossen sind), für 24 Stunden bei Raumtemperatur in der Nähe des Patienten deponiert werden, weil sie dort leicht erreichbar sind und fraktionierte Verabreichung von Nahrung bei Raumtemperatur ohne Weiteres möglich ist.
3. Angebrochene Flaschen bzw. Beutel sind sofort zu verwerfen. Die strengen Anforderungen an die Hygiene im Krankenhaus erlauben es nicht, die schnell verkeimende Nahrung nach der ersten Öffnung aufzubewahren. Aus diesem Grund bietet die Industrie sehr unterschiedliche Packungsgrößen an.

1. Der Umgang mit Sondennahrung erfordert erhebliche Sorgfalt, um eine Verkeimung auszuschließen. Andernfalls ist es möglich, dass die Patienten Gastroenteritiden entwickeln. Es ist jedoch möglich, angebrochene Nahrung für maximal 24 Stunden im Kühlschrank aufzubewahren.

1.177 Die Ernährung von Säuglingen mit Muttermilch ist u. a. deshalb besonders attraktiv, weil sie bei gesunden Müttern jederzeit frisch und in ausreichender Menge zur Verfügung steht. Wie gehen Pflegende mit abgepumpter Muttermilch um? Welche der folgenden Aussagen ist falsch?

1. Muttermilch, die bei Raumtemperatur gelagert ist, muss nach spätestens 6–8 Stunden verbraucht sein oder sie ist zu verwerfen.
2. Im Kühlschrank lässt sich Muttermilch bei ca. 4 °C für eine Woche aufbewahren und ist in dieser Zeit ohne Einschränkungen verwendbar.
3. Muttermilch, die bei ca. −18 °C tiefgefroren ist, kann etwa 6 Monate lang verwendet werden. Eine durch das Einfrieren bedingte Gelbfärbung ist unschädlich.

2. Im Kühlschrank gelagerte Muttermilch soll spätestens nach 72 Stunden verwendet sein oder sie ist zu verwerfen.

1.178 Vitamine sind empfindlich gegenüber Umwelteinflüssen. Insbesondere die Zubereitung von Nahrungsmitteln unter Zuführung von Hitze führt zu einem Vitaminverlust. Eines der genannten Vitamine ist jedoch hitzeresistent:
1. Vitamin A_1 (Retinol).
2. Vitamin B_1 (Thiamin).
3. Vitamin B_2 (Riboflavin).

3. Riboflavin zählt zu den wasserlöslichen Vitaminen, obwohl es sich nur geringgradig in dieser Flüssigkeit löst. Es ist lichtempfindlich, aber derartig stabil gegenüber Hitze, dass sein Gehalt beim Kochen nicht abnimmt. Als Faustregel gilt, dass wasserlösliche Vitamine hitzeempfindlicher sind als fettlösliche.

1.179 Salzarme Kost wird empfohlen bei:
1. Allen Nierenkrankheiten.
2. Phenylketonurie.
3. Bluthochdruck.

3. Bei Hypertonie (Bluthochdruck) sollte die Ernährung salzarm gehalten werden, da das Natrium des Kochsalzes stark Wasser bindet und damit über eine Erhöhung des Volumens blutdruckerhöhend wirkt.

Ausscheidung

1.180 Was versteht man unter Polyurie?
1. Spezifisches Harngewicht < 1015 mg/ml.
2. Häufiges Wasserlassen.
3. Vermehrte Tagesharnmenge.

3. Polyurie: vermehrte Harnausscheidung. Pollakisurie: häufiges Wasserlassen. Hyposthenurie: spezifisches Harngewicht erhöht.

1.181 Bei der Auswahl der individuellen Stoma-Versorgung nach einer Darmoperation ist folgender Aspekt unerheblich:
1. Die Lokalisation der Stomaanlage.
2. Die Wünsche des Patienten.
3. Der Durchmesser des Stomas.

3. Lokalisation sowie Wünsche des Patienten entscheiden maßgeblich über die Art der Versorgung. Da die Stomaplatte variabel auszuschneiden ist, spielen Form oder Durchmesser keine Rolle.

1.182 Die Reinigung eines Kolostomas erfolgt:
1. Mit einem Waschlappen bzw. Schwamm.
2. Mit unsterilen Einmalkompressen.
3. Mit einer Wischrichtung von innen nach außen.

2. Die Reinigung der umgebenden Haut erfolgt mit feuchten, unsterilen Mullkompressen, wobei von der Umgebung zum Stoma hin zu wischen ist, um eine Keimverschleppung zu vermeiden. Ein Schwamm ist aus hygienischen Gründen absolut kontraindiziert.

1.183 Erwachsene Menschen haben eine mögliche Blasenfüllung von ca.:
1. 300 ml.
2. 300–500 ml.
3. Über 500 ml.

3. Bei einer Blasenfüllung von ca. 200–300 ml tritt Harndrang auf, bis zu 700 ml Urin können allerdings willkürlich in der Blase zurückgehalten werden.

1.184 Von Oligurie spricht man, wenn:
1. Die Harnausscheidung weniger als 100 ml/Tag beträgt.
2. Die Harnausscheidung durch starke Durchfälle vermindert ist.
3. Die Harnausscheidung weniger als 500 ml/Tag beträgt.

3. Oligurie ist eine auf unter 500 ml/Tag verminderte Harnausscheidung. Fällt die Ausscheidung unter 100 ml/Tag, spricht man von Anurie.

1.185 Welche der folgenden Zuordnungen ist falsch?

1. Folge eines Versagens des Sphinktermechanismus, Harnverlust beim Husten oder Niesen – Stressinkontinenz.
2. Unwillkürlicher Urinabgang bei unwiderstehlichem Harndrang – Reflexinkontinenz.
3. Fistelbildung, konstanter Harnabgang – extraurethrale Inkontinenz.

2. Den unwillkürlichen Urinabgang bei Harndrang bezeichnet man als Dranginkontinenz. Unter Reflexinkontinenz versteht man eine Inkontinenzform aufgrund einer Nervenstörung.

1.186 Erwachsene Personen verspüren intensiven Harndrang bei einer:

1. Blasenfüllung ab ca. 50 ml.
2. Tumorerkrankung der Harnblase.
3. Entzündung der Harnblase.

3. Erregung der Dehnungsrezeptoren und damit Harndrang tritt normalerweise ab einer Blasenfüllung von ca. 200–300 ml auf. Ständiger Harndrang ist auch Symptom einer Blasenentzündung.

1.187 Man spricht von einer Inkontinenz II. Grades, wenn:

1. Urin beim Lachen und normalen Gehen unfreiwillig abgeht.
2. Urin auch im Liegen unfreiwillig abgeht.
3. Ein Darmriss III. Grades unter funktionellen Schäden des Sphincter ani und des Sphincter urethrae verheilt ist.

1. Die Stressinkontinenz wird in 3 Grade eingeteilt: Grad I bedeutet Urinabgang bei starkem Husten, Niesen oder Lachen in aufrechter Haltung. Grad II heißt Urinabgang bereits bei leichter körperlicher Anstrengung in aufrechter Haltung. Grad III steht für Urinabgang auch im Liegen.

1.188 Das Mekonium (Kindspech):

1. Hat eine gelb-grünliche Farbe und ist vollständig geruchslos.
2. Besteht aus Schleim, Hautzellen, Galle und Lanugohaaren.
3. Wird vom Neugeborenen erst ab dem 3. Tag nach der Geburt entleert.

2. Mekonium besteht aus verschluckten Lanugohaaren, Zellresten, Gallenfarbstoff und Darmsekreten. Die erste Entleerung des schwarz-grünen Darminhalts sollte in den ersten 24 Stunden erfolgen.

1.189 Welcher der folgenden Fachbegriffe ist nicht richtig erklärt?

1. Pollakisurie bedeutet häufiges schmerzhaftes Wasserlassen kleiner Mengen; die Tagesgesamtmenge ist dadurch erhöht.
2. Enuresis bezeichnet das Einnässen bei Kindern ab dem 5. Geburtstag.
3. Nykturie bedeutet vermehrtes nächtliches Wasserlassen.

1. Pollakisurie bedeutet häufiges Wasserlassen kleiner Mengen, die Tagesgesamtmenge ist normal.
Das schmerzhafte und erschwerte Wasserlassen wird als Dysurie bezeichnet. Beide Symptome treten häufig gemeinsam bei Erkrankungen des Harntraktes auf.
Die Erhöhung der Tagesgesamtmenge des Urins heißt Polyurie.

1.190 Welche Aussage zum Defäkationsprozess ist falsch?

1. Die Häufigkeit der Stuhlentleerung ist individuell. Im Durchschnitt gilt ein Rhythmus von 3–4-mal wöchentlich bis 1–2-mal täglich als normal, abhängig von der Ernährung.
2. Die Stuhlfrequenz bei Säuglingen variiert stark. Normalerweise haben gestillte und nicht gestillte Säuglinge mehrmals täglich Stuhlgang, aber auch Pausen von einigen Tagen sind normalerweise nicht besorgniserregend.
3. Die normale tägliche Stuhlmenge variiert beim Erwachsenen zwischen 100 und 500 g, abhängig von der Ballaststoffaufnahme, bei Vollkornprodukten sogar bis zu 1.500 g.

3. Die maximale Stuhlmenge beträgt etwa 1000 g/Tag.
Ursachen für sehr große Stuhlmengen liegen nicht in der Ernährung, sondern können auf Verdauungsstörungen bei bestimmten Nahrungsmitteln (Maldigestion) oder unzureichende Nährstoffaufnahme im Darm (Malabsorption) zurückzuführen sein.

1.191 Stuhl kann auch sichtbare krankhafte Beimengungen aufweisen. Welche Antwort ist falsch?

1. Beim Reizdarmsyndrom oder Tumoren sind viele Schleimbeimengungen vorhanden.
2. Bei Colitis ulcerosa und Morbus Crohn sind Blut-, Schleim-, Eiterauflagerungen sichtbar.
3. Bei Hämorrhoiden sind dem Stuhl dunkle Koagel von Blut aufgelagert.

3. Die Auflagerungen von Blut bei Hämorrhoiden sind hellrot. Prinzipiell gilt: je weiter oben im Verdauungstrakt die Blutung ist, desto dunkler ist die Verfärbung der Blutrückstände. Hämorrhoiden sind erweiterte arterio-venöse Gefäßpolster in der Submukosa des Enddarms, die den Afterschließmuskel abdichten.

1.192 Auch Parasiten können mit bloßem Auge im Stuhl gesichtet werden. Welche Antwort trifft nicht zu?

1. Parasiten (Schmarotzer) leben auf Kosten anderer Lebewesen.
2. Besonders gefährlich sind Spülwürmer. Diese führen zu erheblichen Durchfällen mit Exsikkosegefahr. Daher der Name Spülwurm.
3. Ein Rinderbandwurm wird mitunter mehrere Meter lang, verursacht aber vergleichsweise geringe Beschwerden und ist gut behandelbar. Gefährlicher ist der Schweinebandwurm durch mögliche neurologische Komplikationen.

2. Spülwürmer gibt es nicht, sie heißen Spulwürmer. Eine Bandwurmerkrankung ist zwar unangenehm, aber in der Regel harmlos und leicht mit Medikamenten zu behandeln.
Ein heftiger Befall mit Spulwürmern kann allerdings zu Komplikationen führen und tödlich enden.

1.193 Für die Beurteilung von Erbrechen und Erbrochenem gilt folgendes Kriterium nicht:

1. Begleitumstände, Zeitpunkt und Häufigkeit.
2. Farbe, Geruch, Zusammensetzung, Beschaffenheit und Brechvorgang.
3. Alter, Geschlecht.

3. Es gibt bei der Beurteilung von Erbrochenen keine spezifischen Unterschiede hinsichtlich Alter und Geschlecht. Begleitumstände können z. B. Schmerzen und Fieber sein.

1.194 Es gibt verschiedene pathologische Veränderung der Urinmenge. Welche Aussage ist für einen durchschnittlichen Erwachsenen nicht zutreffend?

1. Polyurie: > 2.000 ml.
2. Oligurie: < 500 ml.
3. Anurie: < 100 ml.

1. Polyurie > 2.500 ml.
Die Zahlen sind Anhaltswerte für Erwachsene. Die genaue Berechnung erfolgt anhand der Körperoberfläche.

1.195 Es gibt verschiedene physiologische Veränderungen der Urinfarbe. Welche Aussage trifft nicht zu?

1. Rotbraun, braungrün bis schwarz durch Rote Bete, Bärentraubenblättertee (zur Behandlung von Harnwegsinfektionen) oder Sulfonamide (Gruppe von Antibiotika).
2. Zitronengelb durch Aufnahme von zu viel Vitamin C.
3. Orangegelb durch Vitamintabletten.

2. Zitronengelber Urin kann z. B. durch den Genuss von Rhabarber entstehen.

1.196 Welche Begrifflichkeiten sind falsch wiedergegeben?

1. Die Hämaturie ist die pathologische Ausscheidung von Erythrozyten.
2. Die Leukozyturie ist die pathologische Ausscheidung von Blutplättchen.
3. Die Pyurie ist die Beimengung von Eiter im Urin. Der Urin sieht schlierig und flockig aus.

2. Bei der Leukozyturie werden weiße Blutkörperchen (Leukozyten) ausgeschieden. Das zeigt eine Entzündung in den Nieren bzw. dem harnableitenden System an.

1.197 Welche Aussage zu den physiologischen Farbveränderungen des Kotes ist nicht korrekt?

1. Eine braunschwarze Farbe deutet auf eine Ernährung mit hohem Fleischkonsum, Heidelbeeren oder Rotwein hin. Grünbraun färbt sich der Kot bei chlorophyllhaltiger Kost (grünes Gemüse, Salat, Spinat), wogegen eine rotbraune Farbe durch Verzehr von Roter Bete entsteht. Und eine gelbbraune Verfärbung kommt durch viele Milchprodukte, Eier sowie stärkehaltige Kost zustande.
2. Auch Medikamente können die Stuhlfarbe verändern. Eisenpräparate verfärben den Stuhl schwarz und Kontrastmittel weiß.
3. Bei Säuglingen sind folgende Farbveränderungen spezifisch: Das Kolonium – der erste Stuhl eines Neugeborenen ist dunkelrot. Muttermilchstuhl ist goldgelb. Eine Ernährung mit Karotten färbt den Stuhl orange.

3. Der erste Stuhlgang eines Neugeborenen heißt Mekonium. Es ist der schwärzlich-grüne, geruchlose Stuhl des Kindes, der sich während der Schwangerschaft ansammelt. Er enthält Lanugohaare, Hautzellen und Körpersekrete und ist klebrig und zäh. Normalerweise wird der erste Stuhl bis zum vierten Tag nach der Geburt ausgeschieden.

1.198 Welche Aussage zu den pathologischen Farbveränderungen des Kotes ist nicht korrekt?

1. Grau-lehmfarben bei Gallensteinen, Pankreastumor, Hepatitis.
2. Hellbraun, gelb: Diarrhö,
   Weißlich, flüssig: Salmonellose.
3. Rotbraun marmoriert: Blutungen im unteren Dickdarm,
   Rotbraun bis dunkelrot: Blutungen im oberen Dickdarm,
   Hellrote Blutauflagerung: Blutung aus Hämorrhoiden, Fissuren oder Dickdarmpolypen,
   Schwarz (Teerstuhl): Blutungen im oberen Verdauungstrakt, z. B. Ösophagusvarizenblutung.

2. Stuhlgang bei einer Infektion mit Salmonellen ist grünlich und flüssig.

1.199 Welche Aussage zum Geruch von Urin ist nicht richtig?

1. Normalerweise hat Urin einen süßlichen Geruch.
2. Ein übelriechender Geruch kann auf eine bakterielle Infektion hinweisen.
3. Ein fauliger Geruch kann auf einen Blasentumor hinweisen.

1. Frisch gelassener Urin hat normalerweise einen unauffälligen Geruch.

1.200 Welche der folgenden Aussagen zur Miktionsmenge und der Miktionshäufigkeit ist nicht zutreffend?

1. Erwachsener: 200–400 ml/Miktion, 4–6-mal/Tag.
2. Schulkind: 150 ml/Miktion, 6–8-mal/Tag.
3. Säugling: 15–30 ml/Miktion, 25–30-mal/Tag.

3. Die Häufigkeit der Miktion beim Säugling liegt bei 12–18-mal pro Tag. Insgesamt gilt, dass sich bei großer Flüssigkeitszufuhr die Miktionshäufigkeit auch erhöht.

1.201 Welche Aussage zur Flüssigkeitsbilanzierung ist richtig?

1. Bei Patienten mit Diabetes mellitus sollte eine Flüssigkeitsbilanzierung grundsätzlich regelmäßig durchgeführt werden.
2. Negative Bilanz: Die Ausfuhr ist größer als die Einfuhr, z. B. bei der Gabe von Diuretika.
3. Schweiß, Stuhl, Wundsekret oder Blutabnahmen werden wegen ihrer geringen Flüssigkeitsmengen nicht berücksichtigt.

2. Schweiß, Wundsekret, Stuhl oder Blutabnahmen müssen bei einer vollständigen Bilanzierung mitberechnet werden. Nicht messbare Größen können geschätzt oder als Anmerkung notiert werden.

1.202 Welche Kriterien sind bei der Beobachtung des Urins durch Pflegefachpersonen nicht relevant?

1. Farbe, Beimengungen und Geruch des Urins.
2. Menge des Urins, die in einem bestimmten Zeitraum ausgeschieden wird.
3. Vorkommen von Mikroorganismen.

3. Dies kann nicht beobachtet werden. Das Anordnen einer Laboranalyse ist Aufgabe des Arztes.

1.203 Ein voll gestilltes Kind entleert mehrmals grüne Stühle. Das Kind zeigt keine Krankheitszeichen und ist bei gewohnter Stimmung. Worum handelt es sich?

1. Um eine beginnende Dyspepsie.
2. Um eine beginnende Toxikose.
3. Um eine unproblematische Änderung der Stuhlfarbe ohne pathologischen Hintergrund.

3. Grüne Stühle bei unauffälligem Gedeihen eines voll gestillten Säuglings sind kein Anlass zur Besorgnis.

Bewegung

1.204 Bei einer 30°-Seitenpositionierung eines Patienten geht man nach kinästhetischen Gesichtspunkten wie folgt vor:

1. Pflegende positionieren die unteren Extremitäten hohl.
2. Pflegende positionieren den Patienten auf einer Schaumstoffmatratze.
3. Pflegende polstern die Hohlräume unter den unteren Extremitäten aus, sodass sich die Auflagefläche vergrößert.

3. Hohlpositionierung erhöht unnötigerweise die Druckbelastung auf wenige kleine Hautareale. Eine Entlastung lässt sich ausschließlich über die Vergrößerung der Auflagefläche herstellen.

1.205 Warum ist eine (Super-)Weichlagerung als Maßnahme der Kontrakturenprophylaxe kontraindiziert?

1. Auf einer zu weichen Matratze verlieren Patienten das Körpergefühl und zeigen nur ein reduziertes Bewegungsbedürfnis.
2. Lagerung ist grundsätzlich keine geeignete Maßnahme zur Verhinderung von Kontrakturen.
3. Auf einer weichen Unterlage lässt sich keine Mittelstellung der Gelenke erreichen.

1. Weiche Matratzen hemmen den Bewegungsumfang der Patienten und reduzieren deren Körperempfinden.

1.206 Nach einer Oberschenkelamputation sind pflegerische Maßnahmen zur Kontrakturenprophylaxe erforderlich. Welche Form der Kontraktur würde entstehen?

1. Streckkontraktur.
2. Abduktionskontraktur.
3. Beugekontraktur.

3. Weil die Beuger in Extremitäten stärker ausgeprägt sind als die Strecker, neigt der Amputationsstumpf zur Beugekontraktur.

1.207 Welches Vorgehen ist bei Patienten mit Demenz angezeigt?
1. Verwirrte Patienten mit starkem Bewegungsdrang und hohem Sturzrisiko müssen zu ihrem Schutz (zumindest in der Nacht) fixiert werden.
2. Nachts sollte der Schlafraum ausreichend beleuchtet sein.
3. Pflegende sprechen die Patienten mit dem Vornamen an, um Vertrautheit herzustellen.

2. Angemessene Beleuchtung der Räume ist eine effektive Maßnahme der Sturzprophylaxe. Fixierungen sind zu diesem Zweck ungeeignet, weil sie langfristig die Bewegungsfähigkeit vermindern und (außer in Notfällen) eine richterliche Genehmigung erfordern. Die Verwendung des Vornamens zeugt von mangelndem Respekt und stellt einen Übergriff dar.

1.208 Wie lautet gemäß des Expertenstandards Sturzprophylaxe die Definition für einen Sturz?
1. Ein Ereignis, bei dem der Betroffene zu Fall kommt und sich eine Verletzung zuzieht.
2. Ein Ereignis, bei dem der Betroffene unbeabsichtigt auf dem Boden oder auf einer anderen tieferen Ebene aufkommt.
3. Ein Ereignis, nach dem der Betroffene nicht mehr in der Lage ist, sich selbst aufzurichten.

2. Ein Sturz ist jedes Ereignis, bei dem der Betroffene die Kontrolle über seine gewählte Körperhaltung verliert – unabhängig davon, ob sich daraus Verletzungen oder andere Konsequenzen ergeben.

1.209 Was sind exogene Sturzursachen?
1. Wirkungen, die durch Arzneimittel verursacht sind, z. B. Schlafmittel, die die Reaktionsfähigkeit beeinträchtigen (exogen = von außen nach innen wirkend).
2. Wirkungen, die von außen auftreten, z. B. unebene Böden, Feuchtigkeit, fehlende Haltegriffe, freiheitsentziehende Maßnahmen (exogen = von außen wirkend).
3. Wirkungen, die im Betroffenen selbst ausgelöst sind, z. B. Lähmungen, Seh- und Höreinschränkungen, psychische Erkrankungen (exogen = von innen wirkend).

2. Exogene Sturzursachen wirken aus der Umgebung des Betroffenen, dazu gehören sämtliche Teile der unmittelbaren Umwelt, aus denen sich Unfallrisiken ergeben.

1.210 Die sachgerechte Abschätzung des individuellen Sturzrisikos ist nicht leicht zu treffen. Welche Methode führt zu dem besten Ergebnis?
1. Die sorgfältige Befragung nach den Kriterien der Herkheimer Tabelle.
2. Eine umfassende, individuelle Inspektion der Umgebung, die Befragung von Betroffenen und Bezugspersonen sowie die Aufnahme der Sturzanamnese.
3. Die sorgfältige Befragung nach den Kriterien der STRATIFY-Skala.

2. Sämtliche Assessments weisen Mängel bezüglich der realistischen Einschätzung des individuellen Sturzrisikos auf. Die besten Ergebnisse erzielen Pflegende mit einer individuellen Befragung, die exakt auf die Situation des Patienten zugeschnitten ist und damit am ehesten der Vielfalt der Lebensbedingungen gerecht wird. (Eine Herkheimer Tabelle gibt es nicht.)

1.211 Der Schutz der Patienten vor Stürzen ist ein häufig genanntes pflegerisches Ziel. Welche Strategie ist ethisch und juristisch nicht korrekt?
1. Der Einsatz von Niederflurbetten, deren Niveau sich bis zum Fußboden senken lässt.
2. Das richterlich genehmigte Anbringen von Bettgittern oder körpernahen Fixierungen zur Verhinderung von Sturzrisiken.
3. Die Information der Patienten bzw. ihrer Bezugspersonen oder Betreuer, dass sich das allgemeine Lebensrisiko nicht auf Null minimieren lässt und die Bewegungsfreiheit eines Menschen unter allen Umständen zu schützen ist.

2. Freiheitsentziehende Maßnahmen, zu denen auch Bettgitter gehören, sind nicht genehmigungsfähig, wenn sie lediglich der Verhinderung von Stürzen dienen sollen. Nach überwiegender Rechtsprechung ist der persönliche Bewegungsfreiraum ein Rechtsgut, das oberhalb von Sicherheitsaspekten anzusiedeln ist.

1.212 Wie unterstützen Pflegende visuell beeinträchtigte Menschen richtig bei der Bewältigung von unebenen Gehstrecken?

1. Arm zur Unterstützung anbieten, damit der Patient das Maß der Führung selbst bestimmen kann. Die detaillierte Information über die Bedingungen des Gebäudes und seiner Außenanlagen erhöht die Fähigkeit, sich unbegleitet zurechtzufinden.
2. Patienten in einem umfassenden Gespräch über die Risiken aufklären, die aus der architektonischen Gestaltung der unmittelbaren Umgebung entstehen und versuchen, selbstständige Gänge zu verhindern.
3. Sofern möglich, Türen zu besonders gefährlichen Gebäudeteilen (z. B. Treppenhäuser) versperren und darauf achten, dass sehbeeinträchtigte Personen keinerlei Gefahr ausgesetzt sind.

1. Der pflegerisch richtige Ansatz bezieht sich stets darauf, die Selbstständigkeit des Patienten zu unterstützen. Einschränkungen der Bewegungsfreiheit sind u. a. juristisch nicht haltbar.

1.213 Unter Ataxie versteht man:

1. Eine Störung der Bewegungskoordination.
2. Eine Störung des optischen oder akustischen Erkennens.
3. Die Unfähigkeit zu lesen (im Sinne einer Unfähigkeit, die Symbole geschriebener Sprache in sinnvolle Worte umzusetzen).

1. Die Ataxie ist eine Störung der Bewegungskoordination.

Kommunikation

1.214 Die Aphasie wird bedingt durch eine Schädigung im:

1. Großhirn.
2. Kleinhirnbrückenwinkel.
3. Hirnversorgenden Teil des Rückenmarks.

1. Die Aphasie ist die sprachliche Ausdrucksunfähigkeit. Sie kann sowohl Sprachbildung (motorisch) als auch Sprachverständnis (sensorisch) betreffen. Die Schädigung liegt im Großhirn.

1.215 Welche Aussage trifft auf den pflegerischen Umgang mit Patienten zu, die eine Einschränkung des Hörvermögens aufweisen?

1. Kommunikationsprobleme vor den Betroffenen möglichst verbergen, um deren Selbstbewusstsein nicht zu beeinträchtigen.
2. Alternative Kommunikationsformen, z. B. geschriebene Nachrichten, sind zu vermeiden, denn die Patienten sollen sich mit den Bedingungen ihrer Hörfähigkeit beschäftigen.
3. Lautstärke beim Sprechen moderat einsetzen und die Botschaft mit deutlicher Mimik unterstützen.

3. Die Patienten erleben ihre Hörbeeinträchtigung häufig nicht in derselben Form wie ihre Bezugspersonen. Deshalb sind eine umfassende Aufklärung sowie das Ausweichen auf schriftliche Nachrichten sinnvoll. Pflegende kommunizieren mit dosierter Lautstärke und unterstreichen ihre Botschaften mit einer deutlich erkennbaren Mimik.

Schlaf

1.216 Welche Maßnahmen sind bei Schlafstörungen nicht hilfreich?
1. Verzicht auf Koffein und Alkohol vor dem Schlafengehen.
2. Vermeidung von körperlicher Aktivität am Tag oder Lesen von Büchern, das Hören von entspannender Musik.
3. Verabreichung von Schlafmitteln bei jeder Schlaflosigkeit, damit der Betroffene weiter seinen Alltag gestalten kann.

3. Schlafmittel können die natürliche Schlafqualität stören und zu einem weniger erholsamen Schlaf führen. Dadurch kann sich der Teufelskreis der Schlafprobleme verstärken. Außerdem kann die regelmäßige Anwendung von Schlafmitteln zur Entwicklung einer Suchtproblematik führen.

1.217 Welche pflegerischen Maßnahmen sollte eine Pflegefachperson bei Schlafstörungen nicht empfehlen?
1. Eine ruhige Schlafumgebung schaffen, z. B. durch Abdunkeln des Raumes und Dämpfen von Lärm.
2. Regelmäßige körperliche Aktivität kann den Schlaf verbessern. Allerdings sollten intensive Aktivitäten kurz vor dem Schlafengehen vermieden werden.
3. Mahlzeiten kurz vor dem Schlafengehen einnehmen, da ein befriedigtes Sättigungsgefühl müde macht und das Einschlafen verbessert.

3. 2–3 Stunden vor dem Schlafengehen sollten leicht verdauliche Mahlzeiten eingenommen werden. Große Mahlzeiten ziehen eine erhöhte Stoffwechselaktivität nach sich und erhöhen in Liegeposition die Refluxgefahr.

Bewusstsein, Wahrnehmung und Verhalten

1.218 Man unterscheidet bei menschlichen Gedächtnisleistungen verschiedene Kategorien. Sie wirken als Filter der Reize, die das Individuum empfängt. Die Rangfolge, in deren Verlauf der Speicher unwichtige Informationen aussortiert, lautet:
1. Sensorisches Register (Ultrakurzzeitgedächtnis), Kurzzeitgedächtnis, Langzeitgedächtnis.
2. Sinnesorgane, peripheres Nervensystem, Großhirn (v. a. Cortex).
3. Sinneszellen (wahrnehmende Instanz des Körpers), Kleinhirn (dient der Zwischenlagerung und Sortierung der aufgenommenen Reize), Stammhirn (als der Ort, an dem die wesentlichen „angestammten" Informationen so gespeichert sind, dass sie sich bei täglichen Handlungen abrufen lassen).

1. Die Unterscheidung bezieht sich auf die Zeit, für die Informationen in den verschiedenen Teilen des Gehirns eingelagert sind. Auf dem Weg vom Ultrakurzzeitgedächtnis zum Langzeitgedächtnis verringert sich deren Zahl bedeutend. Übrig bleiben vor allem solche Informationen, die sich durch Wiederholung als bedeutsam erweisen und auf diese Weise verfestigen.

1.219 Nach der Theorie des operanten Konditionierens lernt ein Mensch vor allem dann effektiv, wenn sein Verhalten mit Konsequenzen beantwortet wird. Als Konsequenzen lassen sich verschiedene Signale einsetzen. Besonders effektiv wirken:
1. Belohnung, weil sie das gewünschte Verhalten verstärkt.
2. Negative Verstärkung (im Sinne einer Beendigung unangenehmer Konsequenzen), weil sie den Wunsch nach einer erneuten Zeitspanne ohne die unangenehme Wahrnehmung erhöht.
3. Bestrafung (im Sinne einer Konsequenz, die dem Wohlbefinden des Individuums zuwiderläuft und auf ein unangebrachtes Verhalten des Individuums folgt), weil diese Maßnahme abschreckend wirkt.

1. Im Gegensatz zu der Haltung, die sich sehr lange Zeit in der Erziehung von z. B. Kindern durchgesetzt hatte, erzeugen positive Reize schneller und dauerhafter eine Verhaltensänderung. Man nennt diese Strategie „positive Verstärkung".

1

1.220 Was bedeutet der Begriff Deprivation?

1. Das Wort „Deprivation" bezieht sich auf den Zustand des Mangels oder des Entzugs von etwas, das als grundlegend oder wesentlich betrachtet wird.
2. Als Deprivation wir das Missachten von Privatheit insbesondere in Institutionen des Gesundheitssystems bezeichnet.
3. Das Wort Deprivation wird verwendet im Zusammenhang mit der Unausführbarkeit von individuell gewünschten Privatleistungen bei Maßnahmen der Pflege.

1. Deprivation, speziell in der Pädiatrie, bezieht sich auf die mangelnde Umsorgung und Vernachlässigung von Babys und Kleinkindern, was zu emotionalen und sozialen Schwierigkeiten führen kann. Sie tritt oft in Institutionen wie Krankenhäusern oder Heimen auf und kann langfristige Auswirkungen wie Sprachstörungen oder Schwierigkeiten bei der sozialen Interaktion haben.

1.221 Welche Maßnahmen können in Pflegeheimen ergriffen werden, um Deprivation entgegenzuwirken?

1. Trinkmengenbilanzierung.
2. Videotelefonie.
3. Anklopfen, bevor das Zimmer des Patienten betreten wird.

2. Um der sozialen Vereinsamung in Pflegeheimen entgegenzuwirken, können Maßnahmen wie die Schaffung von Gemeinschaftsräumen, sozialen Aktivitäten und individuelle Unterstützung umgesetzt werden. Weiterhin kann die Interaktion zwischen den Bewohnern gefördert, und die Kontaktaufnahme mit der Außenwelt durch Telefongespräche, Videoanrufe oder Besuche unterstützt werden.

1.222 Die Basale Stimulation® ist ein pädagogisches Konzept, das Menschen mit schweren körperlichen und geistigen Beeinträchtigungen in ihrer Wahrnehmung, Kommunikation und Motorik fördern soll. Das Konzept wurde von Andreas Fröhlich und Christel Bienstein in den 1970er Jahren entwickelt. Was ist charakteristisch dafür?

1. Die Basale Stimulation® nutzt gezielte Reize wie Berührungen, Bewegungen, Geräusche und visuelle Elemente, um die Wahrnehmungsfähigkeiten und das Körpergefühl von Menschen mit schweren Behinderungen oder Schädigungen des zentralen Nervensystems zu stimulieren.
2. Das Konzept geht davon aus, dass auch Menschen mit starken Beeinträchtigungen eine eigene Wahrnehmung haben und dass eine Vielzahl an Interaktionen und häufige kommunikative Reize ihre Aufmerksamkeit steigern.
3. Durch die gezielte Anregung der Kommunikation sollen die Lebensqualität und die individuellen Entwicklungsmöglichkeiten der betroffenen Personen verbessert werden.

1. Gezielte Berührung mittels Basaler Stimulation® – statt Interaktion und Kommunikation – ist sinnvoll, weil sie sensorische Reize direkt auf die Haut überträgt und dadurch eine verbesserte Wahrnehmung und Körpererfahrung ermöglicht.
Die gezielte taktile Stimulation fördert die Muskelspannung und kann positive Auswirkungen auf die psychische Verfassung haben.

1.223 Für die Basale Stimulation® gilt:

1. Basale Stimulation® orientiert sich an den Defiziten eines Menschen, um diese gezielt zu vermindern.
2. Insbesondere wenn es um die Förderung der Wahrnehmung und Orientierung geht, spielt auch der Einsatz von Akustik eine Rolle bei der Basalen Stimulation®.
3. Homogene, länger andauernde Reize werden gezielt initiiert, um kleine Veränderungen der Fähigkeiten zu erreichen.

2. Die Basale Stimulation® orientiert sich an den Fähigkeiten eines Menschen anstatt an seinen Defiziten, um die vorhandenen Ressourcen zu stärken und zu fördern. Durch die Betonung der individuellen Fähigkeiten wird das Selbstwertgefühl gestärkt und die Selbstwirksamkeitserwartung erhöht.
Die akustische Umgebung kann die Sensibilisierung für Geräusche und Klänge beeinflussen, was wiederum Einfluss auf die motorische Kontrolle und das Gleichgewicht haben kann.

Pflege bei Schmerzen

1.224 Welcher typische Schmerz ist dem richtigen Krankheitsbild zugeordnet?

1. Druck- und Entlastungsschmerz bei Perforation, z. B. von Appendix, Magen, Darm.
2. Kolikartige Schmerzen bei Gallen-, Nieren-und Uretersteinen.
3. Lokale klopfende Schmerzen bei Herzinfarkt.

2. Gallen-, Nieren- und Uretersteine verursachen den typischen an- und abschwellenden Kolikschmerz. Ursache sind die peristaltischen Kontraktionen von Gallenblase bzw. Ureter, die den Stein austreiben sollen.

1.225 Schmerzen haben eine sinnvolle Funktion als Warnsignal. Darüber hinaus können sie zahlreiche negative physiologische Folgen auslösen. Welche sind das?

1. Stressreaktionen wie einen Anstieg des Blutdrucks und eine beschleunigte Herzfrequenz.
2. Sozialer Rückzug und Isolation, Verlust von Aktivitäten.
3. Depressionen.

1. Die beiden anderen Antworten sind auch Folgen von Schmerz, jedoch keine physiologischen, sondern psychische.

1.226 Eine häufige Folge von Schmerzen sind Einschränkungen in der Bewegung. Dadurch ergeben sich folgende Phänomene. Welche Aussage ist falsch?

1. Eine Muskelatrophie kann zur Verringerung der Knochendichte und erhöhter Frakturgefahr führen.
2. Das Risiko für eine Kontraktur und einen Dekubitus steigt infolge von Immobilität.
3. Das Risiko für eine Pneumonie und Venenthrombosen steigt nicht, wenn ausreichend getrunken wird.

3. Das Risiko wird durch ausreichende Flüssigkeitsgabe zwar reduziert, aber es ist immer noch vorhanden.

1.227 Die Nozizeption:

1. Ist eine spezielle Form der Kontrazeption.
2. Beschreibt die körpereigenen Vorgänge von der Schmerzentstehung bis zur Wahrnehmung des Schmerzes.
3. Ist ein anderes Wort für Rezeption und meint speziell die Aufmerksamkeit für Neues.

2. Unter Nozizeption versteht man die Wahrnehmung von Schmerzen. Die dafür verantwortlichen Rezeptoren heißen Nozizeptoren. Es sind freie Nervenendigungen der sensiblen Neurone des Rückenmarks. Sie kommen in allen schmerzempfindlichen Geweben des Körpers vor.
Die Kontrazeption ist der Fachbegriff für die Empfängnisverhütung.

1.228 Schmerzen treten auf, wenn Gewebe durch mechanische Verletzungen, chemische Einflüsse oder physikalische Faktoren geschädigt werden. Welche der folgenden Aussagen ist falsch?

1. Diese Reize (Noxen) führen zur Freisetzung chemischer Botenstoffe (Schmerzmediatoren) wie Histamin, Serotonin, Prostaglandine und Kinine.
2. Diese Botenstoffe sensibilisieren und erhöhen die Empfindlichkeit der Schmerzrezeptoren, die als Nozizeptoren bezeichnet werden.
3. Die höchste Dichte an Nozizeptoren findet sich im Gehirn, deshalb haben viele Menschen häufig Kopfschmerzen.

3. Die höchste Dichte an Nozizeptoren findet sich in der Haut, aber sie sind auch in Muskeln, Knochenhaut, inneren Organen und Gefäßen vorhanden. Im menschlichen Körper gibt es in jedem Gewebe Nozizeptoren, außer im Gehirn und der Leber.

1.229 Welche Aussage über chronische Schmerzen ist falsch?

1. Die Schmerzen dauern über einen längeren Zeitraum an, als die betroffenen Körperstrukturen üblicherweise für die Heilung bräuchten.
2. Die Schmerzen dauern länger als 3 bis 6 Monate an.
3. Die Diagnose von chronischen Schmerzen kann nur ein Schmerztherapeut eindeutig stellen.

3. Prinzipiell ist es ratsam, einen Schmerztherapeuten in die Behandlung einzubeziehen, die Diagnose kann jedoch auch der Hausarzt stellen.

1.230 Ein sogenanntes „Schmerzgedächtnis" entsteht, wenn:

1. Nozizeptoren durch ein nicht ausreichend gelindertes akutes Schmerzgeschehen ständig gereizt werden. Es erfolgt eine fortlaufende Signalübertragung an die Neuronen des peripheren Nervensystems. Dies führt zu Veränderungen der Sensibilität in den peripheren Nervenzellen und dem Rückenmark selbst.
2. Akute Schmerzen länger als 10 Tage dauern.
3. Der Patient sich immer wieder daran erinnert, wie massiv seine Schmerzen bei einer bereits vor Jahren durchgemachten Erkrankung waren.

1. Die Entstehung eines Schmerzgedächtnisses erfolgt durch wiederholte Schmerzerfahrungen, die neuronale Veränderungen im zentralen Nervensystem bewirken und zu einer verstärkten Sensitivität gegenüber zukünftigen schmerzhaften Reizen führen.

1.231 Für das Schmerzmanagement in der Pflege gibt es:

1. Eine Leitlinie „Pflege bei akuten und chronischen Schmerzen".
2. Zwei Expertenstandards: Einer zur Pflege bei akuten Schmerzen und einer zur Pflege bei chronischen Schmerzen.
3. 2020 wurde vom DNQP (Deutsches Netzwerk für Qualitätsentwicklung in der Pflege) der Expertenstandard „Schmerzmanagement in der Pflege" entwickelt. Er beinhaltet die Pflege bei akuten und chronischen Schmerzen.

3. Zunächst gab es zwei Expertenstandards zu akutem und chronischem Schmerz. Aus Gründen der besseren Handhabung wurden diese 2020 zusammengefasst.
Es gibt verschiedene Leitlinien zur Schmerztherapie, zur Pflege gibt es den Expertenstandard.

1.232 Was zählt nicht zu den Aufgaben von Pflegefachpersonen bei der Beobachtung von Schmerzen?

1. Das Beobachten und Fragen nach Schmerzen auch während und nach den Aktivitäten, da Schmerzen oft erst unter Belastung wahrgenommen werden.
2. Die Durchführung eines initialen Screenings, ob Schmerzen vorhanden sind.
3. Die Überprüfung der indikationsgestützten Medikation.

3. Die Überprüfung der Indikation für ein Medikament ist eine ärztliche Aufgabe und gehört auch nicht zu den delegierbaren Tätigkeiten.

1.233 Eine der folgenden Aussagen zu Assessments zur Schmerzerfassung ist nicht korrekt. Welche?

1. NRS, VAS, VRS und die Gesichterskala sind eindimensionale Assessmentinstrumente zur Schmerzerfassung. Sie messen die Schmerzstärke.
2. Das Brief Pain Inventory (BPI), der Deutsche Schmerzfragebogen, das Geriatrische Schmerzinterview und das Schmerztagebuch sind mehrdimensionale Schmerzassessmentinstrumente. Sie nehmen eine differenzierte Beurteilung des Schmerzes vor.
3. Die Verlaufskontrolle von Schmerzen ist wichtig. Sie sollte einmal täglich erfolgen.

3. Der Verlauf von Schmerzen sollte individuell erfolgen. Postoperativ wird mindestens viertelstündlich nach Schmerzen gefragt. In der Langzeitpflege kann einmal wöchentlich ein sinnvoller Zeitabstand sein.

1.234 Wenn Betroffene sich nicht selbst äußern können, kommt der Fremdeinschätzung von Schmerzen eine große Bedeutung zu. Welche Parameter gehören nicht dazu?

1. Beobachtung von Puls und Blutdruck.
2. Gesichtsausdruck (Stirnrunzeln, geschlossene oder zusammengekniffene Augen, „Grimassieren"), Atmung (Atemaussetzer, tiefe Atemzüge, Cheyne-Stokes-Atmung, Hyperventilation), Lautäußerungen (Stöhnen, Seufzen, Weinen, Rufen), Körperbewegungen (Unruhe, steife Körperhaltung, veränderte Beweglichkeit, Hinfassen an die schmerzende Körperstelle).
3. Veränderung von zwischenmenschlichen Interaktionen (Aggressivität, verminderte soziale Interaktion, Apathie), Aktivitäten und Gewohnheiten (veränderter Appetit, Nahrungsverweigerung, verlängerte Ruhephasen), Veränderung des mentalen Status (Verwirrtheit, Reizbarkeit).

1. Veränderungen der Vitalzeichen (z. B. Puls, Blutdruck) sind bei der Beurteilung der Schmerzen nicht zuverlässig, weil sie in erster Linie eine kurzfristige Stressreaktion anzeigen.

1.235 Wenn bei Patienten die Fähigkeit zur verbalen Kommunikation verloren geht oder Fragen nur unverständlich beantwortet werden können, wird durch die Pflegefachperson eine Fremdeinschätzung der Schmerzen vorgenommen.
Welches Assessmentinstrument kommt zum Einsatz?

1. BESD – Beurteilung von Schmerzen bei Demenz.
2. Gesichterskala.
3. BISAD – Beobachtungsinstrument für das Schmerzassessment bei alten Menschen mit schwerer Demenz.

2. Die Gesichterskala ist bei Kindern über vier Jahren oder Menschen mit Entwicklungsstörungen anzuwenden und bei Menschen mit leichter oder mittelschwerer Demenz.
Für die BESD ist eine kurze Beobachtungszeit von 2 Minuten erforderlich, für die Erfassung nach BISAD ist eine Beurteilung des Verlaufs über Stunden und Tage nötig. Sie ist also eher für den Einsatz in der Langzeitversorgung gedacht.

Pflege in Notfallsituationen

1.236 Kein klassisches vordergründiges Schocksymptom ist:

1. Blässe.
2. Tachykardie.
3. Hypothermie.

3. Blässe (Zentralisation), Tachykardie (kompensatorisch), Hypotonie und Kaltschweißigkeit sind die Kardinalsymptome des Schocks.

1.237 Bei einem Unfallverletzten mit offener, stark blutender Oberschenkelfraktur kann es zu folgendem Krankheitsbild kommen:

1. Kardiogener Schock.
2. Hämorrhagischer Schock.
3. Anaphylaktischer Schock.

2. Der erhebliche Blutverlust als Unfallfolge kann zu einem hämorrhagischen (oder Volumenmangel-) Schock führen.

1.238 Zu den Maßnahmen der Ersten Hilfe bei Atemnot gehört nicht:
1. Oberkörper erhöht positionieren. Wenn der Patient an einem Tisch sitzen kann, sollte er sich mit den Armen abstützen, um so seinen Schultergürtel zu entlasten.
2. Patienten zu einer ruhigen Atmung anregen und beengende Kleidung entfernen, falls möglich, das Fenster öffnen.
3. Patienten möglichst von seiner Atmung ablenken, z. B. mit einem Fernsehgerät, oder Besucher auffordern, den Betroffenen zu unterhalten.

3. Der Patient soll Ruhe finden und sich auf seine Atmung und erleichternde Maßnahmen fokussieren. Deshalb ist jede Ablenkung zu vermeiden. Allerdings darf der Patient sich nicht alleingelassen fühlen.

1.239 Zum klinischen Bild der Fettembolie gehören nicht:
1. Verwirrtheit.
2. Fettnachweis im Urin.
3. AV-Block III. Grades.

3. Die Fettembolie tritt meist nach Polytraumen mit schweren Knochenverletzungen (insbesondere langer Röhrenknochen) auf. Sie äußert sich in Atemnot, Verwirrtheit, Fett im Urin, geht aber nicht mit einem AV-Block einher.

1.240 Was ist sofort zu tun, wenn ein Diabetiker das Bewusstsein verliert und nicht klar ist, ob eine Hyper- oder Hypoglykämie vorliegt?
1. Insulin verabreichen.
2. Traubenzucker verabreichen.
3. Sauerstoff geben und Blutzucker bestimmen.

3. Bei unklarer Bewusstlosigkeit ist die Gabe von Sauerstoff und die Blutzuckerbestimmung die erste Maßnahme. Im Zweifelsfall sollte nie zuerst Insulin, sondern Glukose verabreicht werden.

1.241 Der hypovolämische Schock hat folgende Auswirkung:
1. Verminderte Sauerstoffversorgung des Gewebes.
2. Erhöhung des Nierenfiltrationsdrucks.
3. Erhöhung des zentralen Venendrucks (ZVD) auf über 15 cmH_2O.

1. Der hypovolämische Schock tritt bei plötzlichen Blutverlusten auf. Er verursacht eine Sauerstoffunterversorgung des Gewebes. ZVD und Nierenfiltrationsdruck sind erniedrigt.

1.242 Als Erstmaßnahme ist bei fast allen Schockpatienten – außer beim kardiogenen Schock – empfohlen:
1. Reichlich kalte Getränke geben.
2. Thoraxkompression entsprechend der Pulsfrequenz.
3. Kopf tief und Beine hoch positionieren.

3. Die erste Hilfe beim Schock umfasst die „Autotransfusion". Durch erhöhte Positionierung der Beine wird das Blut aus den Extremitäten nach zentral geleitet und wirkt dort blutdrucksteigernd (nicht beim kardiogenen Schock anwenden).

Entwicklung des Menschen

1.243 Kann die Implementierung von diversitätsorientierter Pflege die Qualität der Versorgung verbessern und die Bedürfnisse verschiedener ethnischer, kultureller und sozialer Gruppen steigern? Welche Antwort ist falsch?

1. Dies ermöglicht den Pflegekräften, sensibler auf die Bedürfnisse und kulturellen Unterschiede ihrer Patienten einzugehen.
2. Die Implementierung von diversitätsorientierter Pflege hat keinen Einfluss auf die Qualität der Versorgung, da pflegerische Standards unabhängig von kulturellen Unterschieden und individuellen Bedürfnissen sind.
3. Dadurch kann Vertrauen zwischen Pflegepersonal und Patienten aufgebaut und die Patientenzufriedenheit gesteigert werden.

2. Durch die Anerkennung und Berücksichtigung der Vielfalt innerhalb der Patientenpopulation können Pflegekräfte eine passgenaue Versorgung bereitstellen, die auf die individuellen Bedürfnisse, Werte und Präferenzen ihrer Patienten zugeschnitten ist. Es können dadurch bessere Behandlungsergebnisse erzielt werden.

1.244 Die primäre Sozialisation vollzieht sich als ein Prozess in einem definierten Lebensalter. In welchem?

1. In den ersten Lebenswochen, weil z. B. die Suche nach Nahrung so intensiv wirkt, dass sich daraus alle weitergehenden Bedürfnisse organisch entwickeln.
2. In den ersten drei Lebensjahren, weil sich in dieser Zeit die Verhaltensformen gegenüber gesellschaftlichen Ansprechpartnern ausprägen.
3. In der Pubertät, weil sich das Individuum erst im Vollbesitz der menschlichen Eigenschaften (z. B. auch der Sexualität) seiner vollständigen Bedürfnisse bewusst wird.

2. Der Mensch durchläuft die Phase der primären Sozialisation in den ersten drei Lebensjahren. In dieser Zeit definiert sich u. a. das Verhältnis zu den Mitmenschen und es wird ein erstes Verständnis für die eigene Stellung in Bezug zur Umwelt angelegt.

1.245 Kennzeichen des Christentums sind nicht:

1. Glaube an die Auferstehung nach dem Tod und das ewige Leben.
2. Die Menschwerdung Gottes in Form von Jesus Christus, die Dreieinigkeit von Gott, Jesus Christus und Heiligem Geist, die Liebe zu Gott und die Nächstenliebe.
3. Urkunde des Glaubens ist die Bibel (Heilige Schrift), wichtige Symbole sind Kreuz, Halbmond und Kerze.

3. Die Bibel zwar ist die wichtigste Schrift, auch Kreuz und Kerze sind Sinnbilder des Christentums, jedoch wird der Fisch und nicht der Halbmond als Symbol für und von Christen verwendet. Der Halbmond ist eines der wichtigsten muslimischen Symbole.

1.246 Pflegerelevante Aspekte für Menschen, die dem Christentum angehören, sind nicht:

1. Das gemeinsame Beten oder die Abnahme der Beichte ermöglichen.
2. Es gibt bestimmte Sterberituale wie die Krankensalbung, bei der ein Priester Öl auf Stirn und Hände des Sterbenden aufträgt und für geistliche Stärkung und Versöhnung betet.
3. Christen lehnen die Transfusion von Blut sowie die Explantation von Organen ab.

3. Diese Haltung trifft auf Zeugen Jehovas zu.
Weitere pflegerelevante Aspekte für religiöse Patienten sind die Ermöglichung eines Gottesdienstbesuches in der Krankenhauskapelle oder im Fernsehen.

1.247 Was ist kein Kennzeichen des Judentums?

1. Glaube an Gott (Jahwe), zentrales Element ist die Gerechtigkeit Gottes, der über den Menschen nach seinen Taten richtet.
2. Sieben tägliche Gebete, Glaube an ein Leben nach dem Tod.
3. Urkunde des Glaubens ist vor allem die Tora (fünf Bücher Moses), der Talmud enthält Regeln des Zusammenlebens; Symbole: Davidstern, Menora (siebenarmiger Leuchter).

2. Es sind nur drei tägliche Gebete. Im jüdischen Alltag gibt es drei feste Gebetszeiten. Die Gebetszeit für den Morgen heißt Schacharit, die für den Nachmittag Mincha und die für den Abend Ma'ariw. Der Inhalt der Gebete, die Sprache und der Ort sind nicht vorgeschrieben.

1.248 Pflegerelevante Aspekte für Menschen, die dem Judentum angehören, sind nicht:

1. Koschere (kascher = tauglich) Nahrung, z. B. Fleisch von rituell geschlachteten (ausgebluteten) Tieren, kein Schweinefleisch, getrennte Aufbewahrung und Zubereitung von Milch- und Fleischprodukten.
2. Rituelles Händewaschen, Scham hat eine hohe Bedeutung; Frauen bevorzugen häufig gleichgeschlechtliche Pflegepersonen.
3. Für Juden ist das Weihnachtsfest ein besonders hoher Feiertag. An diesem Tag sollte das Fasten von religiösen Juden unbedingt Akzeptanz finden.

3. Im Gegensatz zum Christentum feiert das Judentum kein Weihnachten, da es älter ist und Jesus nicht als zentrale religiöse Figur betrachtet. Stattdessen begehen Juden das Chanukka-Fest, ein acht Tage dauerndes Lichterfest, das die Wiedereinweihung des zweiten Tempels in Jerusalem würdigt.

1.249 Was ist kein Kennzeichen des Islams?

1. Der Samstag ist der religiöse Wochenfeiertag.
2. Glaube an Gott (Allah), zentrale Elemente sind der Gehorsam gegenüber Gott, das Empfangen seiner Güte als Gläubiger und die Befolgung der fünf Säulen des Islams (Glaubensbekenntnis, fünf tägliche Gebete mit Ausrichtung nach Mekka nach vorheriger ritueller Waschung, Entrichtung der Armensteuer, Fasten im Ramadan, Wallfahrt nach Mekka).
3. Das unverfälschte Wort Gottes ist der Koran (niedergeschrieben von Mohammed nach Diktat von Allah), Symbole: Halbmond, Stern.

1. Für Muslime ist der Freitag der religiöse Wochentag, weil gemäß der islamischen Überlieferung an diesem Tag alle Gläubigen zum gemeinschaftlichen Freitagsgebet zusammenkommen sollen.

1.250 Was gehört nicht zu den pflegerelevanten Aspekten für Menschen, die dem Islam angehören?

1. Die Ernährung ist halal (erlaubt): Kalb-, Rind-, Schaf-, Ziegen- und Geflügelprodukte. Es gibt einen Fastenmonat (Ramadan): Muslime fasten zwischen Sonnenaufgang und -untergang. Schwangere und Kranke sind nicht zum Fasten verpflichtet, sollten die Tage allerdings nachholen.
2. Trennung von rituellen (vor dem Gebet als Vorbereitung der Begegnung mit Allah) und hygienischen Waschungen, Körperwaschung grundsätzlich unter fließendem Wasser.
3. Entfernung von Achselhaaren und Haaren im Intimbereich nur während der Zeit des Ramadans.

3. Die Entfernung von Achselhaaren und Haaren im Intimbereich erfolgt regelmäßig, genau wie die Nagelpflege.

1.251 Was ist kein Kennzeichen des Hinduismus?

1. Zentrale Elemente sind das Kastensystem, der Glaube an die Reinkarnation auch als Tier, Pflanze oder Gott, was durch die Handlungen im Leben (Karma) und das Streben nach dem Nirwana (Einigkeit mit dem Absoluten) bestimmt wird.
2. Zumeist Glaube an mehrere Gottheiten, Sammelbezeichnung für mehr als hundert unterschiedliche Glaubensformen, Existenz mehrerer heiliger Bücher.
3. Symbol: Silbe „Eu" für Frieden.

3. Es ist die Silbe „Om". Sie wird als Urklang des Universums angesehen, der die Schöpfung und alles Existierende repräsentiert.

1.252 Was ist bei der Pflege von Menschen, die dem Hinduismus angehören, nicht relevant?

1. Hauptsächlich vegetarische Ernährung (Vorstellung, dass ein Mensch auch als Tier wiedergeboren werden kann, Ehrfurcht vor allem Lebendigen). Vor allem kein Verzehr von Rindfleisch, da die Kuh als heilig gilt.
2. Waschung mehrmals täglich unter fließendem Wasser, mehrmals täglich Reinigung der Zähne (insbesondere vor dem Gebet).
3. Der Familiensinn ist im Hinduismus nicht so stark ausgebildet. Man fühlt sich allem verbunden, was lebt.

3. Hinduistische Menschen haben oft eine starke familiäre und gemeinschaftliche Bindung. Pflegekräfte sollten die Bedeutung dieser Beziehungen erkennen und ggf. die Familie in die Pflegeentscheidungen einbeziehen. Der Familiensinn ist auch im Islam und Judentum stark ausgeprägt. Das Pflegepersonal sollte insbesondere zu den Besuchszeiten dafür Verständnis aufbringen.

1.253 Was ist bei der Pflege von Menschen, die dem Buddhismus angehören, zu beachten?

1. Ziel des Buddhismus ist die Erleuchtung. Deshalb ist unbedingt darauf zu achten, dass bei Buddhisten immer eine Kerze am Bett brennt.
2. Vegetarische Ernährung wird bevorzugt, da das Töten und Leiden von Tieren dem Gebot der Gewaltlosigkeit widerspricht und zu einem schlechten Karma führen soll.
3. Eine Organentnahme ist nur beim Hirntod möglich. Lebendspenden (z. B. von Nieren) sind nicht geduldet.

2. Aus Brandschutzgründen ist es in Pflegeeinrichtungen auch Buddhisten nicht gestattet, eine Kerze brennen zu lassen. Da im Buddhismus ein hirntoter Mensch noch als im Sterbeprozess befindlich angesehen wird und dieser nicht gestört werden sollte, ist eine Organentnahme nicht erlaubt. Dies ist nur bei Lebendspenden möglich.

1.254 Was ist kein Kennzeichen des Buddhismus?

1. Lehr- und Denktradition, Philosophie und Religion, die von Siddharta begründet wurde, der nach seiner Erleuchtung Buddha genannt wurde.
2. Zentrale Elemente sind der ewige Kreislauf von Geburt und Wiedergeburt (Reinkarnation), das Ausbrechen aus diesem Kreislauf u. a. durch Mitgefühl, ethisches Verhalten, Meditation und Weisheit sowie das Streben nach dem Nirwana (einem Zustand frei von Leid); Symbol: Dharma-Rad.
3. Kabbala ist das Gesetz von Ursache und Wirkung, nach dem jede Tat gute oder schlechte Folgen nach sich zieht.

3. Das Gesetz heißt Karma und nicht Kabbala. Die Kabbala ist eine mystische Tradition des Judentums. Das Dharma-Rad ist ein Symbol der von Buddha verkündeten Lehre und versinnbildlicht die Regeln des Achtfachen Pfades der Erkenntnis.

1.255 Chronisch Kranke erfahren ihr Kranksein als ganze Person und sind nicht nur auf ihre Krankheit beschränkt. Ihr Fokus liegt auf dem Erhalt der Lebensqualität. Die Pflege von chronisch Kranken sollte deshalb folgenden Schwerpunkt haben:

1. Sie soll aus der Perspektive der Familie bzw. der Angehörigen geleistet werden.
2. Sie soll die größtmöglichen therapeutischen und pflegerischen Interventionen beinhalten, um die Lebensqualität zu erhalten.
3. Sie soll dem Kranken helfen, die Selbstständigkeit zu bewahren.

2. Aufgaben bei der Pflege chronisch kranker Menschen sind laut Mieke Grypdonck, dem Menschen zu helfen, die existenzielle Krise zu überwinden, Kranke beim Kampf des täglichen Lebens und beim Management des therapeutischen Regimes zu unterstützen sowie bei der Organisation der Pflege zu helfen. Es geht um das „Herausheben des Lebens aus der Krankheit" („to lift life above illness").

1.256 Welche Zuordnung zum Thema Geschlecht ist richtig?

1. Transgender: Mit diesem Begriff können sich Menschen anders als männlich oder weiblich identifizieren, da er über den medizinischen Begriff „transsexuell" hinausgeht, der nur zwei Geschlechter einschließt.
2. Soziales Geschlecht (engl. gender): Innere Überzeugung und subjektive Wahrnehmung, welchem Geschlecht man sich zugehörig fühlt, unabhängig von der gesellschaftlichen Meinung.
3. Geschlechtsidentität: Eigenschaften und Verhaltensweisen, die in einer Gesellschaft einem bestimmten Geschlecht zugeschrieben und von ihm erwartet werden (Interessen, Aussehen, Kleidung, Auftreten).

1. Die Erklärungen von sozialem Geschlecht und Geschlechtsidentität wurden vertauscht.
Ab den 1950er-Jahren wurde Transsexualität in der internationalen Klassifikation von Krankheiten (ICD) aufgeführt. Seit 2018 hat die WHO die Transsexualität und damit zusammenhängende Diagnosen aus dem Katalog der psychischen Krankheiten entfernt.

Gesundheitsförderung und Prävention

1.257 Die Salutogenese ist ein Konzept aus der Gesundheitswissenschaft, das sich auf die Entstehung und Förderung von Gesundheit konzentriert. Im Gegensatz zur Pathogenese, die sich mit Krankheitsursachen beschäftigt, untersucht die Salutogenese die Faktoren, die dazu beitragen, dass Menschen gesund bleiben oder ihre Gesundheit verbessern können. Welche Aussage zur Salutogenese ist nicht korrekt?

1. Ein zentraler Begriff in der Salutogenese ist das „Kohärenzgefühl" (Sense of Coherence, SOC). Dieses Konzept beschreibt die Fähigkeit eines Menschen, seine Lebenswelt als verständlich, handhabbar und sinnvoll zu erleben. Ein starkes Kohärenzgefühl fördert die Widerstandsfähigkeit gegenüber Stressoren und unterstützt den individuellen Umgang mit Belastungen.
2. Die Salutogenese betont die Bedeutung von Ressourcen, die die individuelle Widerstandsfähigkeit stärken und zur Gesundheit beitragen. Dazu gehören psychosoziale Faktoren wie soziale Unterstützung, Selbstwirksamkeitserwartungen und sinnstiftende Lebensziele.
3. Das Konzept der Salutogenese legt den Fokus auf die Förderung von Gesundheit durch politische Maßnahmen und gesellschaftliche Veränderungen.

3. Beim Konzept der Salutogenese soll die Gesundheit gefördert werden, indem es individuelle Fähigkeiten und Ressourcen in den Vordergrund stellt. Es betont die aktive Rolle des Individuums bei der Erhaltung und Förderung seiner eigenen Gesundheit.

1.258 Gesundheitsförderung und Prävention bieten Ansätze zur Verbesserung der Gesundheit, die im Gegensatz zur kurativen (heilenden) Therapie bereits vor dem Auftreten einer Krankheit ansetzen. Welche Aussage ist nicht korrekt?

1. Insbesondere nach dem WHO-Gesundheitsgipfel 1986 wurde eine Neuausrichtung im Gesundheits- und Pflegebereich gefordert. Dies schließt den Wechsel von der Salutogenese (Gesundheitsverständnis) zur Pathogenese (Krankheitsverständnis) ein. Das Ziel besteht darin, durch frühzeitige Maßnahmen der Gesundheitsförderung und Prävention den Gesundheitszustand zu verbessern und im besten Fall den Ausbruch von Krankheiten zu verhindern. Dieser Prozess bezieht sich auf alle Ebenen und betrifft sowohl Einzelpersonen als auch die Gesundheitspolitik.
2. Die Gesundheitsförderung zielt darauf ab, die Gesundheit zu stärken und die Widerstandsfähigkeit des Individuums zu verbessern.
3. Die Prävention ist eher auf Krankheiten bezogen. Das Ziel der Prävention ist es, Krankheiten zu verhindern oder die Verschlechterung der Krankheitssymptome zu vermeiden.

1. Die Konferenz in Ottawa legte einen Paradigmenwechsel fest: die Ausrichtung aller gesundheitlichen Anstrengungen mit dem Fokus auf die Salutogenese und die Abkehr von der pathogenetischen Sichtweise. Die Frage lautet nicht mehr: „Was macht uns krank?", sondern: „Was hält uns gesund?".

1.259 Welche Aussage zur Prävention ist nicht korrekt?

1. Bei der Primärprävention liegt der Fokus darauf, das Entstehen von Krankheiten zu verhindern. Maßnahmen konzentrieren sich auf die Förderung eines gesunden Lebensstils, die Vermeidung von Risikofaktoren (z. B. Rauchen, ungesunde Ernährung) und die Aufklärung über Gesundheitsrisiken.
2. Sekundärprävention bezeichnet Maßnahmen zur Früherkennung, Behandlung und Management bereits vorhandener gesundheitlicher Probleme oder Risikofaktoren, um Fortschreiten, Komplikationen oder Rückfälle zu verhindern (z. B. Früherkennungsuntersuchungen, Gesundheitschecks).
3. Als Tertiärprävention bezeichnet man die Behandlung einer Krankheit im weitesten Sinne. Dabei können verschiedene Konzepte zur Anwendung kommen, die entweder auf die Beseitigung der Krankheitsursache oder die Beseitigung der Symptome abzielen. Übergeordnetes Ziel der Tertiärprävention ist die möglichst vollständige Wiederherstellung der normalen physischen und psychischen Funktionen des Patienten.

3. Diese Definition beschreibt die Therapie. Bei der Tertiärprävention liegt der Fokus darauf, die Auswirkungen einer bereits bestehenden Krankheit zu minimieren und eine Verschlimmerung zu verhindern. Dies kann durch medizinische Behandlungen, Rehabilitation, therapeutische Interventionen und Unterstützung bei der Krankheitsbewältigung erreicht werden.

Rehabilitation

1.260 Rehabilitation mit Fokus auf Teilhabe (Partizipation) bedeutet, Menschen mit (drohender) Behinderung in die Gesellschaft und den Beruf zu integrieren. Welche Aussage trifft nicht zu?

1. Abkehr von einem defizitorientierten Modell von Behinderung.
2. Betonung auf Ressourcenorientierung und -förderung.
3. Organisierte Übernahme von Selbstpflegedefiziten auf Lebenszeit.

3. Insgesamt konzentriert sich die Rehabilitation darauf, die Lebensqualität zu verbessern und die Selbstständigkeit zu fördern, anstatt Defizite dauerhaft zu übernehmen.

1.261 Motto des Handelns in der rehabilitativen Pflege ist nicht:

1. „Hilf mir, es selbst zu tun!"
2. „Gemeinsam stärker: Rehabilitation für ein selbstbestimmtes Leben!"
3. „Sag mir, was ich tun soll!"

3. Rehabilitation zielt darauf ab, Eigenverantwortung und Selbstbestimmung zu fördern, anstatt ausschließlich Anweisungen zu geben und diese auszuführen.

1.262 Welche Rechtsgrundlagen bestimmen die Rehabilitation?

1. Gesetz zur Rehabilitation und Teilhabe von Menschen mit Behinderungen (SGB IX).
2. Pflegeversicherung (SGB XI), Krankenversicherung (SGB V) und die weiteren Sozialgesetzbücher.
3. Gesetz zur Gesundheitsförderung, Prävention, Teilhabe und Rehabilitation (GPTR-Gesetz, SGB XIII), Neufassung 2023.

1. Es gibt nur 12 Sozialgesetzbücher. Das unter Punkt 3 benannte Gesetz gibt es nicht.

1.263 Handlungsprinzipien bei der Rehabilitation sind nicht:

1. Förderung von Selbstbestimmung und gleichberechtigter Teilhabe, Wahrung der Menschenwürde.
2. Bereitstellung von finanziellen Leistungen nach SGB XII.
3. Individualisierung, Empowerment, Ganzheitlichkeit, Interdisziplinarität, Nachhaltigkeit.

2. Das SGB XII regelt die Sozialhilfe. Für die Klärung rehabilitativer Hilfen ist das SGB IX (Rehabilitation und Teilhabe) zuständig.

1.264 Die Einbeziehung des sozialen Umfelds, zu dem Angehörige, Freunde, häusliche Umgebung oder Arbeitswelt gehören, in die Behandlung und Rehabilitation des Patienten nennt man:

1. Systemische Familientherapie.
2. Soziotherapie.
3. Soziale Analyse.

2. Die Soziotherapie umfasst die zwischenmenschlichen Beziehungen und die Umgebung eines psychisch kranken Menschen. Die systemische Familientherapie ist eine Form der Psychotherapie.

1.265 Der Grad der Behinderung (GdB) wird genutzt, um die Schwere und Ausprägung einer Beeinträchtigung festzustellen. Er wird durch ärztliche Gutachter auf Antrag ermittelt. Als „schwerbehindert" gilt, wer einen Grad der Behinderung hat von:

1. 50 %
2. 35 %.
3. 75 %.

1. 50 %.
Der Grad der Behinderung quantifiziert die körperlichen, geistigen, seelischen und sozialen Auswirkungen einer Funktionsbeeinträchtigung aufgrund eines Gesundheitsschadens. Laut Statistischem Bundesamt leben derzeit ca. zehn Millionen Menschen mit einer amtlich anerkannten Behinderung in Deutschland, 7,8 Millionen davon sind schwerbehindert.

1.266 Zu den Aufgaben der Rehabilitation zählt nicht:

1. Medizinisch-rehabilitatives Handeln, die berufliche Qualifizierung, die soziale (Wieder-)Eingliederung, die pflegerische Selbstständigkeit.
2. Die Versorgung oder die Teilhabe schwerbehinderter Menschen im sozialen Bereich.
3. Die Durchführung von Screenings und Impfungen, um möglichst ununterbrochen arbeitsfähig zu sein.

3. Rehabilitation zielt darauf ab, die funktionale Unabhängigkeit, Lebensqualität und soziale Integration von Menschen nach Krankheiten, Verletzungen oder Operationen wiederherzustellen oder zu verbessern. Die unter Punkt 3 genannten Maßnahmen zählen zur Gesundheitsförderung und Prävention.

1.267 Finden Sie die falsche Bedeutung des Wortes Inklusion.

1. Inklusion bedeutet Zugehörigkeit.
2. Eine Inklusion führt man durch, wenn man über einen intravenösen Zugang Flüssigkeit appliziert.
3. Inklusion sorgt für soziale Gerechtigkeit und Kontakt zwischen behinderten und nicht behinderten Menschen.

2. Inklusion ist ein seit 2008 in der UN-Behindertenrechtskonvention festgeschriebenes Menschenrecht. Inklusion bedeutet, dass alle Menschen uneingeschränkt dazugehören und teilhaben können, unabhängig von Alter, Behinderung, Sprache etc. Durch Inklusion wird eine Gesellschaft lebenswert und lebendig.
Die i. v.-Applikation von Flüssigkeiten erfolgt über eine Infusion.

Pflege von Kindern

1.268 Welche der folgenden Maßnahmen ist am besten geeignet, um die Gesundheit von Neugeborenen zu fördern?

1. Das Stillen des Neugeborenen alle vier Stunden mit Muttermilch.
2. Tägliches Baden des Neugeborenen in warmem Wasser, um ein Gefühl wie im Mutterleib erneut zu erzeugen.
3. Regelmäßige Stimulation des Neugeborenen durch sanftes Streicheln und Massieren.

1. Muttermilch ist optimal auf die Bedürfnisse eines Säuglings abgestimmt. Gestillte Kinder haben weniger Infekte, Darmerkrankungen, Allergien und Mittelohrentzündungen, weil Muttermilch eine Reihe sehr wichtiger Abwehrstoffe enthält. Tägliches Baden wird von Hautärzten nicht mehr empfohlen. Es schädigt den Säureschutzmantel der noch sehr empfindlichen Babyhaut. Körperkontakt ist sehr wichtig für eine gelungene Mutter-Kind-Bindung.

1.269 Auf welche Stoffwechselstörung wird jedes neugeborene Kind mittels einer Fersen-Blutentnahme (zur Tandem-Massenspektrometrie) überprüft?

1. Phenylketonurie.
2. Alkaptonurie.
3. Asthma bronchiale.

1. Die Blutentnahme aus der Ferse ist ein in den ersten Lebenstagen durchgeführtes Screening auf verschiedene Störungen (u. a. Phenylketonurie).

1.270 Wann spricht man von einem Fetus?

1. Ab dem Beginn des 6. Schwangerschaftsmonats.
2. Ab dem Beginn des 4. Schwangerschaftsmonats.
3. Ab dem Beginn des 3. Schwangerschaftsmonats.

2. Vom 1.–3. Schwangerschaftsmonat bezeichnet man das Ungeborene als Embryo, ab dem 4. Schwangerschaftsmonat als Fetus.

1.271 Wie groß ist bei einem gesunden Neugeborenen der Anteil der Gesamtblutmenge am Körpergewicht?

1. 10 %.
2. 20 %.
3. 50 %.

1. Beim Neugeborenen beträgt die Gesamtblutmenge ca. 10 % des Körpergewichts, beim Erwachsenen sind es 6–8 %.

1.272 Wenn ein Kind stationär behandelt werden muss, verstärken sich die Reaktionen auf die Krankheit und es können neue Probleme auftreten. Welches Verhalten ist eher selten?

1. Der Verlust der vertrauten häuslichen Umgebung und der gewohnten Aktivitäten und Routinen verstärkt die bereits vorhandene Verunsicherung aufgrund der Krankheit.
2. Bei älteren Kindern kann der Verlust der Bindungen zu Altersgenossen schmerzhaft sein, jedoch ist die virtuelle Vernetzung mit Freunden leichter möglich. Für Jugendliche bedeutet der Krankenhausaufenthalt einen Verlust ihrer gerade gewonnenen Unabhängigkeit.
3. Da die medizinischen und diagnostischen Eingriffe heute nicht mehr so invasiv und schmerzhaft sind, sind die Kinder weniger beeinträchtigt und es herrscht im Allgemeinen eine fröhliche Stimmung im Kinderkrankenhaus.

3. Es wird viel dafür getan, dass es den Kindern im Krankenhaus trotz allem Kranksein gut geht. Es gibt freundliche Zimmer, vielfältiges Spielzeug, die Klinikclowns und vieles mehr. Dennoch bleibt ein Krankenhausaufenthalt für viele Kinder eine bewegende Erfahrung.

1.273 Was trifft auf die EACH-Charta zu?

1. Diese Charta ist für jeden (EACH) im pflegerischen Alltag bindend.
2. Seit 1850 formuliert sie Prinzipien in der Pflege. Diese lauten: Equality, Autonomy, Charity und Humanity.
3. Die Charta für Kinder im Krankenhaus (European Association for Children in Hospital) und wurde 1988 veröffentlicht.

3. Diese Charta setzt sich für die Rechte und Bedürfnisse von Kindern in Krankenhäusern ein und betont Prinzipien wie das Recht auf Informationen, die Wahrung der Privatsphäre und die Beteiligung von Kindern an Entscheidungen über ihre Pflege.

1.274 Mäßiges Fieber mit geröteten Augen, trockenem Husten und Abgeschlagenheit lassen bei einem Kind in erster Linie denken an:

1. Keuchhusten.
2. Masern.
3. Scharlach.

2. Für die Masern sind mäßiges Fieber, Husten und Abgeschlagenheit charakteristisch. Beim Keuchhusten zeigen sich schwere Stakkato-Hustenanfälle, beim Scharlach liegt hohes Fieber vor.

1.275 Die primäre Enuresis (verlängertes Einnässen) bei Kindern ist besonders häufig ein Zeichen für:

1. Eine Entwicklungsverzögerung und psychische Probleme.
2. Eine Erkrankung der ableitenden Harnwege.
3. Eine ungenügende Erziehungsleistung der erwachsenen Bezugspersonen.

1. Verlängertes Einnässen ist meist Hinweis auf eine Entwicklungsverzögerung der Kinder. Auch psychische Probleme (z. B. ADHS) sind relativ häufig ursächlich.

Pflege von älteren Menschen

1.276 Mit zunehmendem Alter verschieben sich kognitive Fähigkeiten. Welche Aussage trifft zu?

1. Gespeicherte, bereits erlernte Fähigkeiten können weiterhin geübt werden, während flüssige Denkprozesse wie die Denkgeschwindigkeit im Alter merklich nachlassen. Deshalb werden zusätzliche Ansätze wie Erinnerungshilfen und das Notieren von Informationen wichtiger.
2. Im Alter gehen viele kognitive Fähigkeiten verloren. Dazu gehören oft das Langzeitgedächtnis, die gespeicherten Erfahrungen und Wissensinhalte (kristalline Funktionen), grundlegende sprachliche Fähigkeiten, die soziale Kompetenz, emotionales Verständnis und die Fähigkeit zur Problemlösung auf der Grundlage von Lebenserfahrung. Es ist wichtig zu beachten, dass die Erhaltung dieser Fähigkeiten von individuellen Unterschieden abhängen kann und dass jeder Mensch im Alter unterschiedlich beeinflusst wird.
3. Trotz des Alterns bleiben verschiedene kognitive Fähigkeiten lange erhalten. Hierzu gehören beispielsweise die Denkgeschwindigkeit, das Arbeitsgedächtnis, die Fähigkeit zur räumlichen Orientierung, die Verarbeitung komplexer Informationen, das abstrakte Denken, die Aufmerksamkeitsspanne und die Verarbeitungsgeschwindigkeit. Es ist wichtig anzumerken, dass diese Veränderungen individuell unterschiedlich sein können und nicht bei allen Menschen gleich auftreten müssen.

1. Im Alter bleiben die unter 2. erwähnten Fähigkeiten erhalten, die in Punkt 3 genannten gehen verloren.

1.277 Welche Antwort zu Demenz, Depression und Delir im Alter ist nicht korrekt?

1. Die Demenz ist durch einen schleichenden Beginn, das Schwanken von Stimmung und Verhalten, zunächst überwiegend korrekte Antworten und das Vertuschen und Bagatellisieren der Alltagsdefizite gekennzeichnet.
2. Das Delir ist charakterisiert durch einen abrupten Beginn, eindeutige Desorientiertheit und plötzliche Stimmungsschwankungen.
3. Depressionen im Alter werden auch als Pseudodepression bezeichnet. Das Klagen über Krankheiten und Beschwerden, der soziale Rückzug und die allgemeine Minderung des Interesses sind für Menschen im hohen Alter typisch.

3. Altersdepressionen gehören nicht zu den physiologischen Alterserscheinungen. Sie sind ernst zu nehmen, da die Suizidgefahr sehr hoch ist.
An Demenz Erkrankte klagen im Allgemeinen nicht, sie versuchen allein zurechtzukommen. Durch den zunehmenden Verlust der kognitiven Fähigkeiten, (z. B. Merkfähigkeit, Orientierung zu Ort, Zeit, Situation, Person) wird die Krankheit manifest.
Weitere Kennzeichen des Delirs sind getrübtes/verändertes Bewusstsein, kurze Aufmerksamkeitsspanne, beeinträchtigte kognitive Denkleistung, Halluzinationen, gestörter Schlaf-Wach-Rhythmus, Agitiertheit oder Lethargie/Somnolenz. Die Symptome klingen nach Therapie der Ursachen meist schnell wieder ab.

Palliative Care und Pflege in der letzten Lebensphase

1.278 Was zählt nicht zu den Ritualen für Verstorbene, die dem Christentum angehören?

1. Am Sterbebett werden oft Gebete gesprochen und Segnungen gehalten, um den Sterbenden zu trösten und geistlichen Beistand zu leisten.
2. Nach dem Tod können Abschiedsrituale wie das Aufbahren des Verstorbenen in einer Kirche oder Kapelle, ein Totengebet oder eine Trauerfeier stattfinden. Die Bestattung oder Beisetzung findet in der Regel in einem Friedhof oder einer Grabstätte statt. Hierbei können christliche Rituale wie das Gebet, der Segen und das Lesen von biblischen Texten durchgeführt werden.
3. Im Sterbezimmer sollten ein Kreuz, eine Kerze und bei Katholiken Weihwasser vorhanden sein, die Hände der Verstorbenen werden ein letztes Mal massiert und mit den Handflächen nach oben auf den Brustkorb gelegt, um den Heiligen Geist zu empfangen.

3. Die Hände der Verstorbenen werden auf dem Bauch gefaltet.

1.279 Was zählt nicht zu den Ritualen für Verstorbene, die dem Islam angehören?

1. Vortragen des Glaubensbekenntnisses in der Sterbephase, Kopf des Sterbenden zeigt Richtung Mekka, nach dem Tod wird eine Trauerklage angestimmt.
2. Waschung des Verstorbenen durch eine Person des gleichen Geschlechts oder den Ehepartner. Die Wohnung der Familie wird nach dem Tod drei Tage lang zum Trauerhaus. Nicht-Muslime dürfen den Verstorbenen nur mit Handschuhen berühren.
3. Verstorbene müssen laut Koran innerhalb von 24 Stunden verbrannt werden. Danach wird ihre Asche wird Richtung Mekka gestreut.

3. Feuerbestattungen sind im Islam verboten. Der Verstorbene sollte nach muslimischem Beisetzungsritus am Tag des Todes bestattet werden, aber das deutsche Bestattungsgesetz erlaubt dies frühestens nach 48 Stunden. Außerdem sollte die Bestattung in einem Leinentuch erfolgen, jedoch gilt in Deutschland die Sargpflicht. Ausnahmen sind nur auf Friedhöfen möglich, auf denen es spezielle Gräberfelder für muslimische Bestattungen im Leinentuch gibt.

1.280 Was ist kein Ritual für Verstorbene, die dem Judentum angehören?

1. Neben den Kopf wird eine rote Rose gestellt – als Zeichen der Liebe und Verbundenheit.
2. Eventuell Hinzuziehen eines Rabbis, der Sterbende und der Leichnam werden bis zur Beerdigung nicht allein gelassen. Der nächste Verwandte schließt die Augen des Verstorbenen.
3. Nach dem Todeseintritt wird dem Verstorbenen eine Feder unter die Nase gehalten, um sich zu vergewissern, dass er nicht mehr atmet, und die Arme werden neben den Körper gelegt, nicht überkreuzt sowie die Hände nicht gefaltet.

1. Neben den Kopf wird eine Kerze gestellt und die „heilige Gemeinschaft", die aus Ehrenamtlichen aus der Gemeinde besteht, versammelt sich zur Totenwache und kümmert sich um die Beerdigung.

1.281 Welches Ritual für Verstorbene, die dem Hinduismus angehören, trifft nicht zu?

1. Vorlesen von Texten in der Sterbephase, eventuell Bereitstellung einer Flasche mit Wasser aus dem heiligen Fluss Ganges.
2. Sterbende und Verstorbene werden mit dem Kopf nach Süden gelegt (Ausrichtung zum Totengott Yama). Es erfolgt eine rituelle Waschung des Leichnams.
3. Der Leichnam wird mit dem Kopf voran aus dem Raum getragen. Danach darf nur eine Erdbestattung erfolgen.

3. Das Ausführen des Verstorbenen mit den Füßen voran als symbolische Handlung weist darauf hin, dass die Seele den physischen Körper verlassen hat und sich auf den Weg zur nächsten Reinkarnation begibt. Es repräsentiert den Abschied von der physischen Existenz und den Übergang in das Jenseits.
Traditionell wird im Hinduismus der Leichnam öffentlich verbrannt und die Asche in den heiligen Fluss gestreut. Hierzulande findet alternativ eine Einäscherung im Krematorium statt. Oft wird die Asche dann nach Indien gebracht.

1.282 Was zählt nicht zu den Ritualen für Verstorbene, die dem Buddhismus angehören?

1. Letzte Gedanken beeinflussen im Buddhismus die nächste Wiedergeburt, daher werden ermutigende Worte ausgesprochen oder der Fokus auf heilsame Objekte gelegt, um kein negatives Karma heraufzubeschwören.
2. Aufgrund der Vielfalt buddhistischer Strömungen gibt es kein einheitliches Bestattungsritual. Häufig erfolgt eine Feuerbestattung mit nachfolgender Beisetzung, während auch Erdbestattungen und die Verstreuung der Asche im Fluss erlaubt sind (jedoch nicht in Deutschland).
3. Nach Herz- und Atemstillstand gelten die Verstorbenen noch nicht als tot, sie müssen erst vier Phasen bis zur Auflösung durchlaufen. Damit sie während dieses Zeitraumes Beistand haben, wird enger Körperkontakt von den Hinterbliebenen gefordert.

3. Verstorbene werden nach der Aufbahrung bis zu drei Tage nicht berührt, um den spirituellen Auflösungsprozess nicht zu stören. Wie lange ein Leichnam aufgebahrt werden darf, ist in den einzelnen Bundesländern unterschiedlich geregelt. Wenn ein Buddhist im Krankenhaus oder Pflegeheim verstirbt, wird der Leichnam nach Hause überführt und dort aufgebahrt, damit die Angehörigen sich verabschieden können.

1.283 Es ist empfehlenswert, dass ein verstorbenes Kind vor dem Eintritt der Leichenstarre angemessen versorgt wird und die Eltern Abschied nehmen können. Welche Aussage trifft nicht zu?

1. Das Kind wird vom Pflegepersonal mit einem speziellen Waschzusatz gewaschen und eingeölt. Dies verzögert den Eintritt der Totenstarre um einige Stunden.
2. Das Kind kann in seiner Lieblingsposition gelagert werden. Eine Faltung der Hände ist nicht notwendig. Um den Mund zu verschließen und das Kinn nach oben zu schieben, können Kuscheltiere zur Unterstützung des Kiefers verwendet werden.
3. Als Erinnerung können Hand- und Fußabdrücke vom Kind genommen oder eine Locke bzw. Haarsträhne abgeschnitten werden. Wenn die Eltern es wünschen, können auch Fotos vom verstorbenen Kind gemacht werden.

1. Es gibt keine solchen Spezialprodukte für die Pflege Verstorbener. Es besteht die Möglichkeit, die Körperpflegemittel zu verwenden, die das Kind gerne mochte.
Das Kind kann in seiner Lieblingskleidung, mit seinen eigenen Schuhen oder Schmuckstücken gekleidet werden. Der Bestatter wechselt die Kleidung nur, wenn sie stark verschmutzt ist.
Es empfiehlt sich, bei Austritt von Körperflüssigkeiten Windelvorlagen zu verwenden, um eine Verschmutzung der Kleidung zu vermeiden.

1.284 Die Pflege von Kindern in der Sterbephase ist eine besonders intensive und emotionale Arbeit einer Pflegefachperson. Den Eltern gilt hierbei besondere Aufmerksamkeit. Welche der Aussagen ist nicht korrekt?

1. Wenn das Kind auf der bewussten Kommunikationsebene nicht mehr ansprechbar ist, löst das bei den Angehörigen Trauer und Verlustängste aus. Dennoch kann das Kind über Ansprache und körperlichen Kontakt die Anwesenheit der Eltern und Geschwister spüren. Es kann noch Worte hören und die Sinnesreize sind weiterhin vorhanden. Darüber sollten die Eltern einfühlsam informiert werden.
2. Durch das Atmen durch den Mund oder das Offenstehen des Mundes kann die Mundschleimhaut austrocknen und die Zunge verkrustet erscheinen. Um dem entgegenzuwirken, kann eine Sprühflasche mit dem Lieblingsgetränk verwendet werden, um die Schleimhaut zu befeuchten. Zusätzlich kann ein Zungenreiniger verwendet werden, um die Zunge zu reinigen. Es gibt praktische Erfahrungen, dass Beläge und Verkrustungen auch durch den Einsatz von Cola, Sahne oder Butter gelöst werden können.
3. Mitunter haben Kinder in der Phase des Sterbens einen inkompletten Lidschluss. Dies verunsichert die Eltern, ist aber kein Pflegeproblem. Die Eltern sollten darüber aufgeklärt werden, dass das Kind trotzdem ruhig schläft.

3. Durch einen inkompletten Lidschluss können die Augen trocken werden. Bei Bedarf muss eine Augenpflege mit befeuchtenden Augentropfen ggf. zur Nacht mit Augensalbe erfolgen.

Pflege bei Herzerkrankungen

1.285 Welche der folgenden Pflegemaßnahmen ist bei einem Patienten mit Herzinsuffizienz richtig?

1. Verabreichung von hohen Dosen an Schmerzmitteln.
2. Verordnung von Bettruhe und Vermeidung von körperlicher Anstrengung.
3. Förderung der Durchblutung durch regelmäßige Bewegung und körperliche Aktivität.

3. Schmerzen stehen bei der Herzinsuffizienz nicht im Vordergrund der Beschwerden. Bettruhe ist eher kontraproduktiv, da eine angepasste moderate Bewegung das Herz-Kreislauf-System stärken kann. Allerdings ist die Einhaltung der Belastungsgrenze zu berücksichtigen.

1.286 Welche der folgenden Maßnahmen gehört nicht zur Pflegeplanung bei einem Patienten mit Herzkrankheit?

1. Medikamentöse Therapie mit ACE-Hemmern.
2. Gewichtsreduktion durch Ernährungsumstellung.
3. Vermeidung von körperlicher Anstrengung.

3. ACE-Hemmer werden zur Senkung des Blutdrucks eingesetzt. Sie erweitern die Blutgefäße. Eine Gewichtsreduktion hat bei Übergewicht und Adipositas sehr viele positive Folgen, nicht nur für die Belastbarkeit des Herz-Kreislauf-Systems.

1.287 Welche Maßnahme zur Pneumonieprophylaxe ist bei Patienten mit Herzinsuffizienz nicht geeignet?

1. Vermehrte Flüssigkeitszufuhr.
2. Atemübungen.
3. Halb erhöhte Positionierung des Oberkörpers.

1. Bei verminderter Herzleistung ist zusätzliche Volumenbelastung durch vermehrte Flüssigkeitszufuhr grundsätzlich kontraindiziert. Atemübungen ohne Vibrationsmassage sowie eine atemerleichternde Positionierung mit erhöhtem Oberkörper sind hingegen förderlich.

1.288 Eine der primären pflegerischen Aufgaben bei der Einlieferung eines Patienten mit Herzinfarkt ist:
1. Verabreichung von Sedativa.
2. Sorge für eine ruhige Umgebung.
3. Häufige Herzenzymkontrollen.

2. Bei dieser Frage liegt die Betonung auf „pflegerischen" Aufgaben. Die Verordnung von Medikamenten sowie Laborkontrollen sind eindeutig ärztliche Tätigkeiten.

1.289 Welche Aussage ist zutreffend und soll deshalb bei der Pflege eines Patienten mit Herzinfarkt Berücksichtigung finden?
1. Der Patient kann auf der rechten Körperseite besser liegen als auf der linken.
2. Der Patient kann von Beginn an – je nach seinem Wunsch und Vermögen – in die Pflegemaßnahmen einbezogen werden.
3. Die Beachtung der Schmerzsymptomatik ist von nachrangiger Bedeutung.

1. Zu Beginn der Behandlung hat der Patient strenge Bettruhe und kann dabei die rechte Körperseite bevorzugen. Je nach Schwere des Infarkts wird auf alle nicht unbedingt notwendigen Pflegemaßnahmen – und damit jede körperliche Belastung – verzichtet. Eine ausreichende analgetische Behandlung (u. a. mit Opiaten) ist von großer Bedeutung.

1.290 Welche Aussage zur Symptomatik einer Herzinsuffizienz trifft zu?
1. Auf dem Röntgen-Thorax-Bild kann man eine Herzinsuffizienz nicht erkennen.
2. Eine Rechtsherzinsuffizienz verursacht Beinödeme.
3. Eine Linksherzinsuffizienz verursacht Beinödeme.

2. Bei unzureichender Leistung des rechten Herzens staut sich das Blut in den Körperkreislauf zurück, was meist zu Beinödemen führt. In der Bildgebung kann die Herzinsuffizienz als Herzvergrößerung zu erkennen sein.

1.291 Neben der Koronarsklerose gibt es verschiedene Faktoren, die den Herzinfarkt begünstigen. Was zählt nicht dazu?
1. Hypertonie.
2. Hyperthyreose.
3. Erhöhung der Blutfette.

2. Hypertonie, Rauchen, Hypercholesterinämie, Diabetes und Adipositas sind klassische Risikofaktoren der Arteriosklerose und damit des Herzinfarkts. Hyperthyreose (Überfunktion der Schilddrüse) ist kein Risikofaktor.

1.292 Eine Linksherzinsuffizienz führt zu:
1. Einer Stauung im Kapillargebiet vor allem der Extremitäten.
2. Aszites.
3. Einer Lungenstauung.

3. Eine Linksherzinsuffizienz führt zum Rückstau des Bluts in den Lungenkreislauf und letztendlich zum Lungenödem. Die anderen Symptome deuten auf eine Rechtsherzinsuffizienz hin.

1.293 Welche Wirkung haben Herzglykoside?
1. Verminderung der Schlagkraft.
2. Verminderung der Schlagfrequenz und Erhöhung der Schlagkraft.
3. Verbesserte Reizbildung.

2. Herzglykoside (Digitalis) bewirken eine Erhöhung der Schlagkraft und eine Verminderung der Schlagfrequenz. Sie sind indiziert bei Herzinsuffizienz (Herzschwäche).

1.294 Welche Folgen kann eine Perikarditis nach sich ziehen?
1. Entwicklung eines Herzklappenfehlers.
2. Perikarderguss und Panzerherz.
3. Ventrikuläre Extrasystolen.

2. Typische Folgen einer Entzündung des Herzbeutels (Perikarditis) ist die Ausbildung eines Ergusses und die schwielenartige, narbige Verkalkung (Panzerherz mit entsprechender Einschränkung der Pumpfunktion).

1.295 Folgende Aussage trifft auf digitalishaltige Medikamente nicht zu:

1. Sie können bei Myokardinsuffizienz die Belastungsfähigkeit des Herzens steigern.
2. Sie verursachen bei Überdosierung gefährliche Herzrhythmusstörungen, Halluzinationen und Farbensehen (gelb).
3. Sie verursachen häufig einen Gewöhnungseffekt.

3. Das typische Anwendungsgebiet der Herzglykoside ist die Herzinsuffizienz. Sie bewirken eine Verbesserung der Herzkontraktion. Bei Überdosierung können u. a. Herzrhythmusstörungen, Blockbilder und Farbsehen (meist gelb) auftreten. Gewöhnungseffekte sind äußerst selten.

1.296 Welche der folgenden Herzrhythmusstörungen sind unmittelbar lebensbedrohlich?

1. Vorhofflimmern.
2. Totaler AV-Block.
3. Kammerflimmern.

3. Kammerflattern und Kammerflimmern sind ungeordnete Kammerkontraktionen über 200/min mit unzureichendem Auswurfvolumen. Sie sind ebenso wie die Asystolie (keine Herzaktion) direkt lebensbedrohlich, da sie einen funktionellen Herzstillstand bedeuten.

1.297 Eine typische Spätfolge der rheumatischen Endokarditis ist:

1. Herzerweiterung.
2. Rhythmusstörungen.
3. Herzklappenfehler.

3. Typische Spätfolge der rheumatischen Endokarditis ist ein Klappenfehler durch die bakterielle Besiedelung des Klappenrands. Am häufigsten betroffen sind die Mitralklappen.

1.298 Kein klassisches Symptom der Rechtsherzinsuffizienz ist:

1. Stauungsbronchitis.
2. Stauungsgastritis.
3. Aszites.

1. Die Stauungsbronchitis ist klassisches Symptom der Linksherzinsuffizienz. Ursache ist der Rückstau von Blut aus dem linken Herzen in den Lungenkreislauf.

1.299 Zu den häufigen Ursachen einer Linksherzinsuffizienz gehören nicht:

1. KHK und Herzinfarkt.
2. Rhythmusstörungen.
3. Lungenerkrankungen mit erhöhtem Gefäßwiderstand.

3. Lungenerkrankungen mit erhöhtem Gefäßwiderstand belasten v. a. die rechte Herzseite und führen deshalb zu einer Rechtsherzinsuffizienz.

1.300 Ein Cor pulmonale entsteht primär durch:

1. Lungenkrankheiten.
2. Eine Endokarditis.
3. Bluthochdruck.

1. Das Cor pulmonale, eine Rechtsherzhypertrophie, entsteht bei chronischen Lungenerkrankungen durch eine Druckerhöhung im kleinen Kreislauf.

1.301 Zeichen eines beginnenden Lungenödems sind:

1. Atemnot mit schaumigem Auswurf.
2. Verlangsamung der Herztätigkeit und vertiefte Atmung.
3. Krampfartiger Hustenanfall.

1. Ein Lungenödem entsteht durch eine Pumpschwäche der linken Herzkammer (Linksinsuffizienz). Es ist gekennzeichnet durch Dyspnoe (Atemnot), deutlich feuchte Rasselgeräusche und schaumigen Auswurf.

1.302 Eine Bradykardie kann folgende Ursachen haben:

1. Herzinsuffizienz.
2. Myokarditis.
3. Intrakranielle Druckerhöhung.

3. Bradykardie = Herzfrequenz < 60/min. Bradykardie ist ein typisches Hirndruckzeichen.

1.303 Kardiopulmonale Grunderkrankungen zeigen sich durch charakteristische Symptome. Welche Zuordnung ist korrekt?
1. Herzinfarkt – Druckgefühl im Thorax.
2. Rechtsherzinsuffizienz – stärkste Luftnot.
3. Lungenödem – Beinödeme.

1. Eine unzureichende Leistung des rechten Herzens führt zu einem Rückstau in den großen Kreislauf und zu Beinödemen, eine Linksherzinsuffizienz würde zum Lungenödem führen, das mit stärkster Dyspnoe verbunden ist. Der Herzinfarkt geht u. a. mit einem Druck im Thorax einher.

1.304 Welcher pathophysiologische Mechanismus führt bei koronarer Herzkrankheit mit stabiler Angina pectoris zur Auslösung des Angina-pectoris-Anfalls, z. B. bei körperlicher Belastung?
1. Steigerung des Sauerstoffbedarfs.
2. Anstieg des arteriellen Blutdrucks mit Abfall der O_2-Sättigung des Bluts in der Lunge.
3. Überschreiten des kritischen Herzgewichts.

1. Die stabile Angina pectoris ist dadurch definiert, dass sie nur bei Belastung auftritt, auf Nitroglyzerin-Spray gut reagiert und sich in Ruhe bessert. Der Herzmuskel wird bei höherem O_2-Bedarf unter Belastung durch die stenosierten Koronargefäße nicht mehr ausreichend mit Sauerstoff versorgt. Das kritische Herzgewicht ist eine Größe, die angibt, ab wann ein hypertrophierter Herzmuskel nicht mehr ausreichend ernährt wird.

1.305 Welche Enzyme im Serum sind nach einem Myokardinfarkt in der Regel erhöht nachweisbar?
1. LDH.
2. CK.
3. Amylase.

2. Nach einem Herzinfarkt sind als Herzenzyme CK, SGOT, LDH, CK-MB sowie Troponin-T erhöht.

1.306 Was ist die mögliche Folge einer Endokarditis?
1. Herzklappenfehler.
2. Ventrikelseptumdefekt.
3. Angina pectoris.

1. Ein Befall der Herzklappen mit Erregern im Rahmen einer Bakteriämie kann an bereits geschädigten, aber auch an intakten Klappen zu ausgedehnten Zerstörungen führen.

1.307 Welcher der folgenden Befunde ist typisch für eine massive Mitralklappeninsuffizienz?
1. Rasche Erschöpfung und Dyspnoe (Atemnot).
2. Extreme Bradykardie (> 39/Minute).
3. Plötzlich auftretende, exzessive Hypertonie.

1. Die Mitralklappeninsuffizienz geht mit starker Erschöpfbarkeit und Ruhedyspnoe einher.

1.308 Eine Angina pectoris deutet hin auf:
1. Relative und absolute Minderdurchblutung des Herzmuskels.
2. Verringerten Blutrückstrom zum Herzen.
3. Aortenstenose.

1. Die Angina pectoris („Brustenge") ist Leitsymptom der koronaren Herzkrankheit (KHK). Die KHK führt durch eine Verengung der Herzkranzgefäße zur Unterversorgung des Herzmuskels.

1.309 Eine bakterielle Endokarditis kann:
1. Von verschiedenen Erregern verursacht werden.
2. Nur von einem Erreger verursacht werden.
3. Auch von Pilzen (v. a. Candida) verursacht werden.

1. Eine bakterielle Endokarditis tritt meist bei vorgeschädigten Herzklappen auf. Sie kann durch eine Vielzahl von Erregern verursacht werden, am häufigsten (60 %) sind allerdings Streptokokken.

1.310 Beim rheumatischen Fieber ist befallen:
1. Die Herzinnenhaut.
2. Die Herzmuskulatur.
3. Nur die großen und kleinen Gelenke, die Erkrankung hat mit dem Herzen nichts zu tun.

1. Beim rheumatischen Fieber (rheumatische Endokarditis) sind in der Regel das Endokard (Herzinnenhaut) und damit auch die Herzklappen betroffen.

1.311 Welches Krankheitssymptom gehört nicht zu einer akuten Myokarditis?
1. Bradykardie.
2. Atemnot.
3. Rhythmusstörungen.

1. Leitsymptome einer Entzündung des Herzmuskels (Myokarditis) sind Tachykardie und Herzrhythmusstörungen. Bei schwerem Verlauf kann es zu Zeichen der Herzinsuffizienz (Atemnot) kommen.

1.312 Welches Medikament ist meist gut geeignet, um einen Angina-pectoris-Anfall rasch zu beenden?
1. Digitalis.
2. Procainamid.
3. Nitroglyzerin.

3. Mittel der Wahl zur Unterbrechung des akuten Angina-pectoris-Anfalls sind die Nitroverbindungen, die durch Vor- und Nachlastsenkung die Sauerstoffversorgung des Herzmuskels verbessern.

1.313 Welche Aussage trifft für eine Lysetherapie nach Herzinfarkt zu?
1. Die Lysetherapie sollte innerhalb von 6 Stunden nach Symptombeginn durchgeführt werden.
2. Nach einer Lysetherapie ist eine Koronarangiografie nicht mehr notwendig.
3. Eine Lysetherapie kann problemlos bei jedem frischen Herzinfarkt durchgeführt werden.

1. Die Thrombolysetherapie des Herzinfarkts sollte innerhalb von 6 Stunden nach Symptombeginn erfolgen, auch wenn in Einzelfällen spätere Lysen erfolgen. Eine Therapie mit Marcumar® bildet (ebenso wie eine kürzlich erfolgte i. m.-Injektion) eine Kontraindikation für die Lyse.

1.314 Welche Behandlungsart gehört nicht zu der therapiebedürftigen Störung des Herzleitungssystems?
1. AV-Block III. Grades – Schrittmacher.
2. Kammerflimmern – Defibrillation.
3. Extrasystolen – Kardioversion.

3. Ein Kammerflimmern ist eine unmittelbare Notfallsituation, in der defibrilliert werden muss. Ein AV-Block III. Grades wird durch einen Schrittmacher behandelt. Gehäuft auftretende Extrasystolen werden medikamentös behandelt.

Pflege bei Kreislauf- und Gefäßerkrankungen

1.315 Die Akutsymptome einer Lungenembolie ähneln am meisten denen:
1. Einer Emphysem-Bronchitis.
2. Eines Myokardinfarkts.
3. Einer Pleuritis exsudativa.

2. Die Symptome einer Lungenembolie sind: Thoraxschmerzen, Dys- und Tachypnoe, Tachykardie, Angst, Husten – sie ähneln denen des akuten Herzinfarkts.

1.316 Vitamin K wird benötigt:
1. Für die Synthese von Prothrombin sowie der Gerinnungsfaktoren VII, IX und X in der Leber.
2. Zum Dämmerungssehen.
3. Zum Kohlenhydratabbau im Dünndarm.

1. Vitamin K ist für die Bildung von Prothrombin und anderen Gerinnungsfaktoren in der Leber erforderlich. Vitamin-K-Mangel kann zu Gerinnungsstörungen führen.

1.317 Konakion ist Antidot von:
1. Heparin.
2. Streptokinase.
3. Marcumar®.

3. Konakion ist Vitamin K. Marcumar® ist ein Vitamin-K-Antagonist. Damit ist Konakion das Antidot (Gegenspieler) zu Marcumar®.

1.318 Die essenzielle Hypertonie ist bedingt durch:
1. Herzinsuffizienz.
2. Niereninsuffizienz.
3. Genetische Disposition.

3. Die Ursache der essenziellen Hypertonie (über 80 % der Hypertonien) ist unbekannt. Neben der genetischen Disposition spielen auch Konstitution und Ernährungsfaktoren eine Rolle.

1.319 Zu den Folgekrankheiten der arteriellen Hypertonie zählt nicht:
1. Schlaganfall (Apoplex).
2. Varizen (Krampfadern).
3. Herzinfarkt.

2. Der Bluthochdruck ist ein Risikofaktor für die Entwicklung einer Arteriosklerose (mit Folgen wie Herzinfarkt und Apoplex).

1.320 Welche Komplikation tritt im Zuge einer Varikosis nicht auf?
1. Blutungen.
2. Ulcus cruris.
3. Feuchte Gangrän.

3. Eine Gangrän ist die Folge eines Gewebeuntergangs durch Minderdurchblutung oder mechanische bzw. thermische Schäden. Wenn sich die Nekrose infiziert, entsteht eine feuchte Gangrän.

1.321 Bei der Pflege eines Patienten mit Unterschenkelgeschwür (Ulcus cruris venosum) ist es wichtig:
1. Die Extremität so zu positionieren, dass keine Stauungen und Druckstellen entstehen können.
2. Die Beine tief zu positionieren, um die arterielle Durchblutung zu verbessern.
3. Auf komprimierende Verbände zu verzichten, um den Rückstrom des Bluts zu gewährleisten.

1. Das Ulcus cruris venosum entsteht bei chronisch venöser Insuffizienz. Die betroffene Extremität ist sorgfältig erhöht zu lagern. Zur Unterstützung des Blutstroms sind das Tragen von Kompressionsstrümpfen und ausreichende Bewegung nötig.

1.322 Die periphere arterielle Verschlusskrankheit Stadium IIb ist gekennzeichnet durch:
1. Ruheschmerz.
2. Gangrän.
3. Claudicatio intermittens, schmerzfreie Gehstrecke kleiner als 200 m.

3. Die arterielle Verschlusskrankheit (AVK) wird nach Fontaine in 4 Stadien eingeteilt: Im Stadium IIb beträgt die schmerzfreie Gehstrecke weniger als 200 m. Stadium III bedeutet Ruheschmerz im Liegen, Stadium IV nekrotische Veränderungen (Gangrän).

1.323 Unter einem Aneurysma versteht man:
1. Eine Erweiterung der Speiseröhre.
2. Die Aufdehnung einer Arterienwand.
3. Eine eitrige Entzündung der Arterienwand.

2. Ein Aneurysma ist eine Aufdehnung einer Arterienwand. Die meisten Aneurysmen sind arteriosklerotisch verursacht und finden sich im Bereich der Aorta.

1.324 Welches der gefäßchirurgischen Verfahren entspricht nicht der zugeordneten Definition?
1. Perkutane transluminale Angioplastie (PTA) – Ballondilatation von Gefäßstenosen.
2. Bypass – Ballondilatation von Gefäßstenosen.
3. Thrombendarteriektomie (TEA) – operative Entfernung eines Embolus/Thrombus mittels eines Fogarty-Katheters.

2. Unter Bypass versteht man die Implantation einer Gefäßumgehung, entweder mit einem körpereigenen Gefäß oder einer Kunststoffprothese.

1.325 Der Pflege- und Behandlungsplan für einen Patienten mit einer tiefen Beinvenenthrombose enthält keinesfalls folgende Maßnahmen:

1. Hochlagerung des betroffenen Beins zur Verbesserung des venösen Rückflusses.
2. Anlegen eines feucht-warmen Verbands zur Förderung der Durchblutung.
3. Für weichen Stuhl sorgen, z. B. durch Gabe eines milden Abführmittels.

2. Abrupte Bewegungen und Pressen beim Stuhlgang sollen wegen der Gefahr von Lungenembolien vermieden werden. Feucht-warme Verbände sind nicht sinnvoll.

1.326 Ein Patient klagt morgens über heftige Schmerzen, die er nachts im rechten Fuß hatte. Der Schmerz werde geringer, wenn er die Füße aus dem Bett hängen lasse. Welche Aussage ist zutreffend?

1. Die angegebenen Beschwerden könnten venöse Durchblutungsstörungen als Ursache haben.
2. Es ist wichtig, die Hautfarbe beider Beine regelmäßig zu beobachten.
3. Es ist festzustellen, ob der Schmerz in der betroffenen Extremität als pulsabhängig charakterisiert werden kann.

2. Die geschilderten Beschwerden deuten auf eine arterielle Durchblutungsstörung hin: Schmerz (nicht pulsabhängig), Blässe, Pulsverlust, Temperaturunterschied und Gefühlsstörungen deuten auf einen Arterienverschluss hin, der ein gefäßchirurgischer Notfall ist.

Pflege bei Lungenerkrankungen

1.327 Die Vitalkapazität ist:

1. Das Atemvolumen, das nach maximaler Inspiration ausgeatmet werden kann.
2. Das Volumen, das nach maximaler Exspiration in der Lunge verbleibt.
3. Das Volumen, das der Mensch in einer Minute aus- und einatmet.

1. Die Vitalkapazität ist das Atemvolumen, das nach maximaler Einatmung maximal ausgeatmet werden kann.

1.328 Was ist das inspiratorische Reservevolumen?

1. Die Ergänzungsluft (Luft, die nach normaler Einatmung noch zusätzlich eingeatmet werden kann).
2. Die Restluft, die nach der Ausatmung in den Alveolen zurückbleibt.
3. Die Atmungsluft, die sich im Totraum hin- und herbewegt und nicht am Gasaustausch teilnimmt.

1. Das inspiratorische Reservevolumen ist das Atemvolumen, das nach einem normalen Atemzug noch zusätzlich in die Lunge eingeatmet werden kann.

1.329 Welches der folgenden Symptome ist bei einer massiven Lungenembolie zu beobachten?

1. Zyanose.
2. Bradykardie.
3. Dyspnoe.

3. Durch eine Verlegung der Lungengefäße (akut oder schrittweise) kommt es zu Thoraxschmerzen, Dyspnoe, Tachykardie bis zur Zyanose und Schocksymptomatik.

1.330 Eine pflegerische Maßnahme bei einem Patienten im Asthma-Anfall ist:

1. Fenster möglichst schließen, um eine ruhige Umgebung zu gewährleisten.
2. Anfeuchten der Zimmerluft, um die Atmung zu erleichtern.
3. Ausscheidungskontrolle, um die Gefahr eines Lungenödems einschätzen zu können.

2. Im Asthma-Anfall ist eine ausreichende Luft- und Sauerstoffzufuhr wichtig. Die Befeuchtung der Atemluft wirkt lindernd, weil sie dem Körper ermöglicht, Allergene leichter aus der Lunge zu entfernen.

1.331 Folgende Aussage zum Asthma bronchiale ist falsch:

1. Beim Asthmatiker ist die Inspiration stärker beeinträchtigt als die Exspiration.
2. Beim Asthmatiker ist die Exspiration stärker beeinträchtigt als die Inspiration.
3. Das Leitsymptom beim Asthma bronchiale ist eine anfallsartige schwere Dyspnoe.

1. Das Leitsymptom beim Asthma bronchiale ist ein Atemnotanfall mit typischerweise verlängerter und erschwerter Exspiration.

1.332 Patienten mit Asthma bronchiale werden darüber aufgeklärt, dass:

1. Kalte Luft und kalte Getränke geeignet sind, um Bronchospasmen zu verhindern bzw. zu mildern.
2. Die dosierte Lippenbremse eine Atemtechnik ist, mit der die Inspiration verbessert werden kann.
3. Es möglich ist, durch Anleitung und Übung das produktive Abhusten zu erlernen und damit den Anfall zu erleichtern.

3. Die dosierte Lippenbremse erhöht bei der Ausatmung (Exspiration) den Druck in den Luftwegen. Dadurch weitet sich das Bronchialsystem und tiefer gelegene Lungenareale werden besser belüftet. Kälte kann anfallsauslösend wirken. Produktives Abhusten erleichtert den Transport des Atemwegssekrets.

1.333 Welche der folgenden Maßnahmen während eines Asthma-bronchiale-Anfalls ist falsch?

1. Patienten eine Drainageposition einnehmen lassen, um den Sekretabfluss zu gewährleisten.
2. Patienten aufsetzen, Arme aufstützen lassen.
3. Patienten zur Zwerchfellatmung auffordern.

1. Drainagepositionierungen (mit tiefem Oberkörper) behindern den Patienten in seiner Atmung, da in dieser Haltung die Atemhilfsmuskulatur nicht optimal einsetzbar ist. Sie sind zu unterlassen.

1.334 Viele Lungenerkrankungen gehen mit charakteristischen Veränderungen des Sputums einher. Welche Zuordnung ist richtig?

1. Dünnflüssiges, seröses, hellrotes, schaumiges Sputum – Asthma bronchiale.
2. Zähes Sputum – Lungenödem.
3. Dreischichtiges Sputum – Bronchiektasen.

3. Beim Lungenödem kann schaumig-rotes Sputum auftreten, bei Asthma bronchiale tritt zähes, glasiges, fäden-ziehendes Sputum auf. Für Bronchiektasien ist das Drei-Schichten-Sputum typisch. Im Spitzglas zeigt sich unten eitrig-krümeliges, in der Mitte seröses, oben schaumiges Sekret.

1.335 Welche der folgenden Aussagen ist falsch?

1. Bei der Pleuritis sicca bilden sich Ergüsse, die durch Punktion abgelassen werden können.
2. Unter Rhinitis versteht man die katarrhalische Entzündung der Nasenschleimhaut.
3. Das Nasenbluten (Epistaxis) erfolgt gewöhnlich aus dem Locus Kieselbachii, einer Stelle im vorderen Abschnitt der Nasenscheidewand.

1. Eine Pleuritis sicca ist im Gegensatz zur Pleuritis exsudativa die trockene Form der Brustfellentzündung. Sie geht nicht mit einem Pleuraerguss einher.

1.336 Die Ursache für eine primäre Lungenentzündung (Pneumonie) kann sein:
1. Bronchialkarzinom.
2. Lungenstauung.
3. Infektion mit Streptokokken.

3. Bakterielle Pneumonien können primär auftreten, aber auch in der Folge einer anderen Lungenerkrankung. Die anderen Ursachen führen zu sekundären Lungenentzündungen.

1.337 Welche Maßnahmen gehören zur Therapie des akuten Asthmaanfalls?
1. Gabe von Kortikoiden.
2. Aderlass.
3. Desensibilisierung.

1. Der akute Asthmaanfall ist ein lebensbedrohlicher Bronchospasmus. Die Therapie erfolgt mit Bronchospasmolytika und Kortikoiden zur Abblockung der allergischen Komponente.

1.338 Reichlicher, morgendlicher Auswurf spricht am ehesten für:
1. Emphysembronchitis.
2. Bronchiektasen.
3. Lungen-Tbc.

2. Reichlicher, morgendlicher Auswurf („maulvolle Expektoration") spricht für Bronchiektasen. Dies sind sackförmige Ausweitungen der Bronchien.

1.339 Welche Zuordnung ist korrekt?
1. Lungenemphysem – irreversible Erweiterung der Alveolen.
2. Lungenabszess – Verdickung des Lungengerüsts durch neugebildetes Bindegewebe.
3. Lungenfibrose – umschriebene eitrige Einschmelzung von Lungengewebe.

1. Unter dem Lungenemphysem versteht man eine unumkehrbare Erweiterung oder Zerstörung von Alveolarwänden, die zu einer Reduktion der Fläche führen, an der Gasaustausch stattfinden kann.
Die Erklärungen von Lungenabszess und Lungenfibrose sind jeweils vertauscht.

1.340 Für welches Krankheitsbild spricht ein inspiratorischer Stridor am ehesten?
1. Spastische Bronchitis.
2. Pseudokrupp.
3. Asthma bronchiale.

2. Inspiratorischer Stridor spricht für ein Atemhindernis in den oberen Luftwegen (z. B. Pseudokrupp). Asthma und spastische Bronchitis zeigen einen exspiratorischen Stridor, verursacht durch Bronchienspasmus.

1.341 Ein 50-jähriger Raucher klagt über einen seit 4 Wochen dauernden Reizhusten, geringe Blutbeimengungen im Sputum und Schmerzen im Brustkorb. Als vordringliche Maßnahme ist zu empfehlen:
1. Gezielte antibiotische Behandlung, weil Verdacht auf eine Pneumonie besteht.
2. Klimakur mit Raucher-Entwöhnung.
3. Ausgedehnte Untersuchung unter klinischen Bedingungen.

3. Neu aufgetretener Husten mit Blut im Sputum bei Nikotinanamnese ist hochgradig verdächtig auf ein Bronchialkarzinom. Daher sind eingehende Untersuchungen unter stationären Bedingungen notwendig.

1.342 In welche Organe metastasiert ein Lungenkarzinom bevorzugt?
1. Mediastinum.
2. Leber.
3. Darm.

2. Da die Metastasierung über den Blutweg erfolgt, liegt es nahe, dass die Leber (über die A. hepatica) ein bevorzugtes Organ für die Bildung von Tochtergeschwülsten ist.

1.343 Welches Symptom gehört zu den ersten eines Bronchialkarzinoms?
1. Fieber aufgrund einer Begleitpneumonie.
2. Nächtlicher Husten mit spärlichem Auswurf.
3. Schmerzen beim Einatmen.

2. Das Bronchialkarzinom ist im Frühstadium meist symptomlos, äußert sich dann am ehesten durch Husten (oft mit blutig tingiertem Auswurf).

1.344 Wobei tritt eine Bradypnoe nicht auf?
1. Bei Schädigung des zentralen Nervensystems, z. B. Schädel-Hirn-Trauma.
2. Im Status asthmaticus.
3. Bei Vergiftungen, z. B. durch Opiate und bei Stoffwechselerkrankungen, z. B. bei einer ausgeprägten Hypothyreose.

2. Der Status asthmaticus ist gekennzeichnet durch Dyspnoe mit hechelnder, beschleunigter Atmung.

1.345 Die asthmoide spastische Bronchitis:
1. Befällt vorwiegend Säuglinge und Kleinkinder.
2. Ist eine typische Erkrankung des Schulkindes.
3. Bildet sehr häufig Rezidive aus.

1. Die asthmoide spastische Bronchitis betrifft vor allem Säuglinge und Kleinkinder. Sie gilt als Vorläufer des allergischen Bronchialasthmas, das dann im Schulkindalter auftreten kann.

1.346 Eine besondere Disposition zur spastischen Bronchitis haben:
1. Frühgeborene Säuglinge.
2. Übergewichtige Säuglinge.
3. Säuglinge mit Hydrozephalus.

1. Frühgeborene Säuglinge haben eine erhöhte Neigung zur spastischen Bronchitis.

Pflege bei Erkrankungen des Magen-Darm-Trakts

1.347 Kaffeesatzartiges Erbrechen kann auftreten bei:
1. Baucharterienembolie.
2. Magenkarzinom.
3. Magensäuremangel.

2. Das typische kaffeesatzartige Erbrechen tritt auf, wenn Blut erbrochen wird, das mit Magensäure in Verbindung gekommen und deshalb geronnen ist. Die Baucharterienembolie hat keine Verbindung zum Magen-Darm-Trakt.

1.348 Der Organismus wird bei schweren Durchfällen am stärksten geschädigt durch:
1. Eiweißmangel.
2. Verminderte Nährstoffresorption.
3. Wasser- und Elektrolytverlust.

3. Bei starken Durchfällen steht der Verlust von Flüssigkeit und Elektrolyten im Vordergrund. Deshalb ist immer zuerst ein Ausgleich des Wasser- und Elektrolythaushalts notwendig (kann oral oder intravenös erfolgen).

1.349 Der Morbus Crohn (Enteritis regionalis oder Ileitis terminalis):
1. Ist eine spezifische Entzündung mit fester Lokalisation im Jejunum.
2. Kann sich als unspezifische Entzündung über den ganzen Gastrointestinaltrakt ausbreiten.
3. Geht typischerweise mit blutig-schleimigen Stühlen einher.

2. Morbus Crohn betrifft als segmental auftretende Entzündung aller Darmwandschichten meist das untere Ileum, kann jedoch im gesamten Verdauungstrakt vorkommen.

1.350 Welche Erkrankungen werden als Präkanzerosen des Kolonkarzinoms bezeichnet?
1. Hämorrhoiden.
2. Polypen.
3. Kolondivertikel.

2. Darmpolypen (insbesondere breitbasige) zeigen eine erhöhte Tendenz zur malignen Entartung.

1.351 Magenulzera sitzen am häufigsten an der:
1. Magenvorderwand.
2. Übergangsstelle von Ösophagus zu Magen.
3. Kleinen Kurvatur.

3. 80 % der Magenulzera befinden sich an der kleinen Kurvatur. Ulzera an der großen Kurvatur sind stets karzinomverdächtig.

1.352 Welches ist das häufigste Symptom eines Ösophaguskarzinoms?
1. Heiserkeit.
2. Bluterbrechen.
3. Schluckbeschwerden.

3. Das Tückische am Ösophaguskarzinom ist das Auftreten von relativ uncharakteristischen Beschwerden meist erst im fortgeschrittenen Stadium – die Dysphagie ist noch eines der typischsten Symptome.

1.353 Was ist keine Ursache eines paralytischen Ileus?
1. Passagebehinderung durch Fremdkörper/Tumor.
2. Peritonitis.
3. Hypokaliämie.

1. Im Gegensatz zum mechanischen Ileus, bei dem ein Hindernis die Darmfunktion lahmlegt, wird der paralytische Ileus durch eine Darmlähmung verursacht. Hypokaliämie führt zur Erregungsübertragungsstörung, eine Entzündung zur reflektorischen Lähmung.

1.354 Hämorrhoiden im Stadium 3 äußern sich wie folgt:
1. Knotenbildung während der Defäkation.
2. Ständiger, intensiver Schmerz im Analbereich.
3. Hämorrhoidalknoten lässt sich manuell zurückschieben.

3. Knotenbildung während der Defäkation spricht für Stadium 2, ständige Schmerzen sind eher untypisch.

1.355 Welche Aussage zum akuten Abdomen trifft zu?
1. Es bestehen akut einsetzende starke Bauchschmerzen, die durch beobachtendes Zuwarten meist spontan wieder verschwinden.
2. Eine Operationsindikation kann dringend gegeben sein, ohne dass man die Ursache der Erkrankung kennt.
3. Eine akute Pankreatitis löst nie ein akutes Abdomen aus und muss deshalb vor der Operation nicht ausgeschlossen werden.

2. Um die Ursache eines akuten Abdomens zu ermitteln und zu behandeln, ist oft eine sofortige Operation nötig, da nicht selten akute Lebensgefahr besteht.

1.356 Wann kommt es zu Miserere?
1. Beim Ikterus.
2. Beim Ileus.
3. Bei einer Pylorusstenose.

2. Unter Miserere (lat. = erbarme dich) versteht man das Erbrechen von Kot, das v. a. beim kompletten Darmverschluss auftritt und durch Retroperistaltik ausgelöst wird.

1.357 Charakteristische Zeichen einer Peritonitis sind:
1. Diarrhö, Blutstühle, Dyspepsie.
2. Erbrechen, Fieber, Singultus.
3. Hämaturie, Leukopenie, Thrombozytose.

2. Eine Entzündung des Bauchfells (Peritonitis) führt zum Bild des akuten Abdomens. Sie geht u. a. einher mit Abwehrspannung der Bauchdecke, Übelkeit, Erbrechen, Fieber, Schluckauf, Atemschonung und Tachykardie.

1.358 Bei der Magenresektion nach Billroth II verwendet der Chirurg zur Bildung der Anastomose:
1. Das Duodenum.
2. Das obere Ileum.
3. Die erste Jejunumschlinge.

3. Bei der 2/3-Resektion des Magens verbindet der Chirurg den Restmagen mit der ersten Jejunalschlinge (Gastrojejunostomie).

1.359 Teerstühle treten vor allem auf bei:
1. Einem Rektum-Karzinom.
2. Der Infektionskrankheit Cholera.
3. Einem tiefen Ulcus duodeni.

3. Eine teerartige Farbe des Stuhls wird beobachtet bei Blutungen aus dem Magen oder oberen Darmabschnitten. Das Aussehen kommt durch chemische Veränderungen des Bluts während der Darmpassage zustande.

1.360 Ein Pylorospasmus (Pylorushypertrophie) tritt auf:
1. Bei Säuglingen, z. B. durch eine Dysplasie intramuraler Ganglienzellen im Bereich des Ringmuskels.
2. Bei einer Hyperthyreose, durch die bei dieser Krankheit typische Akromegalie.
3. Im Verlauf chronischer Magengeschwüre durch eine reaktive Proliferation der Schleimhautzellen.

1. Ein Pylorospasmus tritt bei Säuglingen auf und führt zum typischen schwallartigen Erbrechen. Die Therapie erfolgt operativ.

1.361 Welche Maßnahmen sind bei Erbrechen und Durchfall eines nicht mit Muttermilch ernährten Säuglings erforderlich, bis der Arzt zur Stelle ist?
1. Bisherigen Ernährungsplan unbeirrt fortsetzen, um die Versorgung des Kindes mit Nährstoffen so gut wie möglich zu sichern.
2. Sofortige Nahrungskarenz sicherstellen.
3. Verabreichung von ungesüßtem Tee.

3. Bei Erbrechen und Durchfall kommt es beim Säugling rasch zu erheblichen Wasser- und Elektrolytverlusten. Bis zum Eintreffen des Arztes kann ungesüßter Tee ein Flüssigkeitsdefizit lindern.

Pflege bei Erkrankungen von Leber, Gallenwegen, Pankreas und Milz

1.362 Die Hepatitis A ist:
1. Bedingt durch vermehrten Zerfall von roten Blutkörperchen.
2. Eine bakterielle Infektionskrankheit.
3. Eine Virusinfektion.

3. Die Hepatitis A ist eine fäkal-oral durch Schmierinfektion übertragene Viruserkrankung.

1.363 Die Inkubationszeit der Hepatitis A beträgt:
1. 10–20 Tage.
2. 15–50 Tage.
3. 40–90 Tage.

2. Die fäkal-oral übertragene Hepatitis A hat eine Inkubationszeit von etwa 15–50 Tagen. Sie ist damit wesentlich kürzer als die Inkubationszeit der Hepatitis B mit 45–180 Tagen.

1.364 Die Transaminasen sind bei akuter Hepatitis A:
1. Erniedrigt.
2. Mäßig erhöht.
3. Exzessiv erhöht.

3. Die Transaminasen GOT und GPT sind bei der akuten Hepatitis A erheblich erhöht. AP und γ-GT steigen meist nur mäßig.

1.365 Wie wird ein Patient mit akuter Pankreatitis in den ersten 4–5 Tagen ernährt?
1. Mit Pankreas-Schonkost.
2. Parenteral.
3. Mit eiweißarmer Kost.

2. Bei der akuten Pankreatitis werden die Verdauungsenzyme bereits im Pankreas aktiviert und das Organ beginnt sich selbst zu verdauen. Nahrungskarenz, die eine parenterale Ernährung erforderlich macht, legt das Organ still.

1.366 Bei einer akuten Pankreatitis sind folgende Pflegemaßnahmen zu beachten:
1. Ausreichende Nahrungs- und Flüssigkeitszufuhr über Magensonde.
2. Regelmäßige Nasenpflege zur Vermeidung eines Nasendekubitus.
3. Sofortige Mobilisation zur Kreislaufaktivierung.

2. Die Magensonde bei der akuten Pankreatitis dient nicht zur Ernährung, sondern zur Ableitung des Magensafts. Mobilisation wäre der Heilung abträglich und würde vom Patienten aufgrund der massiven Schmerzen nicht toleriert.

1.367 Welche der Blutungsquellen im Verdauungskanal kommt im Zusammenhang mit ausgeprägter Leberzirrhose häufig vor?
1. Magenschleimhauterosionen.
2. Duodenalgeschwür.
3. Ösophagusvarizen.

3. Bei der Leberzirrhose kommt es durch den Rückstau von Blut in die Pfortader zur Ausbildung von Umgehungskreisläufen. Gefürchtet sind Blutungen aus Krampfadern der Speiseröhre (Ösophagusvarizen).

1.368 Welcher Faktor begünstigt die Entstehung von Gallensteinen?
1. Nikotinabusus.
2. Weibliches Geschlecht.
3. Leberzirrhose.

2. Cholesterinreiche Kost, Diabetes mellitus, Adipositas, weibliches Geschlecht, Schwangerschaft, Östrogeneinnahme, höheres Alter begünstigen die Entstehung von Gallensteinen.

1.369 Unter einer hepatischen Enzephalopathie versteht man:
1. Neurologische und psychische Auffälligkeiten, die vor allem mit dem Anstieg von Ammoniak im Blut der Betroffenen zu tun haben.
2. Eine Erkrankung, bei der das schädigende Ammoniak durch die Umgehung der Leber über die Ösophagusvarizen zu den Nieren gelangt.
3. Eine Schädigung der Gallenblase, die durch eine Funktionsstörung der Leber hervorgerufen ist.

1. Die Symptome der hepatischen Enzephalopathie umfassen Lethargie, Verwirrtheit, flapping tremor, extrapyramidalmotorische Bewegungsstörungen, Amnesie, Stupor bis hin zum Koma.

1.370 Charakteristische laborchemische Befunde beim Verschlussikterus sind:
1. Hypercholesterinämie.
2. Hyperbilirubinanämie.
3. Hyperglukosämie.

2. Charakteristisch beim Verschlussikterus ist die Erhöhung des Bilirubins und der alkalischen Phosphatase (AP). Ursache ist die Abflussstörung aus der Leber.

1.371 Der Ikterus ist:
1. Folge einer akuten Pankreatitis.
2. Symptom einer Erkrankung, die mit erhöhtem Serumbilirubin einhergeht.
3. Hauptsymptom jeder Leberzirrhose.

2. Unter Ikterus (Gelbsucht) versteht man die gelbliche Verfärbung der Haut und Schleimhäute durch Übertritt von Gallenfarbstoff aus dem Blut ins Körpergewebe bei erhöhtem Bilirubinspiegel. Der Ikterus tritt bei Leberzirrhose nicht unbedingt auf.

1.372 Zu den Symptomen einer chronischen Lebererkrankung zählen:
1. Pruritus.
2. Zyanose.
3. Tachykardie.

1. Chronische Lebererkrankungen (z. B. Leberzirrhose) gehen mit Leistungsminderung, Hautveränderungen wie Spider naevi (Gefäßspinnen), Ikterus, Pruritus (Juckreiz durch Einlagerung gallenpflichtiger Substanzen in die Haut) sowie psychischen Veränderungen (mangelnde Entgiftung ZNS-toxischer Stoffe) einher.

1.373 Folge der Steineinklemmung im Gallenblasenhals ist die:
1. Akute Cholezystitis.
2. Akute Cholezystolithiasis.
3. Akute Cholangitis.

1. Die akute Cholezystitis entsteht in der Regel durch eine Steineinklemmung bei bestehendem Gallensteinleiden.

1.374 Eine Leberzirrhose:
1. Geht mit massivem Ikterus einher.
2. Lässt die Ausatmungsluft nach roher Leber riechen.
3. Kann Ösophagusvarizen verursachen.

3. Der knotige Umbau des Lebergewebes führt zur Störung des Blutdurchflusses der Leber und damit zum Rückstau des Bluts in die Pfortader. Mögliche Folge sind Ösophagusvarizen (Umgehungskreislauf).

1.375 Die ideale Ernährung eines Patienten mit chronischer Pankreatitis besteht aus:
1. Fettarmer, leicht verdaulicher, vitaminreicher Diät und Alkoholverbot.
2. Kohlenhydratreicher und schlackenreicher Kost.
3. Einer Kost ohne besondere Diät-Richtlinien (Wunschkost).

1. Einer der wichtigsten Aspekte der Therapie einer chronischen Pankreatitis ist die richtige Ernährung. Unnötige Reizung des Pankreas durch fettreiche, schwer verdauliche Kost und Alkohol muss unbedingt vermieden werden.

1.376 Eine typische Schmerzlokalisation bei Gallenkoliken befindet sich im:
1. Rechten Oberbauch.
2. Linken Arm bis in die Fingerspitzen.
3. Rechten Teil des Douglas-Raumes.

1. Der Schmerz bei einer Gallenkolik strahlt häufig vom rechten Oberbauch in die rechte Schulter aus.

1.377 Welcher Laborwert wird nach einer Pankreatektomie engmaschig kontrolliert?
1. Alkalische Phosphatase.
2. Blutglukose.
3. Cholesterin.

2. Da nach einer Pankreasentfernung die endokrine Funktion der Langerhans-Inseln und damit die Blutzucker senkende Wirkung des Insulins wegfällt, muss der Blutzucker-Wert engmaschig kontrolliert werden.

1.378 Das Pankreaskarzinom:
1. Zeigt sehr früh Symptome.
2. Äußert sich durch Abneigung gegenüber bestimmten Speisen, z. B. Fleisch.
3. Geht meist einher mit Gewichtsverlust und Schmerzen, die in den Rücken ausstrahlen.

3. Das Karzinom der Bauchspeicheldrüse bleibt lange symptomlos, äußert sich dann in Oberbauchschmerzen mit Ausstrahlung in den Rücken, Appetit- und Gewichtsverlust sowie Verdauungsbeschwerden.

1.379 In welchem Abschnitt gelangen Galle und Pankreassaft in den Verdauungstrakt?
1. Sie erreichen das Antrum des Magens über die Papilla mammaria.
2. Sie erreichen den Mittelteil des Duodenums über die Papilla Vateri.
3. Sie gelangen am Übergang vom Duodenum zum Jejunum in den Darm und diffundieren durch die Darmwand.

2. Der Ductus pancreaticus mündet gemeinsam mit dem Ductus choledochus über die Papilla duodeni major (Papilla Vateri) in den Pars descendens des Duodenums.

Pflege bei endokrinologischen, stoffwechsel- und ernährungsbedingten Erkrankungen

1.380 Was raten Pflegende einem Patienten zur Vorbeugung vor Gichtanfällen?
1. Reduktion der Flüssigkeitszufuhr.
2. Einschränkung des Fleischgenusses (besonders Innereien), Verzehr von Kernobst.
3. Zuckerarme Kost.

2. Reichliches Trinken ist sinnvoll. Da Gicht nicht unmittelbar auf Kohlenhydratzufuhr zurückzuführen ist, sondern durch purinreiche Kost verursacht ist, wirkt insbesondere eine Reduktion des Fleischgenusses vorbeugend.

1.381 Glukagon:
1. Hebt den Blutzuckerspiegel.
2. Hat keinen Einfluss auf den Blutzucker.
3. Ist ein Insulinabbauprodukt.

1. Glukagon ist ein im Pankreas gebildetes Hormon, das bei der Regulation des Blutzuckerspiegels als Gegenspieler des Insulins wirkt. Es erhöht den Blutzuckerspiegel.

1.382 Die Hyperthyreose ist u. a. durch Pulsveränderungen gekennzeichnet. Durch welche?
1. Bradykardie.
2. Tachykardie.
3. Arrhythmie.

2. Bei einer Hyperthyreose ist der Grundumsatz erhöht und somit der Herzschlag beschleunigt (Tachykardie).

1.383 Worauf weist Azetongeruch in der Ausatemluft hin?
1. Hungerzustand bei Diabetes mellitus.
2. Fäulnis im Darm.
3. Beginnender Insulinschock.

1. Azetongeruch (ähnlich wie faulende Äpfel) tritt beim diabetischen Koma (Hyperglykämie) auf, aber auch bei einer langdauernden Hungerperiode.

1.384 Bei stark erniedrigtem Blutzucker (Hypoglykämie) können Pflegende folgendes Symptom nicht beobachten:
1. Tremor.
2. Polyurie.
3. Konzentrationsstörungen.

2. Polyurie ist ein Zeichen für erhöhten Blutzucker, da mit dem Zucker, der aus dem Harn nicht mehr rückresorbiert werden kann (Nierenschwelle bei etwa 180 mg/dl), auch vermehrt Wasser ausgeschieden wird.

1.385 Welche ist eine mögliche Ursache eines hypoglykämischen Schocks bei Patienten mit Diabetes?
1. Diätfehler mit erheblicher Überschreitung der verordneten Broteinheiten.
2. Außergewöhnlich starke körperliche Belastung.
3. Höheres Lebensalter.

2. Eine zu starke Senkung des Blutzuckerspiegels entsteht durch einen zu hohen Verbrauch von Glukose durch körperliche Anstrengung. Auch eine zu hohe Insulindosierung kann dazu führen.

**1.386 Welche Aussage ist richtig?
Eine Broteinheit (BE) entspricht:**

1. 25 g Kohlenhydraten.
2. 5 g Kohlenhydraten.
3. 12 g Kohlenhydraten.

3. Eine Broteinheit entspricht etwa 12 g Kohlenhydraten (Definition: Menge von insgesamt 12 g Monosacchariden, verdaulichen Oligo- und Polysacchariden sowie Sorbit und Xylit).

1.387 Eine Patientin hat Diabetes, der mit Tabletten behandelt wird. In der Nacht klingelt sie und klagt über Übelkeit. Außerdem gibt sie Sehstörungen an und hat einen plötzlichen Schweißausbruch. Das Blutzuckermessgerät ist defekt und es würde zu lange dauern, einen Ersatz zu beschaffen. Was unternehmen Pflegende in diesem Fall nach dem Messen von Puls und RR als Sofortmaßnahme?

1. Traubenzucker geben.
2. Schocklage.
3. Eine Tablette Oxazepam verabreichen.

1. Die Symptome lassen an eine Hypoglykämie denken und so sollte unmittelbar Glukose zugeführt werden. Selbst wenn eine Hyperglykämie vorläge, schadet die verabreichte Glukose nicht. Anschließend ist umgehend der Arzt zu benachrichtigen. Ideal wäre es natürlich, unverzüglich den Blutzuckergehalt zu bestimmen und die weiteren Maßnahmen nach dem Messergebnis auszurichten.

1.388 Welche Süßungsmittel darf ein Diabetiker problemlos verwenden?

1. Honig und Kandiszucker.
2. Traubenzucker, Gelierzucker und Puderzucker.
3. Süßstoffe, wie Stevia, Xylit und Erythrit

3. Süßstoffe wie Stevia, Xylit und Erythrit sind unbedenklich. Das absolute Zuckerverbot gilt nicht mehr, weil mäßiger Zuckergenuss den Erkrankungsverlauf nicht beeinflusst.

1.389 Wie hoch ist die Zuckermenge, die von der Deutschen Diabetes Gesellschaft (DGG) Diabetikern pro Tag empfohlen wird?

1. 25 g
2. 50 g
3. 8 Stücke Würfelzucker

2. 50 g – dies entspricht 12 Stücken Würfelzucker und deckt sich mit der Empfehlung der WHO für Nichtdiabetiker.

1.390 Welche Maßnahme ist ein Bestandteil der Therapie des diabetischen Komas?

1. Sofortige Gabe von Normalinsulin.
2. Sofortige Gabe von Depot-Insulin.
3. Sofortige Gabe von 20%-iger Glukoselösung.

1. Das diabetische Koma ist ein hyperglykämischer Notfall, der eine sofortige Blutzucker-Senkung mit Normal-(Alt-)Insulin erforderlich macht.

1.391 Welches der folgenden Symptome ist bei Hypoglykämie nicht typisch?

1. Bradykardie.
2. Bewusstseinstrübung, die auf Glukoseinjektion verschwindet.
3. Bewusstlosigkeit und Krampfanfälle.

1. Bradykardie ist nicht typisch für eine Hypoglykämie. Die anderen Symptome können im Rahmen eines hypoglykämischen Schocks auftreten.

1.392 Eine Schilddrüsenszintigrafie ergibt einen kalten Knoten. Welche Schlussfolgerung trifft zu?

1. Es kann sich um autonome Adenome handeln, die mit oder ohne einer Schilddrüsenüberfunktion einhergehen.
2. Es besteht Karzinomverdacht.
3. Zur Behandlung sind Schilddrüsenhormone oder eine totale Strumektomie indiziert.

2. Kalte Knoten der Schilddrüse können sich als Karzinome erweisen.

1.393 Welche Fehlfunktion liegt bei der Mukoviszidose (zystische Fibrose) vor?

1. Eine Störung fast aller exokrinen Drüsen.
2. Eine Störung der Bronchialschleimhaut.
3. Zystenbildung in der Niere.

1. Die zystische Fibrose ist eine angeborene Stoffwechselerkrankung, die nahezu alle exokrinen Drüsen betrifft und u. a. zu einer Erhöhung der Viskosität ihrer Sekrete führt.

1.394 Beim Diabetes insipidus:

1. Kommt es zu einer vermehrten H_2O-Ausscheidung durch Störung der Rückresorption in den Tubuli.
2. Besteht ein Insulinmangel.
3. Zeigt sich eine Polyurie mit hohem spezifischem Gewicht des Harns.

1. Der Diabetes insipidus hat mit der Zuckerkrankheit nur die Namensähnlichkeit gemein. Aufgrund des Mangels an antidiuretischem Hormon (ADH) und der dadurch bedingten Störung der Konzentrationsfähigkeit der Nieren (niedriges spezifisches Gewicht), kommt es zur vermehrten Wasserausscheidung (Polyurie) und gesteigertem Durstgefühl (Polydipsie).

1.395 Wann wird bei Diabetes mellitus Glukose im Urin ausgeschieden?

1. Wenn die Glukosesynthese in der Niere gesteigert ist.
2. Wenn bei erhöhtem Blutzuckerspiegel Glukose tubulär sezerniert wird.
3. Wenn bei erhöhtem Blutzuckerspiegel mehr Glukose filtriert wird als tubulär resorbiert werden kann.

3. Der Rückresorptionsmechanismus im proximalen Tubulus ist nur zur Bewältigung bestimmter Konzentrationen eingerichtet – wird der Schwellenwert (bei Glukose etwa 180 mg/dl) überschritten, muss der unbewältigte Anteil mit dem Urin ausgeschieden werden.

1.396 Insulinmangel führt zu spezifischen Reaktionen des Körpers. Welche Aussage trifft nicht zu?

1. Gesteigerte Lipolyse.
2. Ketonkörperbildung.
3. Hypoglykämie.

3. Insulin ist ein anaboles (aufbauendes) Hormon: Es sorgt für den Zuckertransport in die Zelle, fördert den Aufbau und bremst den Abbau zellulärer Energiereserven. Insulinmangel führt also sowohl zur Hyperglykämie als auch zum Abbau von Energiereserven (Lipolyse). Ketonkörper entstehen vermehrt beim Abbau von Fettsäuren.

1.397 Drüsen des menschlichen Körpers produzieren u. a. Hormone. Welche Zuordnung ist nicht korrekt?

1. Schilddrüse – Kalzitonin.
2. Nebennierenmark – Adrenalin.
3. Nebennierenrinde – Progesteron.

3. Die Schilddrüse produziert Kalzitonin, das als Gegenspieler des Parathormons (aus den Nebenschilddrüsen) den Serumkalziumspiegel senkt. Im Nebennierenmark werden Adrenalin und Noradrenalin gebildet, während in der Nebennierenrinde die Kortikosteroide synthetisiert werden.

1.398 Es gibt im Körper weitere hormonproduzierende Drüsen. Welche der genannten Zuordnungen ist richtig?

1. Hypophyse – Follikel-Hormon.
2. Langerhans-Inseln der Bauchspeicheldrüse – Glykogen, als Gegenspieler zur Glukose.
3. Hypophyse – das menstruationsfördernde Hormon, als maßgeblicher Motor für die Aufrechterhaltung des weiblichen Zyklus.

1. Glykogen ist ein Mehrfachzucker und kein Hormon. Natürlich unterliegt der weibliche Zyklus hormonellen Steuermechanismen, ein menstruationsförderndes Hormon aus der Hypophyse gehört jedoch nicht dazu.

1.399 Welches Hormon wird im Nebennierenmark gebildet?
1. Adrenalin.
2. Aldosteron.
3. Adrenokortikotropes Hormon (ACTH).

1. Adrenalin wird im Nebennierenmark gebildet, Aldosteron in der Nebennierenrinde, ACTH in der Hypophyse.

1.400 Das leistungssteigernde Hormon Adrenalin:
1. Bewirkt eine Erweiterung der Herzkranzgefäße.
2. Wird in der Nebennierenrinde gebildet.
3. Bewirkt eine Abnahme der Herzfrequenz.

1. Adrenalin ist ein Stresshormon, das im Nebennierenmark produziert wird. Es steigert Herzfrequenz und -schlagkraft, erweitert die Bronchien und verengt die Hautgefäße.

1.401 Welche allgemeine Aussage über Hormone trifft zu?
1. Sie werden in exokrinen Drüsen gebildet.
2. Sie wirken bei Reaktionen immer als Katalysator.
3. Sie lösen spezifische Reaktionen aus, die an mehreren Organen stattfinden können.

3. Hormone sind vom Körper in meist endokrinen Drüsen produzierte Substanzen, die ihre Zielorgane v. a. auf dem Blutweg erreichen und dort Stoffwechsel und Reproduktion beeinflussen. Einige Hormone, z. B. das Noradrenalin, wirken auch als Neurotransmitter.

1.402 Welches Hormon steuert den Kalziumspiegel im Blut?
1. Aldosteron.
2. Parathormon.
3. Adrenokortikotropes Hormon (ACTH).

2. Das in den Nebenschilddrüsen gebildete Parathormon regelt gemeinsam mit seinem Gegenspieler Kalzitonin den Kalziumhaushalt.

1.403 Welche Angabe zum Aldosteron trifft zu?
1. Es wird im Nebennierenmark gebildet.
2. Es dient der Regulation des Elektrolyt- und Wasserhaushaltes.
3. Es gehört zur Gruppe der Glukokortikoide.

2. Aldosteron ist ein in der Nebennierenrinde gebildetes Mineralokortikoid, das den Wasser- und Elektrolythaushalt des Körpers steuert.

1.404 Das Cushing-Syndrom ist:
1. Oft Folge einer Behandlung mit Steroiden.
2. Folge einer Unterfunktion der Nebennierenrinde.
3. Mit einer Hypotonie verbunden.

1. Das Cushing-Syndrom entsteht bei einem Überangebot von Glukokortikoiden. Symptome sind sämtliche Kortikoid-(Neben-)Wirkungen, u. a. Bluthochdruck.

1.405 Die Phenylketonurie ist eine Störung im:
1. Kohlenhydratstoffwechsel.
2. Aminosäurestoffwechsel.
3. Fettstoffwechsel.

2. Die Phenylketonurie ist eine angeborene Störung des Aminosäurestoffwechsels.

Pflege bei hämatologischen und onkologischen Erkrankungen

1.406 Warum werden Menschen mit Blutgruppe 0 als Universalspender bezeichnet? Weil ihre Erythrozyten:
1. Sowohl A- wie auch B-Agglutinogene besitzen.
2. Weder A- noch B-Agglutinogene besitzen.
3. Weder durch Agglutinine noch durch Glutinine agglutiniert werden können.

2. Erythrozyten der Blutgruppe 0 tragen keine Antigene, die durch gruppenungleiches Blut agglutiniert werden können. Sie können also theoretisch jedem Patienten übertragen werden (Universalspender).

1.407 Welche Serumeigenschaft besitzt ein Träger der Blutgruppe 0?
1. Nur Anti A.
2. Nur Anti B.
3. Anti A und Anti B.

3. Im Serum der Blutgruppe 0 befinden sich Antikörper gegen die Erythrozytenmerkmale A und B.

1.408 Welche Aussage trifft zu? Intrinsic Factor ist notwendig für die Resorption von:
1. Vitamin B_{12}.
2. Eisen.
3. Eiweiß.

1. Intrinsic Factor ist notwendig für die Resorption von Vitamin B_{12} im Dünndarm. Beim Fehlen von Intrinsic Factor kommt es zum Vitamin-B_{12}-Mangel und damit zur perniziösen Anämie.

1.409 Bei Polyglobulie handelt es sich um Vermehrung:
1. Der Globuline im Serum.
2. Der Erythrozyten.
3. Aller korpuskulären Elemente des Bluts.

2. Eine Polyglobulie ist der Anstieg der Erythrozytenzahl über den physiologischen Normwert. Im Labor zeigt sich eine Erhöhung von Hb-Wert und Hämatokrit.

1.410 Welches Symptom gehört nicht zu einer Agranulozytose?
1. Hohes Fieber.
2. Schleimhautulzera.
3. Petechiale Hautblutungen.

3. Die Agranulozytose ist eine meist medikamentös verursachte Schädigung der Granulozyten im peripheren Blut, die zunächst zu einer Störung des Allgemeinbefindens und Fieber, später zu Schleimhautgeschwüren, Hautnekrosen und regionalen Lymphomen führen kann.

1.411 Ursachen einer erhöhten Blutungsneigung sind:
1. Eisenmangel.
2. Verbrauchskoagulopathie.
3. Vitamin-B_1-Mangel.

2. Die Verbrauchskoagulopathie (schwere Gerinnungsstörung) führt zu erhöhter Blutungsneigung. Eisenmangel und Vitamin-B-Mangel führen zur Anämie.

1.412 Klinische Zeichen einer akuten Blutungsanämie sind:
1. Atemnot.
2. Bradykardie.
3. Hypertonie.

1. Der Verlust von Sauerstoffträgern (Erythrozyten) führt zur Hautblässe und Atemnot (Dyspnoe). Kompensatorisch kommt es zur Tachykardie.

1.413 Krebsmetastasen im Gehirn stammen vorwiegend von:
1. Bronchialkarzinomen.
2. Mammakarzinomen.
3. Magenkarzinomen.

1. Typische Metastasierungen sind: Bronchialkarzinome – Gehirn; Mammakarzinome – Knochen und Leber; Magenkarzinome – Leber.

Pflege bei rheumatischen, orthopädischen und traumatologischen Erkrankungen

1.414 Der Morbus Bechterew:
1. Ist eine rheumatische Erkrankung.
2. Entsteht durch Überlastung der Wirbelsäule.
3. Zeichnet sich durch seinen schmerzfreien Verlauf aus.

1. Der Morbus Bechterew ist eine chronisch-entzündlich-rheumatische Erkrankung der Wirbelsäule und ihrer angrenzenden Gelenke. Sie ist sehr schmerzhaft.

1.415 Bei welcher Schädelverletzung sollte eine sofortige intensive medikamentöse Infektionsprophylaxe eingesetzt werden?
1. Offene Verletzung der Kopfschwarte.
2. Schädelbasisfraktur mit Liquoraustritt.
3. Commotio cerebri.

2. Wenn eine Liquorrhö (Liquoraustritt) besteht, muss zur Vorbeugung von Infektionen des ZNS eine systemische Antibiose erfolgen.

1.416 Was ist die Erste Hilfe bei einem eingedrungenen Fremdkörper in den Bauchraum?
1. Der Fremdkörper muss sofort entfernt werden.
2. Der Fremdkörper muss in der Wunde belassen werden.
3. Der Fremdkörper sollte auf Hautniveau gekürzt werden, um den Patienten leichter transportieren zu können.

2. Fremdkörper im Bauchraum müssen bei der Erstversorgung unbedingt belassen werden, da unsachgemäßes Entfernen des Fremdkörpers die Verletzung erheblich verschlimmern kann (Gefäß- und Nervenverletzungen, starker Blutverlust).

1.417 Eine Patientin, die bei einem Sturz mit dem Hinterkopf aufschlug, wird ½–1 Stunde später bewusstlos. Welche therapeutische Maßnahme ist erforderlich?
1. Eisbeutel auf den Kopf legen und laufende Beobachtung sicherstellen.
2. Schockbehandlung mit Plasmaexpandern einleiten.
3. Den sofortigen Transport in eine Klinik der Maximalversorgung veranlassen.

3. Ein Patient, der nach einem Sturz bewusstlos wird, muss sofort in eine Klinik eingewiesen werden. Bewusstlosigkeit nach einem freien Intervall spricht für eine epidurale Blutung, die nur in einem Krankenhaus der Maximalversorgung (mit Neurochirurgie) behandelt werden kann.

1.418 Die Knochenneubildung nach einem Knochenbruch geht aus:
1. Von der Epiphysenfuge, weil diese das Wachstum steuert.
2. Von der Markhöhle, weil in ihr die Osteoklasten gebildet werden, die der Reparatur des zerstörten Knochengewebes dienen.
3. Vom Periost (Knochenhaut), weil es die Blutversorgung des Knochens sicherstellt.

3. Von der gefäßreichen Knochenhaut (Periost) aus sprießen Kapillaren und wandern Fibroblasten in den Frakturspalt.

1.419 Für die Osteoporose gilt:
1. Körperliche Bewegung fördert die Geschwindigkeit des Verlaufs.
2. Tritt häufiger bei Frauen als bei Männern auf.
3. Es besteht die Gefahr von Knochenhyperplasien.

2. Die Osteoporose tritt bei Frauen wesentlich häufiger auf als bei Männern. Bewegung gilt als Prophylaxe und die Erkrankung führt nicht zu Knochenwachstum, sondern zum Abbau.

1.420 Die Osteomyelitis ist eine Entzündung des Knochenmarks und:
1. Ist eine rheumatische Erkrankung.
2. Führt zu aseptischen Knochennekrosen.
3. Kann im Kindesalter durch hämatogene Streuung entstehen.

3. Die Entzündung des Knochenmarks kann durch hämatogene oder direkte Keimeinschleppung entstehen.

1.421 Welche Form der Positionierung ist zur Entlastung bei einem Patienten mit lumbalem Bandscheibenprolaps am besten geeignet?

1. Der Patient liegt auf dem Rücken, seine Unterschenkel sind angewinkelt und erhöht positioniert.
2. Der Patient liegt auf der Seite, seine Unterschenkel sind angezogen.
3. Der Patient erhält in Rückenlage ein festes Spreizkissen zur Erweiterung der Zwischenwirbelräume.

1. Die Stufenbettlagerung, bei der die Unterschenkel auf einem Block liegen, empfinden Patienten mit einem lumbalen Bandscheibenvorfall am angenehmsten.

1.422 Die Bursitis ist eine:

1. Entzündung der Strecksehnen der Finger.
2. Schleimbeutelentzündung.
3. Entzündung der Knorpelflächen des Kniegelenks.

2. Die Bursitis ist eine Entzündung des Schleimbeutels (Bursa). Sie geht in der Regel mit Schwellung, Rötung und Schmerzen einher.

1.423 Eine Arthrose ist:

1. Die Fehlstellung eines Gelenks.
2. Der Zustand nach Hüftgelenksluxation.
3. Der Abbau- und Degenerationszustand eines Gelenks.

3. Eine Arthrose ist eine degenerative Gelenkerkrankung, bei der es zum Abbau des Knorpels und damit zur schmerzhaften Funktionseinschränkung des Gelenks kommt.

1.424 Eine Dupuytren-Kontraktur:

1. Ist die infolge eines Schmerzzustands entstehende Schrumpfung der Unterarmbeuger.
2. Ist die Schrumpfung der Palmaraponeurose, die zur Beugekontraktur der Finger führt.
3. Behandelt man durch lokale Kortikoidinfiltration und Wärmeanwendung.

2. Die Schrumpfung und Knotenbildung der Palmaraponeurose führt zu einer zunehmenden Beugekontraktur der Finger (insbesondere Digitus IV und V).

1.425 Die klassische Form der Ruhigstellung nach einem Schlüsselbeinbruch lässt sich sicherstellen durch:

1. Einen Heftpflasterzugverband.
2. Einen Rucksackverband.
3. Einen Desault-Verband.

2. Die Klavikulafraktur (Schlüsselbeinbruch) wird ganz überwiegend konservativ mit einem redressierenden Rucksackverband behandelt.

1.426 Keine Voraussetzung für eine ungestörte Knochenbruchheilung ist:

1. Die Ruhigstellung der Fraktur.
2. Eine ausreichende Durchblutung der Fragmente.
3. Eine starke Kompression des Bruchspalts, die der Adaptation dient.

3. Entscheidend für eine gute Frakturheilung sind die Ruhigstellung, eine physiologische Einrichtung der Fraktur sowie gute Fragmentdurchblutung. Die Kompression des Frakturspalts ist nicht notwendig.

1.427 Spontanfrakturen entstehen ohne ein adäquates Trauma. Welche Erkrankung führt nicht zu den Veränderungen des Knochengewebes, die solche Frakturen begünstigen?

1. Morbus Crohn.
2. Plasmozytom.
3. Metastasen.

1. Morbus Crohn ist eine chronisch entzündliche Darmerkrankung, die den Knochenstoffwechsel nicht entsprechend beeinflusst.

1.428 Welche Aussage zur Pflege und Überwachung von Patienten mit einer Beckenringfraktur trifft zu?

1. Zur Dekubitusprophylaxe muss der Patient oft umgelagert werden.
2. Zur Pneumonieprophylaxe soll der Oberkörper des Patienten erhöht gelagert werden.
3. Wichtig ist die Beobachtung der Urinfarbe und -menge.

3. Nach Frakturen von Beckenknochen kann es zu Verletzungen der ableitenden Harnwege kommen, worauf blutiger Urin oder Anurie hinweisen können. Darauf achten Pflegende besonders genau.

1.429 Welches Gelenk ist am häufigsten von einer Luxation betroffen?

1. Hüftgelenk.
2. Ellenbogengelenk.
3. Schultergelenk.

3. Das Schultergelenk ist durch den großen Oberarmkopf und die relativ kleine Schulterpfanne besonders anfällig für Luxationen.

1.430 Welche Komplikation tritt bei einer geschlossenen Oberarmschaftfraktur am häufigsten auf?

1. Schädigung des N. medianus.
2. Schädigung des N. radialis.
3. Schädigung des N. ulnaris.

2. Bei Oberarmfrakturen kommt es oft zu einer Radialisschädigung (mit der typischen Fallhand als Zeichen der Lähmung).

1.431 Welche Aussage zur Grünholzfraktur trifft zu?

1. Wie bei jeder Fraktur wird das Periost zerstört.
2. Typische Fraktur älterer Menschen.
3. Tritt vor allem bei Kindern auf.

3. Die Grünholzfraktur ist ein unvollständiger, lediglich subperiostaler Bruch langer Röhrenknochen bei Kindern ohne Fragmentverschiebung (weil der Periostschlauch erhalten bleibt).

1.432 Welche Aussage ist richtig?

1. Bei der primär heilenden Fraktur kommt es zur Kallusbildung.
2. Voraussetzung für eine primäre Knochenbruchheilung ist eine operative Osteosynthese.
3. Bei der sekundären Knochenbruchheilung geht man – wie bei der sekundären Wundheilung – von der Kontamination der Wund- bzw. Frakturfläche aus.

2. Eine primäre Frakturheilung ohne Kallusbildung ist nur bei schmalem, irritationsfreien Frakturspalt gewährleistet, wie er z. B. durch eine Osteosynthesebehandlung zu erzielen ist.

1.433 Unter der Sudeck-Dystrophie versteht man:

1. Eine aseptische Knochennekrose.
2. Eine Knochenatrophie.
3. Eine Knochenmarksentzündung.

2. Die Sudeck-Dystrophie (komplexes regionales Schmerzsyndrom) ist eine meist nach Frakturen der Extremitäten auftretende Atrophie von Knochen und Weichteilen. Ursache sind neurogene Regulationsstörungen der Durchblutung.

1.434 Bei welcher Fraktur achten Pflegende besonders auf das Austreten von Liquor?

1. Bruch der Schädelkalotte.
2. Nasenbeinfraktur.
3. Schädelbasisfraktur.

3. Eine Liquorrhö aus Nase oder Ohr tritt bei knöchernen Schädelverletzungen mit Einriss der Hirnhäute auf, v. a. bei einer Schädelbasisfraktur.

Pflege bei Infektionskrankheiten

1.435 Für die Pflege eines an AIDS erkrankten Patienten gilt eine Aussage nicht. Welche?

1. Er ist grundsätzlich zu isolieren.
2. Er muss vor pathogenen Keimen geschützt werden.
3. Er kann auf einer Allgemeinstation liegen.

1. Eine AIDS-Erkrankung macht keine Isolierung erforderlich, weil die Übertragung nur über virushaltige Körpersekrete geschieht und während der allgemeinen sozialen Kontakte kein Risiko entsteht. In bestimmten Phasen der Erkrankung ist ggf. eine Umkehrisolation erforderlich, um den Patienten vor Infektionen zu schützen.

1.436 Welcher der genannten Befunde ist bei einem Erysipel nicht zu erwarten?

1. Flächige, scharf begrenzte Hautrötungen.
2. Hautblutungen.
3. Schüttelfrost.

2. Das Erysipel (Wundrose) ist eine bakterielle Entzündung von Haut und Unterhaut. Es geht mit einer flächigen, begrenzten Hautrötung und hohem Fieber mit Schüttelfrost einher.

1.437 Wann sind influenzainfizierte Personen ansteckungsfähig?

1. Nur in der Inkubationszeit.
2. Erst nach der ersten Krankheitswoche.
3. Etwa einen Tag vor dem Ausbruch der Krankheit und in der ersten Krankheitswoche.

3. Das Influenzavirus ist der Erreger der hochansteckenden Virusgrippe. Ansteckungsgefahr besteht etwa einen Tag vor Ausbruch und in der ersten Krankheitswoche.

1.438 Ein Patient erkrankt an Botulismus. Er hat in der fraglichen Zeit unterschiedliche Lebensmittel gegessen. Welches Nahrungsmittel ist in diesem Zusammenhang besonders verdächtig?

1. Kartoffelsalat aus dem Imbiss.
2. Erbsensuppe aus der Konservendose.
3. Bouillon aus einem Fertigextrakt zubereitet.

2. Botulinumtoxin ist ein vom Bakterium Clostridium botulinum gebildetes Toxin, das v. a. in unzureichend konserviertem Fleisch, Fisch und Gemüse gebildet wird. Ballonierte (aufgeblasene) Konservenbüchsen sind besonders verdächtig.

1.439 Unter Pyodermie versteht man eine:

1. Exogen entstandene Infektionskrankheit der Haut, die meist durch Staphylococcus aureus (hämolysierende Streptokokken) hervorgerufen ist.
2. Exogen entstandene Infektionskrankheit der Haut durch den Herpes-simplex-Virus.
3. Exogen entstandene Infektionskrankheit der Haut, die sich nach Insektenstichen einstellt.

1. Die Pyodermie ist eine meist eitrige Infektionskrankheit von Haut oder Hautanhangsgebilden, verursacht durch Staphylokokken oder Streptokokken. Das Erysipel und die Phlegmone zählen zu den Pyodermien.

1.440 Welche der folgenden Krankheiten wird durch Pilze verursacht?

1. Soor.
2. Gürtelrose.
3. Impetigo contagiosa.

1. Der Soor ist eine durch den Hefepilz Candida albicans ausgelöste Schleimhautveränderung. Die Gürtelrose wird durch das Varizellenvirus verursacht, Erreger der Impetigo contagiosa sind Streptokokken.

1.441 Welche Erreger spielen beim akuten rheumatischen Fieber ursächlich eine Rolle?
1. Streptokokken.
2. Staphylokokken.
3. Candida albicans.

1. Das rheumatische Fieber ist eine allergische Zweiterkrankung nach einem vorausgegangenen Infekt mit β-hämolysierenden Streptokokken.

1.442 Wie bezeichnet man die Eiteransammlung in einer vorgebildeten Körperhöhle?
1. Furunkel.
2. Empyem.
3. Abszess.

2. Als Empyem bezeichnet man eine Eiteransammlung in einem vorgebildeten Hohlraum des Körpers.

1.443 Eine Phlegmone ist:
1. Eine flächige, bakterielle Gewebsentzündung.
2. Eine Entzündung seröser Häute.
3. Eine Eiteransammlung in natürlichen Körperhöhlen.

1. Unter einer Phlegmone versteht man eine flächenhafte, bakterielle Entzündung des Haut- und Unterhautgewebes.

1.444 Zur normalen Darmflora gehören nicht:
1. Salmonellen.
2. Candida albicans.
3. Escherichia coli.

1. Escherichia coli und Candida albicans sind Keime der physiologischen Darmflora. Candida albicans ist ein Pilz. Salmonellen sind Verursacher schwerer Durchfallerkrankungen.

1.445 Wodurch werden Masern übertragen?
1. Nur durch Nahrungsmittel.
2. Durch Tröpfcheninfektion.
3. Nur durch direkten Kontakt mit befallenen Hautstellen.

2. Das Masernvirus wird aerogen durch Tröpfcheninfektion von Mensch zu Mensch übertragen. Die Masern sind hoch ansteckend: Praktisch 100 % der Zehnjährigen in Europa hatten schon Kontakt mit dem Virus.

1.446 Varizellen (Windpocken) werden übertragen durch:
1. Schmierinfektion.
2. Aerogene Tröpfcheninfektion.
3. Parasiten (indirekt).

2. Varizellen sind eine durch Tröpfcheninfektion von Mensch zu Mensch übertragbare Virusinfektion. Dasselbe Virus ist Erreger der Gürtelrose.

1.447 Die normale Inkubationszeit des Scharlachs beträgt:
1. 2–4 Tage.
2. 8–14 Tage.
3. Etwa 3 Wochen.

1. Scharlach ist eine durch Streptokokken ausgelöste bakterielle Infektionskrankheit mit einer Inkubationszeit von 2–4 Tagen.

1.448 Welche der folgenden Komplikationen ist für Scharlach nicht charakteristisch?
1. Lymphknotenentzündung.
2. Nephritis.
3. Meningoenzephalitis.

3. Die Meningoenzephalitis ist keine Komplikation des Scharlachs, sondern der Masern. Neben anderen Krankheitszeichen können Lymphknotenentzündungen und Nephritis beim Scharlach auftreten.

1.449 Welche dieser Virusarten befällt häufig das Pankreas?
1. Mumps-Virus.
2. Varizellen-Virus.
3. Echo-Virus.

1. Das Mumps-Virus kann neben der Ohrspeicheldrüse auch weitere Drüsen des Organismus befallen. Typische Komplikation von Mumps ist der Befall des Hodens und des Pankreas.

1.450 Welches Symptom trifft bei Shigellenruhr (bakterielle Ruhr) zu?
1. Akuter Beginn mit Leibschmerzen.
2. Meteorismus.
3. Reiswasserartige Stühle.

1. Bei der bakteriellen Ruhr kommt es zu starken krampfartigen Bauchschmerzen mit blutig-schleimigen Durchfällen und entsprechendem Wasserverlust (Exsikkose). Reiswasserartige Stühle sind für die Cholera charakteristisch.

1.451 Bei welcher Erkrankung zeigt sich die Himbeerzunge?
1. Keuchhusten.
2. Scharlach.
3. Masern.

2. Die Himbeerzunge ist charakteristisch für den Scharlach.

Pflege bei Erkrankungen des Immunsystems

1.452 Ein in Mastzellen gespeichertes Gewebshormon, dessen Freisetzung typischerweise allergische Reaktionen auslöst (z. B. Hautjucken, Quaddelbildung, Asthma) ist das:
1. Adrenalin.
2. Histamin.
3. Prostaglandin.

2. Histamin ist der Vermittler allergischer Reaktionen. Adrenalin ist ein sympathikoton wirkendes Katecholamin. Prostaglandine wirken u. a. wehenauslösend.

1.453 Bei einer Autoimmunkrankheit:
1. Werden zu wenig Antikörper gebildet.
2. Ist die Immunität nicht vollständig ausgebildet.
3. Werden Antikörper gegen körpereigene Zellen gebildet.

3. Bei einer Autoimmunerkrankung bildet das Immunsystem Antikörper gegen körpereigene Zellen und Gewebe, z. B. Lupus erythematodes und Erkrankungen aus dem rheumatischen Formenkreis.

1.454 Eine Anaphylaxie kann entstehen:
1. Bei einer Sensibilisierung durch Nahrungsmittel.
2. Nach parenteraler Zufuhr von kristalloiden Lösungen.
3. Durch eine natürliche Unempfindlichkeit gegen Infektionen.

1. Eine Anaphylaxie ist eine starke, allergische Reaktion. Sie kann sich im Prinzip gegen jeden körperfremden, organischen Stoff richten und zu lebensgefährlichen Reaktionen führen. Kristalloide Infusionslösungen sind diesbezüglich praktisch immer unproblematisch.

1.455 Welche hämodynamische Ursache gehört zu der genannten Schockform?
1. Hämorrhagischer Schock – Erweiterung der Arteriolen durch vegetative Impulse und zentrale Dysregulation.
2. Neurogener Schock – durch starken Blutverlust bedingter Blutdruckabfall.
3. Anaphylaktischer Schock – durch Überempfindlichkeit gegenüber Fremdeiweiß bedingte plötzliche Gefäßweitstellung.

3. Der Schock ist ein Missverhältnis zwischen Sauerstoffbedarf und -angebot. Durch massiven Blutverlust ist die ausreichende Durchblutung der Organe nicht mehr gewährleistet. Auch durch Versacken von Blut in den Kapazitätsgefäßen bei einer allergischen oder Schreckreaktion kann es zu einem Schock kommen.

1.456 Welche allergische Erkrankung der Atemwege kann zu akuter Lebensgefahr führen?
1. Bronchitis.
2. Pneumonie.
3. Glottisödem.

3. Das Glottisödem entspricht einer massiven Schwellung des Kehldeckels (Epiglottis) und der umliegenden Schleimhaut. Durch das Zuschwellen der Atemwege kann eine akute Erstickungsgefahr entstehen.

Pflege bei Haut- und Geschlechtskrankheiten

1.457 Die Verbrennung der gesamten Kopfhaut bedeutet für einen Erwachsenen einen Anteil an der Gesamtoberfläche des Körpers von:
1. 5 %.
2. 9 %.
3. 18 %.

2. Nach der „Neunerregel" entfallen auf die Verbrennung der Kopfhaut beim Erwachsenen ca. 9 % der Gesamtkörperoberfläche.

1.458 Ein Furunkel:
1. Ist die Entzündung einer Schweißdrüse.
2. Wird durch Staphylokokken hervorgerufen.
3. Wird durch Streptokokken hervorgerufen.

2. Ein Furunkel ist eine schmerzhafte durch Staphylokokken verursachte Haarbalgentzündung, die bevorzugt an Nacken, Achselhöhle und Leiste auftritt.

1.459 Bei der Behandlung großflächiger Verbrennungen bedarf es reichlicher Infusionen, weil:
1. Eine massive Störung des Flüssigkeits- und Elektrolythaushalts auftritt.
2. Sie die Schmerzen beseitigen.
3. Sie spätere Narbenkontrakturen verhüten.

1. Verbrennungen gehen mit großen Wasser-, Elektrolyt- und Eiweißverlusten über die Wunden einher. Eine der wichtigsten Therapiemaßnahmen in der Klinik ist deshalb die Zufuhr von Wasser und Elektrolyten.

1.460 Ein Karbunkel ist:
1. Eine Fingereiterung.
2. Eine konfluierende (zusammenfließende) eitrige Entzündung von Haarfollikeln.
3. Ein pyogenes Ödem.

2. Eine meist durch Staphylokokken ausgelöste Entzündung mehrerer Haarfollikel nennt man Karbunkel (ein einzelner entzündeter Haarbalg würde Furunkel heißen).

1.461 Von den nachstehenden Erkrankungen der Haut kann allergisch bedingt sein:
1. Psoriasis.
2. Impetigo.
3. Ekzem.

3. Allergische Hautreaktionen zeigen sich am häufigsten als Ekzem, einem meist roten und juckenden Hautbezirk.

1.462 Ein Ekzem ist:
1. Ein typisches Krankheitsbild bei Scharlach.
2. Ein typisches Krankheitsbild bei Masern.
3. Eine allergisch-entzündliche Hauterkrankung.

3. Das Ekzem ist eine allergisch-entzündliche Hauterkrankung, die mit einer lokalen Hautrötung und meist starkem Juckreiz einhergeht. Auslösend können praktisch alle körperfremden Stoffe sein.

1.463 Eine häufige Hauterkrankung ist die Impetigo contagiosa (Borken- oder Grindflechte). Sie wird verursacht durch:
1. Viren.
2. Bakterien.
3. Arzneimittel (allergische Genese).

2. Die hochansteckende Impetigo contagiosa wird durch Staphylokokken oder Streptokokken verursacht.

1.464 An welchen Körperteilen tritt die Schuppenflechte typischerweise auf?
1. In den Zwischenräumen der Finger und Zehen.
2. In den Beugefalten der Gliedmaßen.
3. An der Streckseite der Extremitäten.

3. Die Schuppenflechte (Psoriasis vulgaris) tritt bevorzugt auf an Ellenbogen, Knie (Extremitätenstreckseiten), behaartem Kopf, Handtellern und Fußsohlen.

1.465 Eine Erklärung für die Fachbegriffe von Hauteffloreszenzen trifft nicht zu. Welche?
1. Papeln – Knötchen.
2. Pusteln – Eiterbläschen.
3. Erythem – Hautblutung.

3. Das Erythem bezeichnet eine flächenhafte Hautrötung, die z. B. durch Infektion entsteht.

1.466 Welche der folgenden Aussagen zum Krankheitsbild Skabies (Krätze) trifft zu?
1. Skabies befällt meist Hals und Gesicht.
2. Durch Kratzen können Sekundärinfektionen entstehen.
3. Eine Behandlung der Kleidung des Erkrankten sowie seiner Kontaktpersonen ist nicht erforderlich.

2. Krätze ist eine ansteckende Hauterkrankung, die durch die Krätzmilbe hervorgerufen wird, und vor allem die Beugeseiten von Armen und Beinen, die Fingerseiten, die Nabelregion, Brustwarzen und den Penisschaft befällt: Kratzen an den juckenden Hautstellen kann eine Sekundärinfektion verursachen.

1.467 Bei der Behandlung eines Oberlippenfurunkels ist der Versuch ihn auszudrücken absolut kontraindiziert. Dabei würde vor allem die Gefahr entstehen, dass:
1. Eine Kieferhöhlenentzündung entsteht.
2. Eine Wangenphlegmone entsteht.
3. Eine in das Schädelinnere aufsteigende Thrombophlebitis (Sinusthrombose) auftreten kann.

3. Furunkel oberhalb der Oberlippe dürfen nicht aufgedrückt werden, da die Gefahr einer Keimverschleppung über venöse Geflechte in das Schädelinnere gegeben ist (Sinusthrombose).

Pflege bei nephrologischen und urologischen Erkrankungen

1.468 Welche Maßnahme zur Pneumonieprophylaxe ist bei Patienten mit Niereninsuffizienz nicht geeignet?
1. Vermehrte Flüssigkeitszufuhr.
2. Atemübungen.
3. Halb erhöhte Positionierung des Oberkörpers.

1. Bei verminderter Nierenleistung/Ausscheidung und/oder Dialysepflicht ist eine zusätzliche Volumenbelastung durch vermehrte Flüssigkeitszufuhr grundsätzlich kontraindiziert. Atemübungen mit Vibrationsmassage sowie eine atemerleichternde Positionierung mit erhöhtem Oberkörper sind hingegen förderlich.

1.469 Was versteht man unter einer Azidose?
1. Die Gesamtheit der Vorgänge zur Aufrechterhaltung des Säure-Basen-Haushalts.
2. Eine Senkung des Blut-pH-Werts auf einen Wert, der auch lebensbedrohlich sein kann.
3. Eine erhöhte Salzsäure-Produktion des Magens, die z. B. durch ein Ulkus verursacht sein kann.

2. Unter einer Azidose versteht man eine Senkung des pH-Werts unter den physiologischen Normwert durch den Anfall von Säuren.

1.470 Von einer Blutalkalose spricht man bei einem pH-Wert von:
1. 7,8.
2. 7,4.
3. 6,9.

1. Der normale Blut-pH-Wert liegt bei 7,4. Werte darunter sind azidotisch (sauer), Werte darüber alkalisch (basisch).

1.471 Welche der folgenden Angaben zur Nierentransplantation ist falsch?
1. Das Spenderorgan wird in die Fossa iliaca eingebettet.
2. Sie bedeutet für den Betroffenen eine starke finanzielle Belastung und Verpflichtungen gegenüber dem Spender bzw. seinen Angehörigen.
3. Nierentransplantierte Menschen müssen lebenslang Immunsuppressiva einnehmen.

2. Die Krankenversicherungen übernehmen die Kosten der Transplantation. Eine Verpflichtung gegenüber Spendern und deren Angehörigen entsteht nicht.

1.472 Welche Aussage trifft für einen Patienten mit Hämodialyse-Therapie zu?
1. Der Patient kann alles essen, was er mag (Wunschkost).
2. Der Patient soll sich kalium- und phosphatarm ernähren.
3. Der Patient soll sich natriumarm ernähren.

2. Die Ernährung sollte kalium- und phosphatarm sein.

1.473 Welche Aussage zur Peritonealdialyse ist falsch?
1. Es handelt sich um ein Filtrationsverfahren über eine Membran aus Polysulfon.
2. Sie eignet sich für Kinder und Berufstätige.
3. Voraussetzung ist ein Peritonealdialyse-Katheter, z. B. der Tenckhoff-Katheter.

1. Bei der Peritonealdialyse dient das Bauchfell (Peritoneum) als semipermeable Membran.

1.474 Was sind die häufigsten Erreger einer Pyelonephritis?
1. Proteus und Kolibakterien.
2. Kolibakterien und hämolysierende Streptokokken.
3. Hämolysierende Streptokokken und Pyocyaneus (Pseudomonas aeruginosa).

1. Proteus und aus dem Darm verschleppte Kolibakterien sind die häufigsten Erreger einer Pyelonephritis (Nierenbeckenentzündung).

1.475 Worauf ist die Ödembildung bei der akuten Glomerulonephritis hauptsächlich zurückzuführen?
1. Harnstoffanstieg.
2. Hyperproteinämie.
3. Kapillarschädigung (Proteinverluste).

3. Bei der akuten Glomerulonephritis kommt es aufgrund der Kapillarschädigung im Glomerulus zum Proteinverlust. Der Proteinmangel im Plasma führt zum Abfall des osmotischen Drucks und zum Ausstrom von Flüssigkeit ins Gewebe (Ödem).

1.476 Die Nierenfunktion kann geprüft werden durch:
1. Den Staub-Traugott-Versuch.
2. Die Bestimmung der harnpflichtigen Substanzen im Blut.
3. Häufige Blutdruckmessung.

2. Bei Niereninsuffizienz zeigt sich klinisch eine Erhöhung der harnpflichtigen Substanzen (Kreatinin, Harnstoff und Harnsäure). Der Staub-Traugott-Versuch ist ein oraler Glukosetoleranztest.

1.477 Welches ist das Leitsymptom des nephrotischen Syndroms?

1. Hämaturie.
2. Proteinurie.
3. Leukozyturie.

2. Leitsymptom des nephrotischen Syndroms ist der Verlust von Eiweiß über die Niere, verursacht durch die Kapillarschädigung im Glomerulus. Folge ist eine vermehrte Ausscheidung von Eiweiß über den Urin (Proteinurie).

1.478 Für ein akutes Nierenversagen gilt:

1. Es ist meist Folge eines infektiösen Geschehens.
2. Die Nierenparenchymschädigung ist meist irreversibel.
3. Das typische Leitsymptom ist fast immer eine Oligurie.

3. Das akute Nierenversagen tritt meistens in Form der „Schockniere" auf, geht mit Oligurie bis Anurie einher und ist in der Regel reversibel.

1.479 Es besteht eine Makrohämaturie. Welche Erkrankung kommt als Ursache nicht infrage?

1. Akute Pyelonephritis.
2. Glomerulonephritis.
3. Gicht.

3. Bei der Gicht kann es neben der Ablagerung von Harnsäurekristallen in den Gelenken auch zum Befall der Niere kommen (Gichtniere), jedoch findet sich in der Regel keine Makrohämaturie.

1.480 Typische Symptome der akuten Pyelonephritis sind:

1. Fieber.
2. Anurie.
3. Entleerung großer Urinmengen.

1. Typisch für die akute Nierenentzündung sind Fieber über 38 °C und klopfschmerzhafte Nierenlager auf einer oder beiden Seiten; zudem bestehen oft die Symptome einer Blasenentzündung.

1.481 Für welche Nierenerkrankung ist eine Proteinurie typisch?

1. Nierentumor.
2. Glomerulonephritis.
3. Schrumpfniere.

2. Das Auftreten von Eiweiß im Harn (Proteinurie) ist eines der Kardinalsymptome der Glomerulonephritis.

1.482 Die Erreger einer chronischen Pyelonephritis sind meist:

1. Staphylokokken.
2. Streptokokken.
3. Kolibakterien.

3. Die häufigsten Erreger einer Pyelonephritis (bis 60 %) sind Kolibakterien, die durch Schmierinfektionen über die Urethra zur aufsteigenden Infektion führen.

1.483 Anämie tritt in Zusammenhang mit Nierenerkrankungen auf, weil:

1. Erythrozyten beim Durchfluss durch die kranke Niere geschädigt und deshalb vermehrt abgebaut werden.
2. Erythrozyten durch die Urämie mikrozytär werden.
3. Ein die Erythrozytenbildung stimulierender Faktor nur noch ungenügend gebildet wird.

3. Entscheidender Grund der renalen Anämie ist, dass durch die Nierenfunktionsstörung der die Erythrozytenbildung anregende Faktor Erythropoetin nicht mehr in ausreichendem Maße gebildet wird.

1.484 Was versteht man unter einer Nierenbeckenplastik?

1. Einsetzen eines Kunststoffimplantats zur Erweiterung des Harnleiterabgangs.
2. Eine rekonstruktive Operation zur Beseitigung eines engen Harnleiterabgangs.
3. Die operative Fixation einer Niere in anatomisch richtiger Lage.

2. Durch eine Nierenbeckenplastik werden Abflussstörungen am Übergang von Nierenbecken zu Harnleiter beseitigt. Zumeist ist dabei das Nierenbecken verkleinert.

1.485 Mit einem Clearance-Test prüft man:
1. Die Ausscheidungsfähigkeit (Filtrationsrate der Niere für einen bestimmten Stoff).
2. Die Entgiftungsfähigkeit der Leber, bezogen auf vital gefährdende Stoffe.
3. Die Herzleistung (bezogen auf die Menge des ausgeworfenen Bluts) bei definierter Belastung.

1. Die Clearance ist ein Maß für die Ausscheidungsfähigkeit der Niere. Zur normalen Beurteilung der Nierenfunktion wird die Insulin- oder Kreatinin-Clearance herangezogen.

1.486 Welches Symptom kann man bei einer Prostatahyperplasie beobachten?
1. Restharnbildung.
2. Lidödeme.
3. Polyurie.

1. Durch das Abflusshindernis (Vergrößerung der Drüse) kommt es zu Störungen der Blasenentleerung mit Restharn. Auch häufiger Harndrang ohne vermehrte Ausscheidung (Pollakisurie) und erschwertes Wasserlassen (Dysurie) sind typisch.

1.487 Die Prostatahypertrophie ist:
1. Eine Wucherung der Prostatakapsel.
2. Eine Wucherung der paraurethralen Drüse.
3. Eine maligne Veränderung der Prostata.

2. Die Prostatahypertrophie ist eine Vergrößerung der Prostata durch Wucherung der paraurethralen Drüsen. Sie tritt im Alter bei den meisten Männern auf und führt u. a. zu Blasenentleerungsstörungen.

1.488 Ein Frühsymptom des Harnblasenkarzinoms besteht in:
1. Zeitweiliger Dysurie.
2. Zeitweiliger Hämaturie.
3. Zeitweiligem Harnstau.

2. Typisch ist eine meist schmerzlose Hämaturie (blutiger Urin). Sie ist auch ein Frühsymptom des Hypernephroms (Nierenkarzinoms).

1.489 Zu einer Hypokaliämie kommt es:
1. Nach einer Transfusion von hämolysiertem Blut.
2. Bei massiven Durchfällen.
3. Bei akutem Nierenversagen.

2. Durchfälle (und Erbrechen) können zu schweren Entgleisungen des Elektrolythaushalts führen. Auch der Missbrauch von Abführmitteln kann Hypokaliämien verursachen. Verzehr von Trockenobst ist eine Möglichkeit, Kalium zuzuführen.

1.490 Eine Kombination von stark erniedrigtem Serumeiweiß, Proteinurie und Ödemen spricht für:
1. Glomerulonephritis.
2. Nephrotisches Syndrom.
3. Schockniere.

2. Das nephrotische Syndrom ist gekennzeichnet durch Proteinurie, Hypoproteinämie und Ödeme. Die Glomerulonephritis imponiert durch Hämaturie, die Schockniere durch Anurie.

1.491 Welche der folgenden Ernährungsempfehlungen ist am besten für Dialysepatienten geeignet?
1. Hoher Verzehr von Salz, um den Flüssigkeitshaushalt auszugleichen.
2. Verstärkter Verzehr von Obst und Gemüse, um genug wasserlösliche Vitamine aufzunehmen, die durch die Dialysebehandlung ausgeschwemmt werden.
3. Vermeidung von kaliumreichen Lebensmitteln, um das Risiko von Herzrhythmusstörungen zu reduzieren.

3. Von Obst und Gemüse sollte als Richtwert nur die Menge verzehrt werden, die in eine Dessertschale passt, da Obst und Gemüse viel Kalium enthalten.

Pflege bei gynäkologischen Erkrankungen, Schwangerschaft, Geburt und Wochenbett

1.492 Welche Aussage zum Fluor genitalis trifft nicht zu?
1. Unter Fluor genitalis versteht man den Ausfluss aus dem weiblichen Genitale als Folge gesteigerter Sekretion.
2. Er ist immer entzündlich bedingt.
3. Er kann eine Infektionsquelle darstellen. Deshalb ist erhöhte Sorgfalt geboten, z. B. durch das Tragen von Einmalhandschuhen bei unmittelbarem Kontakt mit dem Genitale.

2. Ein leichter farb- und geruchloser, glasig-schleimiger Ausfluss, der sich bei sexueller Erregung, in der Zyklusmitte, bei Schwangerschaft, aber auch bei psychischem Stress verstärkt, ist normal.

1.493 Bei Spülungen des äußeren Genitales:
1. Verwenden Pflegende körperwarmes Wasser.
2. Ist stets Desinfektionslösung ins Wasser zu geben.
3. Ist das Innere der Vagina gründlich zu spülen.

1. Durch allzu großzügigen Gebrauch von Desinfektionslösungen können resistente Hospitalkeime gezüchtet werden. Vaginalspülungen sind nur unter enger Indikationsstellung sinnvoll.

1.494 Die fortlaufenden Routineuntersuchungen während der Schwangerschaft umfassen:
1. Errechnung des voraussichtlichen Geburtstermins nach der Naegele-Regel und Bestimmung der Blutgruppe.
2. Messungen des Leibesumfangs und des Körpergewichts.
3. Anleitung zur Geburtsvorbereitung.

2. Das Errechnen des Geburtstermins und die Blutgruppenbestimmung erfolgt einmalig. Die Anleitung zur Geburtsvorbereitung ist ein freiwilliger Kurs und hat mit medizinischen Untersuchungen nichts zu tun.

1.495 Wie oft sollte eine schwangere Frau zur Vorsorgeuntersuchung gehen?
1. Alle 4 Wochen.
2. Alle 2 Wochen bei Beschwerden oder Unregelmäßigkeiten im Schwangerschaftsverlauf.
3. Einmal alle 4 Wochen und ab der 32. SSW alle 14 Tage.

3. Diese Angaben gelten für einen unkomplizierten Schwangerschaftsverlauf, bei einer Risikoschwangerschaft sind zusätzliche Untersuchungen erforderlich.

1.496 Eine häufig eintretende, behandlungspflichtige Komplikation im Wochenbett ist nicht:
1. Thrombose.
2. Lochialstau.
3. Leichte depressive Verstimmung.

3. Die Wochenbett-Depression (Baby-Blues) ist in der Regel nur von kurzer Dauer. Eine medikamentöse Behandlung ist normalerweise nicht erforderlich. Der Lochialstau und die Thrombose stellen jedoch ernstzunehmende Komplikationen dar.

1.497 Eine Frau, die ihr Kind stillen möchte:
1. Regt die Milchproduktion vor der Geburt durch Abpumpen an.
2. Wartet mit dem Stillen, bis der Milchfluss ausreichend in Gang gekommen ist.
3. Legt ihr Kind möglichst unmittelbar nach der Geburt an.

3. Bereits die Vormilch (Kolostrum) ist reich an Antikörpern. Frühes Anlegen fördert die Darmperistaltik des Kindes und die Milch schießt bei der Mutter weniger heftig ein, sodass der Milcheinschuss weniger oder keine Beschwerden bereitet.

1.498 Welche Gefahr geht von einem Plazentarest aus, der nach der Geburt in der Gebärmutter verbleibt?
1. Eine lebensbedrohliche Nachblutung.
2. Die myomatöse Entartung des Uterus.
3. Anschließende fortlaufende Metrorrhagien.

1. Die Myomentwicklung hat mit verbliebenen Plazentaresten im Uterus nichts zu tun. Auch Metrorrhagien (Zwischenblutungen im Menstruationszyklus) sind nicht durch eine ungenügende Plazentalösung verursacht.

1.499 **Eine Patientin mit Hyperemesis gravidarum sollte:**
1. Zur Stabilisierung des Elektrolythaushalts möglichst viel Salzwasser trinken.
2. Parenteral ernährt werden, da die Patientin oral zugeführte Nahrung nicht bei sich behält.
3. Viele kleine hochkalorische Mahlzeiten zu sich nehmen, um den Gewichtsverlust auszugleichen.

2. Das unstillbare Erbrechen (unabhängig von Nahrungsaufnahme) kann zu Gewichtsabnahme und durch den Flüssigkeitsmangel zu Kreislaufstörungen führen und deshalb eine parenterale Substitution von Flüssigkeit und Nährstoffen erforderlich machen.

1.500 **Welche pflegerischen Maßnahmen sind bei einer Präeklampsie nicht notwendig?**
1. Regelmäßige Blutdruckkontrollen.
2. Regelmäßige Blutzuckerkontrollen.
3. Flüssigkeitsbilanzierung.

2. Das Krankheitsbild ist durch die Hauptsymptome Ödeme, Proteinurie und Hypertonie gekennzeichnet. Bis auf die Blutzuckerkontrollen sind deshalb alle genannten Maßnahmen sinnvoll.

1.501 **Die Prophylaxe der Mastitis puerperalis im Rahmen der Pflege einer Wöchnerin:**
1. Umfasst die Schonung der Brustwarzen durch die richtige Stillanleitung.
2. Erfordert keine Säuberung der Brustwarzen vor und nach dem Stillen.
3. Schützt das Kind vor Keimübertragung.

1. Die Mastitisprophylaxe besteht aus der Vermeidung des Kontakts zwischen Brust und Lochien, sorgfältiger Brustpflege und korrektem Anlegen des Kindes. Der Schutz des Kindes gehört nicht dazu.

1.502 **Während des Vorlagenwechsels bei einer Wöchnerin ist auf folgende Aspekte zu achten:**
1. Farbe, Menge und Geruch der Lochien (Wochenfluss).
2. Verwendung steriler Vorlagen.
3. Die regelmäßige Anwendung von kortisonhaltigem Spray zur Hemmung einer Entzündung der eventuell bestehenden Episiotomienarbe.

1. Keime können vom äußeren Genitale über die Vagina in die Gebärmutter aufsteigen. Deshalb sollte man die (unsterilen) Vorlagen häufig wechseln und den Wochenfluss beobachten.

1.503 **Die Kontrolle der Blasenfunktion nach der Entbindung ist wichtig, da die Veränderungen der Druckverhältnisse und des Bindegewebes zu Blasenentleerungsstörungen führen können. Die erste spontane Urinentleerung post partum (p. p.) sollte erfolgen:**
1. Nach spätestens 24 Stunden.
2. Nach 6–8 Stunden.
3. Nach der ersten Mahlzeit mit der Aufnahme von Getränken.

2. Nach etwa 6 Stunden p. p. sollte eine Spontanmiktion erfolgt sein. Miktionsstörungen in den ersten Tagen nach der Geburt sind häufig, da sich ein Blasenhals- oder Harnröhrenödem gebildet haben kann oder es zu einer Irritation der versorgenden Nerven gekommen ist, die sich meist spontan zurückbildet.

1.504 **Welche Aussage zur Wochenbettgymnastik ist korrekt?**
1. Sie dient der Eingewöhnung in einen normalen vierstündlichen Stillrhythmus.
2. Sie darf auch nach geburtshilflichen Eingriffen wie Dammschnitt oder Kaiserschnitt erfolgen.
3. Sie ist grundsätzlich entbehrlich und lediglich für Frauen mit einer besonders schwach ausgebildeten Beckenbodenmuskulatur empfohlen.

2. Die Wochenbettgymnastik dient der Normalisierung der Funktionen des Körpers der Wöchnerin sowie ihrem Wohlbefinden. Sie ist selbstverständlich auch nach massiveren geburtshilflichen Eingriffen indiziert.

1.505 Bei der Adnexitis sind:
1. Tube und Uterus entzündlich verändert.
2. Ovar und Tube entzündlich verändert.
3. Portio und Zervix entzündlich verändert.

2. Die Adnexitis ist die ein- oder beidseitige Entzündung von Eileiter und Eierstock. Typische Folgen sind Sterilität und Extrauteringravidität. Ursache sind Vernarbungen der Eileiter.

1.506 Unter Klimakterium versteht man:
1. Den Zeitpunkt der letzten Regelblutung.
2. Die letzten 12 Regelblutungen der Geschlechtsreife (Menopause).
3. Den Zeitraum von einigen Jahren vor und nach der Menopause.

3. Das Klimakterium („Wechseljahre") umfasst die Zeit der hormonellen Umstellung des weiblichen Zyklus von der Geschlechtsreife zum Senium. In das Klimakterium fällt auch die letzte Regelblutung.

1.507 Eine der Bedeutungen der genannten Varianten der Menstruationsblutung ist nicht korrekt zugeordnet. Welche?
1. Polymenorrhö – zu häufige Blutung.
2. Hypermenorrhö – sehr schmerzhafte Blutung.
3. Oligomenorrhö – zu seltene Blutung.

2. Es ist sinnvoll, die Bedeutung von häufig auftauchenden Vorsilben zu lernen: poly = viele; hyper = über, oberhalb, (zu) stark; oligo = wenig.

1.508 Unter einer Konisation versteht man:
1. Einen operativen Verschluss des Zervixkanals.
2. Die Entfernung von Vagina und Vulva.
3. Die Entnahme eines kegelförmigen Gewebsstücks aus der Portio.

3. Das Ausschneiden eines Gewebskegels dient meist krebsdiagnostischen Gründen, kann aber auch die Entfernung einer Präkanzerose zum Ziel haben.

1.509 Die Operation nach Wertheim-Meigs ist meist angezeigt bei:
1. Kollumkarzinom.
2. Vaginalkarzinom.
3. Mammakarzinom.

1. Diese Operationstechnik entspricht der abdominellen Radikaloperation bei Kollumkarzinom. Es werden die Gebärmutter samt Adnexen sowie das hintere Scheidendrittel und regionale Lymphknoten entfernt.

1.510 Wie bezeichnet man die gutartige Wucherung von Gebärmutterschleimhaut außerhalb des Cavum uteri?
1. Endometritis.
2. Endomykose.
3. Endometriose.

3. Endometritis ist eine Entzündung der Gebärmutterschleimhaut, Endomykose eine Pilzerkrankung innerer Organe.

1.511 Welche Erläuterung der folgenden Begriffe ist korrekt?
1. Primäre Sterilität – nach vorausgegangener Schwangerschaft tritt keine Konzeption mehr ein.
2. Sekundäre Sterilität – bei einer Frau, die noch nie konzipiert hat, tritt trotz Kinderwunsch und Kohabitationen während mindestens eines Jahres keine Schwangerschaft ein.
3. Infertilität – die Konzeptionsfähigkeit ist erhalten, doch werden die Schwangerschaften nicht bis zur Lebensfähigkeit des Kindes ausgetragen. Sekundäres und primäres Vorkommen ist möglich.

3. Infertilität ist die Unfähigkeit, die Frucht bis zur Lebensfähigkeit auszutragen.

1.512 Welche der Aussagen ist richtig?
1. Uterusmyome führen fast nie zu einer malignen Entartung.
2. Uterusmyome entstehen nicht mehr nach dem Ende der Wechseljahre.
3. Uterusmyome kommen auch in der Schwangerschaft vor.

1. Uterusmyome sind gutartige Geschwülste der glatten Uterusmuskulatur. Sie finden sich bei fast 20 % aller Frauen. Die Entartungshäufigkeit liegt bei ca. 0,5 %.

1.513 Welcher der aufgeführten Risikofaktoren ist vermehrt bei Frauen mit einem Korpuskarzinom zu finden?
1. Adipositas.
2. Rauchen.
3. Einnahme von Ovulationshemmern.

1. Übergewicht, Hypertonie, Diabetes mellitus, aber auch die Einnahme von Östrogenpräparaten nach der Menopause sind Risikofaktoren für das Korpuskarzinom.

1.514 Bei einer schmerzhaften Rötung und Schwellung im Bereich der äußeren Labien ist an folgende Erkrankung zu denken:
1. Parametritis.
2. Urethritis.
3. Bartholinitis.

3. Die Entzündung der Bartholin-Drüse (Glandula vestibularis major) kann zu einer bis faustgroßen, sehr schmerzhaften Schwellung führen.

1.515 Was gehört nicht zu den sicheren Schwangerschaftszeichen?
1. Brustvergrößerung.
2. Fetale Herztöne.
3. Nachweis von hCG (humanes Choriongonadotropin) im Urin.

1. Veränderungen an der Körperform der Frau sind nicht beweisend für eine Schwangerschaft.

1.516 Was ist ein vorzeitiger Blasensprung?
1. Das Springen der Fruchtblase vor Geburtstermin.
2. Das Springen der Fruchtblase vor Wehenbeginn.
3. Das Springen der Fruchtblase nach Wehenbeginn, aber vor vollständiger Eröffnung des Muttermunds.

2. Beim vorzeitigen Blasensprung rupturiert die Fruchtblase vor dem Wehenbeginn.

1.517 Welche der folgenden Erkrankungen der Mutter während der Schwangerschaft kann Embryopathien auslösen?
1. Echte Grippe (Influenza).
2. Windpocken (Varizellen).
3. Mumps (Parotitis epidemica).

2. Windpocken können eine Embryopathie verursachen, aber selten. Mumps erhöht die Zahl der Fehlgeburten, führt jedoch nicht zu einer Embryopathie. Schwangere Frauen sind stärker gefährdet, eine Grippeinfektion zu erwerben. Das ungeborene Kind erleidet durch das Virus jedoch keine Fehlbildungen.

1.518 Ein Abort liegt vor:
1. Bei der Geburt eines toten Kindes zum Entbindungstermin.
2. Beim Abgang eines toten Kindes mit einem Körpergewicht von mindestens 1 000 g.
3. Bei Abbruch einer Schwangerschaft bis zum Ende der 28. Schwangerschaftswoche oder dem Abgang eines Fetus mit weniger als 500 g Körpergewicht

3. Unter einem Abort (Fehlgeburt) versteht man den Abbruch einer Schwangerschaft vor dem Ende der 28. Schwangerschaftswoche bzw. den Abgang einer Leibesfrucht mit weniger als 500 g.

1

1.519 Ein Neugeborenes mit Vernix (Käseschmiere) wiegt 2 300 g, ist 43 cm lang und hat Lanugohärchen. Worum handelt es sich?

1. Eine Geburt im regelgerechten Entwicklungsstadium.
2. Eine Frühgeburt.
3. Die Geburt eines Kindes mit konnatalen Schädigungen.

2. Ein Neugeborenes liegt mit 2300 g und 43 cm Körpergröße unter den Normalwerten. Die Vernix und die Lanugobehaarung sind Zeichen der Frühgeburt.

1.520 Wann tritt der physiologische Neugeborenen-Ikterus auf?

1. Am 5.–8. Lebenstag.
2. Unmittelbar nach der Geburt.
3. Am 3.–5. Lebenstag.

3. Der physiologische Neugeborenenikterus entsteht am 3.–5. Lebenstag, ein bei Geburt bestehender Ikterus ist pathologisch.

1.521 Aus welchem Grund wird eine Episiotomie durchgeführt?

1. Zur Verhütung eines Dammrisses.
2. Zur Entleerung eines geburtsbedingten Scheidenhämatoms.
3. Zur Linderung des Wehenschmerzes.

1. Eine Episiotomie (Dammschnitt) erfolgt, um das Einreißen des Damms bei der Dehnung durch den kindlichen Kopf zu verhindern. Eine Risswunde heilt deutlich schlechter als ein glatter Schnitt.

1.522 Welches Vorgehen zur Beendigung der Schwangerschaft ist im Falle eines manifesten mütterlichen Diabetes empfehlenswert?

1. Zangenentbindung am errechneten Termin zur Entlastung der Mutter.
2. Vaginale Blasensprengung bei Hydramnion vor Wehenbeginn.
3. Vorzeitige Geburtseinleitung, je nach Schweregrad des Diabetes, auch wenn das Kind noch unreif ist.

3. Die Gefährdung des Kindes durch einen mütterlichen Diabetes nimmt gegen Ende der Schwangerschaft zu. Bei drohenden Komplikationen sollte die Geburt zwischen der 36. und 38. Woche eingeleitet werden.

1.523 Von einer Plazenta praevia spricht man, wenn:

1. Die Nachgeburt verzögert bzw. unvollständig ausgestoßen wird.
2. Die Plazenta im unteren Uterussegment sitzt und den inneren Muttermund ganz oder teilweise bedeckt.
3. Die Plazentafunktion vorzeitig nachlässt und sich deshalb Umgehungskreisläufe bilden.

2. Plazenta praevia bedeutet Plazenta-Vorfall, womit das Verlegen des Muttermundes und damit des Geburtsweges gemeint ist. Sie kann u. a. zu massiven Blutungen führen.

1.524 Wann hat der Uterus post partum (p. p.) seine normale Größe wieder erreicht?

1. Nach ca. 4–6 Wochen p. p.
2. Sobald die Lochia rubra in die Lochia alba übergegangen sind.
3. Nach ca. 3–4 Monaten p. p.

1. Die Uterusrückbildung (Uterusinvolution) ist nach etwa 4–6 Wochen abgeschlossen. Die Lochia rubra (blutiger Wochenfluss) geht nach etwa einer Woche in die Lochia fuscia (bräunlicher Wochenfluss) über.

1.525 Welches ist der charakteristische Befund bei der Eklampsie?

1. Kardiale Beschwerden.
2. Schwindel.
3. Plötzliche tonisch-klonische Krämpfe mit Bewusstseinsverlust.

3. Die Eklampsie als Steigerung der Präeklampsie (alter Name: EPH-Gestose) geht einher mit einem tonisch-klonischen Krampfanfall. Sie bedeutet eine erhebliche Gefährdung für Mutter und Kind.

1.526 Welche Frequenz haben die kindlichen Herztöne normalerweise gegen Ende der Schwangerschaft?
1. 80–120/min.
2. 120–160/min.
3. 160–200/min.

2. Die kindliche Herzfrequenz gegen Ende der Schwangerschaft liegt bei 120–160/min. Starke Abweichungen nach oben oder unten sind Symptom einer möglichen kindlichen Gefährdung.

1.527 Ein charakteristisches Symptom der puerperalen Infektion ist:
1. Übelriechende Lochien.
2. Wehenartige Kreuzschmerzen.
3. Brennen beim Wasserlassen.

1. Das am stärksten auffallende Symptom einer Infektion im Wochenbett (puerperale Infektion) sind die übelriechenden Lochien (Wochenfluss).

1.528 Zu den körperlichen Merkmalen eines frühgeborenen Kindes rechnet man nicht:
1. Hochrote Haut.
2. Reichlich vorhandenes Unterhautfettgewebe.
3. Mangelhaft ausgebildete Ohrmuscheln.

2. Kennzeichen der kindlichen Unreife bei Frühgeburten sind u. a. Lanugobehaarung, geringes Unterhautfettpolster, gerötete Haut und unvollständig ausgebildete Ohrmuscheln.

1.529 Ab wann spricht man von einer Übertragung?
1. Sobald der Geburtstermin um mehr als 7 Tage überschritten ist.
2. Sobald der Geburtstermin um mehr als 14 Tage überschritten ist.
3. Sobald der Geburtstermin um mehr als 20 Tage überschritten ist.

2. Wenn die Schwangerschaft länger als 42 + 0 Wochen dauert, spricht man von einer Übertragung. Da die Plazenta ab diesem Zeitraum den Fetus nicht mehr ausreichend versorgt, ergibt sich eine Gefahr für das Kind.

1.530 Neugeborene von Müttern mit Diabetes mellitus sind am meisten gefährdet durch:
1. Atemstörungen.
2. Hypoglykämien.
3. Hyperinsulinismus.

1. Neugeborene von Müttern mit Diabetes sind v. a. durch postpartale Anpassungsstörungen insbesondere der Atmung gefährdet. Hyperinsulinismus mit Hypoglykämien sind häufig, aber seltener bedrohlich.

1.531 Der angeborene Ductus arteriosus Botalli ist eine Verbindung zwischen:
1. Pulmonalarterie und Aorta.
2. Aorta und Pulmonalvene.
3. Pulmonalarterie und Pulmonalvene.

1. Der Ductus arteriosus Botalli spielt im embryonalen Kreislauf eine wichtige Rolle, weil er die im Mutterleib noch funktionslose Lunge durch eine Verbindung zwischen Pulmonalarterie und Aorta umgeht.

1.532 Welche Aussage trifft nicht zu? Am Ende des 3. Schwangerschaftsmonats zeigt ein Embryo:
1. Nur Gliedmaßenknospen.
2. Eine rhythmische Herztätigkeit.
3. Weitgehend vollständige Organanlagen.

1. Am Ende des 3. Schwangerschaftsmonates sind bei dem Embryo bereits deutlich sichtbare Zehen und Finger vorhanden.

1.533 Welche Aussagen zu der Steuerung des weiblichen Zyklus trifft zu?

1. Der Eisprung erfolgt unter Einfluss des Testosterons, weil das hauptsächlich bei Männern vorkommende Hormon im weiblichen Körper diesen Effekt verursacht.
2. Durch die Senkung des Progesteronspiegels kommt es zur Menstruation, also dem Abstoßen der in diesem Zyklus nicht benötigten Gebärmutterschleimhaut.
3. Zum Zeitpunkt des Eisprungs verfestigt sich der Zervixschleim, damit das Ei innerhalb des Uterus bleibt.

2. Wenn es nicht zu einer Befruchtung kommt, bildet sich der Gelbkörper zurück und beendet die Progesteronproduktion (Progesteronspiegel sinkt). In der Folge stirbt aufgrund mangelnder Durchblutung die Funktionalis ab, was zur Regelblutung führt.

1.534 Der Nahrungsbedarf in der Schwangerschaft ist:

1. Nicht erhöht, weil es sich um ein normales Geschehen handelt, auf das der weibliche Körper nach der Geschlechtsreife eingerichtet ist.
2. Um 10–15 % (bezogen auf alle Nährstoffe) erhöht, weil die Schwangerschaft dem weiblichen Körper zusätzliche Leistungen abverlangt.
3. Nur für Eiweiß erhöht, weil sich der Bedarf des Embryos (und später des Fetus) auf diesen Nährstoff beschränkt.

2. Der Nahrungsbedarf in der Schwangerschaft ist vor allem gegen Ende der Schwangerschaft um etwa 10–15 % erhöht.

1.535 Welches Hormon ist das wichtigste für einen normalen Schwangerschaftsverlauf?

1. Wachstumshormon.
2. Östrogen.
3. Progesteron.

3. Progesteron gilt als das eigentliche Schutzhormon der Schwangerschaft. Es wird von der Plazenta gebildet und hemmt die Motilität der Uterusmuskulatur.

1.536 Welches Symptom ist nicht typisch bei einem Säugling mit Down-Syndrom?

1. Die Vierfingerfurche, die sich über die gesamte Palmarseite der Hand zieht.
2. Eine dritte Fontanelle, auf der Naht zwischen großer und kleiner Fontanelle.
3. Hohe Muskelspannung und Agilität unmittelbar postpartal.

3. Neugeborene mit Down-Syndrom fallen auch durch eine Muskelhypotonie auf.

Pflege bei Augenerkrankungen

1.537 Was ist ein Uhrglasverband?

1. Eine Bandage zur Stützung des Handgelenks.
2. Eine transparente Binde zum Abdecken von kleineren Verbrennungen.
3. Ein dicht abschließender Verband mit schalenförmigem Kunststoffeinsatz zur Feuchthaltung des Auges.

3. Mit einem Uhrglasverband bedeckt man ein Auge, z. B. bei mangelndem Lidschluss (etwa durch eine Fazialisparese).

1.538 Eine Pflegefachfrau wird vom Augenarzt beauftragt, einem Patienten Augentropfen zur Vorbereitung einer Augenspiegelung zu verabreichen, damit die Pupille weitgestellt ist. Welches Medikament muss in den Tropfen enthalten sein?

1. Ergotamin.
2. Atropin bzw. dessen Derivate.
3. Pilocarpin.

2. Atropin bzw. Atropinderivate wirken parasympatholytisch und stellen die Pupille weit. Pilocarpin wirkt parasympathomimetisch und stellt die Pupille eng.

1.539 Die Alterssichtigkeit:
1. Beruht auf einer nachlassenden Lichtempfindlichkeit der Netzhaut.
2. Entsteht durch eine Elastizitätsminderung der Linse.
3. Wird durch bikonkave Gläser ausgeglichen.

2. Die Alterssichtigkeit (Presbyopie) beruht auf einer Elastizitätsminderung der Linse. Sie äußert sich in nachlassender Akkommodationsfähigkeit des Auges.

1.540 Der Diabetes mellitus führt häufig zu Schäden an:
1. Hornhaut.
2. Linse.
3. Netzhaut.

3. Der Diabetes verursacht in vielen Fällen erhebliche Durchblutungsstörungen an der Netzhaut (Mikroangiopathie), was bis zur Blindheit führen kann.

1.541 Bei grünem Star (Glaukom) gibt man Augentropfen:
1. Zur Pupillenerweiterung.
2. Zur Pupillenverengung.
3. Zur Kontraktion der Bindehautgefäße.

2. Beim grünen Star gibt man pupillenverengende Augentropfen (z. B. Pilocarpin), weil diese Stellung den Abfluss des Kammerwassers verbessert.

1.542 Die Katarakt (grauer Star) tritt unter anderem auf:
1. Als Altersstar.
2. Als Komplikation eines Diabetes mellitus.
3. Als Komplikation einer Epilepsie.

1. Der graue Star ist eine in der Regel altersbedingte Trübung der Linse.

1.543 Unter Ablatio retinae versteht man:
1. Die Entfernung eines doppelseitigen Retinoblastoms.
2. Ein entgleistes Netzhautgefäßsystem in der Schwangerschaft.
3. Eine Netzhautablösung.

3. Eine Ablatio retinae ist eine Netzhautablösung.

1.544 Wann entsteht Kurzsichtigkeit?
1. Bei einem zu kurzen Augapfel.
2. Bei einem zu langen Augapfel.
3. Bei einer verminderten Elastizität der Linse.

2. Die Kurzsichtigkeit (Myopie) entsteht durch einen zu langen Augapfel, bei dem sich die Strahlen vor der Netzhaut vereinigen.

1.545 Nachlassendes Sehvermögen, Kopfschmerzanfälle, Lichtscheu und Übelkeit lassen zuerst denken an:
1. Netzhautablösung.
2. Retinopathie.
3. Glaukom (grüner Star).

3. Der grüne Star geht einher mit nachlassendem Sehvermögen, Kopfschmerzen, Lichtscheu und Übelkeit. Der akute Glaukomanfall ist ein dramatisches und schmerzhaftes Ereignis.

1.546 Frühkindliches Schielen:
1. Ist eine harmlose, vorübergehende Erscheinung.
2. Muss so früh wie möglich behandelt werden.
3. Verursacht andauernd verschwommene Doppelbilder.

2. Frühkindliches Schielen (Strabismus) muss so früh wie möglich behandelt werden, da im Erwachsenenalter eine auf dem nicht führenden Auge entstandene Schwachsichtigkeit nicht mehr zu beheben ist.

Pflege bei Hals-Nasen-Ohren-Erkrankungen

1

1.547 Pflegerische Interventionen können Parotitiden (Ohrspeicheldrüsenentzündungen) verhindern. Dazu eignet sich folgende Maßnahme besonders gut.

1. Patienten motivieren, saure Speisen in den Mund zu nehmen, z. B. zuckerfreie saure Bonbons, Zitronenschnitze.
2. Reduktion der Trinkmenge, damit der Körper reaktiv die Speichelmenge erhöhen kann.
3. Umstellung des Patienten auf Sondenkost, damit sich die Flora in der Mundhöhle regeneriert.

1. Intensive Kaubewegungen und eine ausreichende Versorgung mit Flüssigkeit wirken sich günstig auf die Mundschleimhaut aus. Speisen mit saurem Geschmack fördern die Speichelproduktion und damit ein gesundes Klima in der Mundhöhle.

1.548 Unter Hörsturz versteht man:

1. Eine Innenohrentzündung durch Bakterien.
2. Einen plötzlichen Hörverlust aus unbekannter Ursache.
3. Einen Unfall, bei dem sich der Betroffene eine Verletzung des Mittelohrs zugezogen hat.

2. Ein Hörsturz ist ein plötzlicher Hörverlust aus unbekannter Ursache. Verantwortlich sein können z. B. Durchblutungsstörungen, Virusinfektionen, allergische Reaktionen.

1.549 Die häufigste Ursache des Nasenblutens beim älteren Menschen:

1. Unfälle unter Beteiligung des Nasengerüsts.
2. Gerinnungsstörungen, z. B. im Zuge einer Behandlung mit Antikoagulanzien.
3. Eine arterielle Hypertonie.

3. Häufigste Ursache des Nasenblutens (Epistaxis) beim älteren Menschen ist die Hypertonie, die zu Gefäßzerreißungen im Locus Kieselbachii führt.

1.550 Welches der angegebenen Symptome trifft für eine Otitis media zu?

1. Schallleitungsschwerhörigkeit.
2. Rezidivierender Schüttelfrost mit anschließenden septischen Temperaturen.
3. Anfallsartig auftretender, heftiger, pochender Kopfschmerz.

1. Eine akute Otitis media (Mittelohrentzündung) betrifft unter anderem die im Mittelohr befindliche Gehörknöchelchenkette und führt daher auch zur Schallleitungsschwerhörigkeit.

1.551 Die akute Entzündung der Kehlkopfschleimhaut mit starker Schwellung, Einengung des Lumens und dadurch bedingter Atemnot, die vornehmlich im Kleinkindalter auftritt, bezeichnet man als:

1. Pseudokrupp.
2. Larynx-Papillomatose.
3. Tracheitis.

1. Der Pseudokrupp ist eine subglottische Laryngitis des Kleinkindalters, die mit erheblicher Schwellung und dadurch bedingter Atemnot verbunden sein kann.

1.552 Nicht zu den Komplikationen der akuten Sinusitis zählen:

1. Osteomyelitis.
2. Mastoiditis.
3. Durchbruch in die Orbita.

2. Komplikation der akuten Nebenhöhlenentzündung sind fortgeleitete Infekte des Knochens (Osteomyelitis) und der Orbita (Augenhöhle).

1.553 Ein Trommelfellschnitt (Parazentese) kann notwendig werden bei:
1. Akuter Otitis media.
2. Akuter Innenohrentzündung.
3. Einem Cholesteatom.

1. Ein Einschnitt in das Trommelfell kann zur Entlastung notwendig werden bei akuter Mittelohrentzündung (Otitis media).

1.554 Welche der genannten Maßnahmen sind bei plötzlichem Nasenbluten als Erstmaßnahme anzuwenden?
1. Kopf nach hinten beugen und durch den Mund atmen.
2. Kopf nach vorn beugen und Nase zuhalten.
3. Vorsichtig die Nase schnäuzen und ggf. kaltes Wasser durch die Choanen ziehen.

2. Beim plötzlichen Nasenbluten soll der Kopf nach vorn gebeugt und die Nase zugehalten werden. Das führt zu Tamponierung und Stillstand der Blutung.

Pflege bei neurologischen und neurochirurgischen Erkrankungen

1.555 Worauf deuten nach einem Unfall folgende Symptome hin: Pupillendifferenz, Bewusstlosigkeit, Streckspasmen der Extremitäten?
1. Schmerzbedingter Schockzustand.
2. Gehirnerschütterung.
3. Erhöhter Hirndruck.

3. Die beschriebenen Symptome deuten auf eine Hirndruckerhöhung hin.

1.556 Welche Symptome treten bei einem Schädel-Hirn-Trauma 1. Grades (SHT I) auf?
1. Retrograde Amnesie und Bewusstlosigkeit.
2. Koma.
3. Ausfälle von Bewegungsfunktionen.

1. Das SHT I ist durch Bewusstlosigkeit < 5 Minuten, Amnesie und vegetative Symptome (Kopfschmerzen, Schwindel, Übelkeit, Erbrechen) gekennzeichnet. Die Symptome müssen innerhalb von 5 Tagen vollständig zurückgebildet sein.

1.557 Von einem Schädel-Hirn-Trauma (SHT) spricht man:
1. Beim Vorliegen einer großen Kopfplatzwunde.
2. Wenn eine Schädelfraktur nachweisbar ist.
3. Wenn nach einer Kopfverletzung eine Hirnbeteiligung vorliegt.

3. Ein SHT liegt vor, wenn bei einer Kopfverletzung auch das Gehirn beteiligt ist, ohne dass eine offene Verletzung vorliegen muss.

1.558 Worauf deutet eine Pupillendifferenz nach Schädel-Hirn-Trauma primär hin?
1. Impressionsfraktur der Kalotte.
2. Durchtrennung eines Sehnervs.
3. Blutung in das Schädelinnere.

3. Eine Pupillendifferenz (Anisokorie) nach Schädel-Hirn-Trauma deutet immer auf eine intrazerebrale Schädigung hin, z. B. durch eine Blutung.

1.559 Die Charakterisierung eines somnolenten Patienten entspricht folgender Beschreibung am ehesten:
1. Er spricht auf äußere Reize nicht an.
2. Er ist leicht in seiner Bewusstseinslage getrübt.
3. Er kann auch als komatöser Patient bezeichnet werden.

2. Somnolenz entspricht einer Schläfrigkeit. Der Patient reagiert auf äußere Reize und ist nicht in einem komatösen Zustand.

1.560 Bei einem epiduralen Hämatom:
1. Ist vielfach das freie Intervall (keine Symptome) zu beobachten.
2. Tritt eine Blutung aus den Ohren auf.
3. Kommt es zu zerebralen Anfällen.

1. Das epidurale Hämatom entsteht durch eine meist verletzungsbedingte Blutung einer Hirnarterie. Nach einem zunächst symptomfreien Intervall treten zerebral bedingte Ausfälle (Halbseiten- und Hirndruckzeichen) auf.

1.561 Ein Patient zeigt eine monotone, leise Sprache, seine Körperhaltung ist nach vorn übergebeugt und hängend. Die Bewegungen wirken hölzern und automatenhaft, sein Gesicht maskenartig. Außerdem ist eine starke Verarmung der Gestik zu erkennen. Wie bezeichnet man diese Beobachtungen?
1. Akinese.
2. Rigor.
3. Tremor.

1. Die Akinese als Bewegungsarmut ist ein typisches Symptom des Parkinson-Syndroms. Rigor ist eine gesteigerte Muskelgrundspannung (ebenso ein Parkinson-Symptom). Tremor ist ein anderes Wort für Zittern.

1.562 Eine pflegerische Maßnahme bei einem epileptischen Anfall ist:
1. Versuchen, durch Festhalten von Armen und Beinen den Anfall zu mildern.
2. Den Patienten so lagern, dass er sich nicht verletzt, ihn aber nicht festhalten.
3. Den typischen Zungenbiss während des Anfalls durch Einlage eines Mundkeils aus Hartgummi verhindern.

2. Bei einem zerebralen Anfall ist es wichtig, den Patienten nicht allein zu lassen und dafür zu sorgen, dass keine Gegenstände in seiner Nähe sind, an denen er sich verletzen kann. Das Festhalten des Betroffenen würde den Patienten gefährden. Die Verwendung eines Mundkeils kann ebenfalls zu Verletzungen führen.

1.563 Welche Aussage über Menschen mit Epilepsie ist zutreffend?
1. Die Betroffenen dürfen nicht Auto fahren.
2. Die Unberechenbarkeit der Anfälle kann bei dem Patienten zu starken Einschränkungen im alltäglichen Leben führen.
3. Die Patienten sind nicht berufstätig.

2. Die Betroffenen dürfen nach individuell unterschiedlich zu wertenden Kriterien, die sich auf die Zeit der Anfallsfreiheit beziehen, Kraftfahrzeuge steuern. Sie sind durchaus in der Lage, einen Beruf auszuüben.

1.564 Wie verständigen sich Pflegende mit einem Patienten, der aufgrund eines Schlaganfalls eine totale Aphasie hat?
1. Sie sprechen langsam in kurzen, einfachen Sätzen und begleiten ihre Sätze mit Gesten.
2. Sie wiederholen das Gesagte so lange, bis der Patient es verstanden hat.
3. Sie benutzen ausschließlich Schriftkarten, um sich verständlich zu machen.

1. Langsames, gestenreiches Sprechen erleichtert das Verständnis. Pflegende vermeiden die Überlastung des Patienten und reduzieren die Kommunikation keinesfalls auf Schriftsprache oder Piktogramme.

1.565 Welches Ziel hat die Pflege nach Bobath nicht?
1. Die rasche Umgewöhnung des Patienten mit Hemiparese auf die weniger betroffene Seite.
2. Die Stimulation der Sensibilität.
3. Eine Verbesserung der räumlichen Wahrnehmung.

1. Die Pflege nach dem Bobath-Konzept fördert bei Menschen mit einer Hemiparese die Wahrnehmung der stärker betroffenen Seite. Muskeltonus und Bewegungsabläufe des Patienten sollen normalisiert werden.

1.566 Ein Patient auf der Station hat vor einer Woche einen Schlaganfall erlitten. Warum soll der Nachttisch an seiner stärker betroffenen Körperseite stehen und warum sollen Pflegende und andere Bezugspersonen den Kontakt zum Patienten von derselben Seite her aufnehmen?

1. Diese Strategie erleichtert dem Patienten Alltagshandlungen.
2. Weil der Patient dann nicht aus dem Bett fallen kann.
3. Weil der Patient die gelähmte Körperseite bewusst wahrnehmen soll.

3. Nach einem Schlaganfall neigt der Patient dazu, die stärker betroffene Seite zu ignorieren. Dem wirkt eine Ansprache über die betroffene Seite und das Platzieren des Nachttischs auf dieser Seite entgegen.

1.567 Was ist bei der Lagerung eines Patienten mit Hemiplegie zu beachten?

1. Füße nie gegen harte, sondern nur gegen nachgiebige Unterlagen abstützen.
2. Bindenrollen in die spastische Hand geben oder die Hand auf einer (Gips-)Schiene fixieren, damit sie geöffnet bleibt.
3. Bettbügel anbringen, damit der Patient sich mit dem weniger betroffenen Arm beim Positionswechsel allein unterstützen kann.

1. Die Einlage z. B. einer Binde in die stärker betroffene Hand zur Kontrakturenprophylaxe kann als Spätfolge eine dauerhafte Fingerbeugung bzw. -versteifung bewirken. Auch das Anbringen eines Bettbügels ist kontraindiziert, weil die Nutzung dieses Hilfsmittels die Spastik verstärkt und den Patienten auf die Nutzung der weniger betroffenen Seite fokussiert.

1.568 Eine Patientin mit Morbus Parkinson beobachten Pflegende auf folgendes pflegerelevante Symptom dieser Erkrankung:

1. Vermehrter Speichelfluss.
2. Zunehmende Stuhlinkontinenz.
3. Neigung zu Ödemen.

1. Typische Symptome bei der Parkinson-Krankheit sind neben Tremor, Rigor und Hypo- bzw. Akinese: Speichelfluss, übermäßige Talgsekretion (Salbengesicht) und verstärktes Schwitzen.

1.569 Nach einem Schädel-Hirn-Trauma spricht für eine Hirndrucksteigerung:

1. Verlangsamter Puls und Erhöhung des Blutdrucks.
2. Beschleunigung des Pulses und Blutdrucksenkung.
3. Beschleunigung des Pulses und Erhöhung des Blutdrucks.

1. Für eine Hirndrucksteigerung spricht der Druckpuls, eine Verlangsamung des Pulses bei gleichzeitiger Erhöhung des Blutdrucks.

1.570 Worauf deutet am ehesten eine langsam einsetzende Bewusstlosigkeit nach einem Sturz (oft nach Tagen) hin?

1. Extradurales (epidurales) Hämatom.
2. Subdurales Hämatom.
3. Kleinhirnblutung.

2. Ein subdurales Hämatom wird oft erst nach einem freien Intervall von 2–3 Tagen, manchmal nach Wochen symptomatisch (wegen der langsamen Größenzunahme).

1.571 Welches Leitsymptom bietet die Trigeminusneuralgie?

1. Heftigste Schmerzattacken im von den Nervenästen versorgten Bereich.
2. Deutlich herabgesetzte Sensibilität.
3. Lähmung der mimischen Gesichtsmuskulatur.

1. Die Trigeminusneuralgie äußert sich in plötzlich einsetzenden, heftigen Schmerzen im Gesicht. Objektive neurologische Ausfälle (Lähmungen, Sensibilitätsausfälle) treten nicht auf.

1.572 Absencen können als Symptome auftreten bei:

1. Schizophrenie.
2. Epilepsie.
3. Neurosen.

2. Absencen sind kurzzeitige Bewusstseinstrübungen, die im Rahmen einiger Epilepsieformen vorkommen.

1.573 Welche Symptome können beim epileptischen Anfall (Grand Mal) auftreten:

1. Unwillkürliche Urin- und Stuhlentleerung.
2. Pupillenverengung bei Lichteinfall.
3. Durchgehend erhaltenes Bewusstsein.

1. Der klassische Grand-Mal-Anfall ist durch Bewusstseinsverlust, klonisch-tonische Krämpfe, Zungenbiss und unwillkürlichen Abgang von Urin und Kot gekennzeichnet.

1.574 Welche Ursache kommt für die Entstehung von zerebralen Krampfanfällen nicht infrage?

1. Fieber.
2. Schlafentzug.
3. Cannabismissbrauch.

3. Cannabis (Cannabinoide) verursacht keine zerebralen Krampfanfälle, weil es v. a. dämpfend wirkt. Der Wirkstoff kommt sogar gelegentlich in der Krampftherapie zum Einsatz.

1.575 Beim großen epileptischen Anfall (Grand Mal) ist folgender Ablauf erkennbar:

1. Aura, Vorboten, klonisch-tonische Krämpfe, unwillkürlicher Urin- und Stuhlabgang.
2. Vorboten, Aura, Initialschrei, tonisch-klonische Krämpfe, Erschöpfungsschlaf.
3. Initialschrei, Aura, Vorboten, klonisch-tonische Krämpfe, Erschöpfungsschlaf.

2. Die Reihenfolge der Ereignisse beim Grand-Mal-Anfall: Vorboten, Aura, Initialschrei, Krampfanfall, postiktaler Erschöpfungsschlaf.

1.576 Was versteht man unter einer reflektorischen Pupillenstarre?

1. Ausfall der Reaktion auf Lichteinfall.
2. Ausfall der Reaktion auf Lichteinfall und Naheinstellung.
3. Enggestellte Pupillen bei Heroinabusus.

1. Eine reflektorische Pupillenstarre ist die fehlende Reaktion der meist weiten Pupillen auf einfallendes Licht bei erhaltener Naheinstellungsreaktion. Sie findet sich vor allem bei Neurolues.

1.577 Die symptomatische Epilepsie hat ihre Ursache in:

1. Einer hirnorganischen Schädigung, die z. B. durch ein Trauma hervorgerufen sein kann.
2. Lebensphasen mit massivem psychischem Druck, z. B. Pubertät, Gravidität und während der Menopause.
3. Einer zu raschen Entwicklung des Gehirns, wie sie bei Savants (Menschen mit Inselbegabungen) im Kleinkindalter physiologischerweise vorkommt.

1. Die symptomatische Epilepsie hat ihre Ursache in einer objektivierbaren hirnorganischen Schädigung, z. B. Tumor, Blutung oder Trauma.

1.578 Bei einem generalisierten zerebralen Krampfanfall findet sich:

1. Eine Pfötchenstellung der Hände.
2. Die spastische (aber reversible) Lähmung aller Extremitäten und speziell der Rückenmuskulatur.
3. Eine Bewusstlosigkeit, die in einen Terminalschlaf mündet.

3. Ein Grand-Mal-Anfall ist gekennzeichnet durch Bewusstlosigkeit und tonisch-klonische Krämpfe. Pfötchenstellung findet sich bei der Tetanie.

1.579 Unter einem Status epilepticus versteht man:

1. Anfälle, die bis zu 3 Minuten dauern und mehr als 5-mal pro Tag auftreten.
2. Mehrere Anfälle hintereinander, ohne dass der Betroffene das Bewusstsein wiedererlangt.
3. Den Aufnahmebefund eines Menschen mit Epilepsie.

2. Der Status epilepticus ist eine Anfallsserie mit höchstens kurzen anfallsfreien Intervallen, in denen der Patient das Bewusstsein nicht wiedererlangt.

1.580 Symptome der Commotio cerebri sind:
1. Pupillendifferenz, die sich vor allem bei Flackerlicht zeigt.
2. Bewusstseinsstörung, Erbrechen und Amnesie.
3. Krampfanfälle, die fokal oder tonisch-klonisch ausgeprägt sein können.

2. Leitsymptome der Commotio cerebri (Gehirnerschütterung) sind kurzzeitige Bewusstlosigkeit, Erbrechen und Amnesie (Erinnerungslosigkeit).

1.581 Welches der genannten Symptome lässt sich nicht als typisch für das Parkinson-Syndrom bezeichnen?
1. Tremor.
2. Hypokinesie.
3. Spastische Reflexsteigerung.

3. Die klassische Symptomtrias beim Morbus Parkinson besteht aus Tremor (Muskelzittern), Hypokinesie (Bewegungsarmut) und Rigor (Tonuserhöhung der Muskulatur mit „Zahnradphänomen").

1.582 Die multiple Sklerose (Encephalomyelitis disseminata) ist verursacht durch:
1. Eine Virusinfektion.
2. Eine degenerative Entkoppelung von Nerven und Skelettmuskeln.
3. Im Wesentlichen unbekannte Ursachen.

3. Die Multiple Sklerose ist eine autoimmun vermittelte Erkrankung unbekannter Ursache.

1.583 Für einen frischen, ausgedehnten apoplektischen Insult ist nicht typisch:
1. Schlaffe Halbseitenlähmung.
2. Bewusstlosigkeit.
3. Querschnittslähmung.

3. Ein frischer Schlaganfall (Insult) kann Bewusstlosigkeit, Sprachstörungen und Halbseitensymptomatik verursachen. Die Querschnittslähmung ist die Folge einer Rückenmarksschädigung (durch Unfall oder Tumor).

1.584 Das Parkinson-Syndrom kann auftreten nach:
1. Epidemischer Gehirnentzündung.
2. Spinaler Kinderlähmung.
3. Schizophrenie.

1. Ein Parkinson-Syndrom kann auftreten z. B. nach Hirnhautentzündungen, bestimmten Medikamenten (Neuroleptika) sowie bei Arteriosklerose oder Vergiftungen.

1.585 Wenn ein Patient in schlafähnlichem Zustand nur durch starke Reize vorübergehend erweckbar ist, handelt es sich um:
1. Somnolenz.
2. Stupor.
3. Sopor.

3. Der Sopor ist ein schlafähnlicher Zustand, aus dem der Betroffene nur durch starke Schmerzreize erweckbar ist.

1.586 Eine akut auftretende Halbseitenlähmung lässt in erster Linie denken an:
1. Hirntumor.
2. Meningitis.
3. Apoplex.

3. Eine akute Halbseitensymptomatik ist in erster Linie Hinweis auf einen Apoplex (Schlaganfall).

1.587 Für die Diagnose eines hirnatrophischen Prozesses sind zwei der folgenden Untersuchungen von entscheidender Bedeutung:
1. Liquoruntersuchung und Reflextestung.
2. Computertomografie und Magnetresonanztomografie.
3. Elektroenzephalogramm und somatosensibel evozierte Potenziale.

2. Die bildgebenden Verfahren Computertomografie (CT) und Kernspintomografie (MRT) sind bei organischen Erkrankungen des Hirngewebes wie Schrumpfungsprozessen in der Regel allen anderen diagnostischen Verfahren überlegen.

1.588 Welche Symptome stehen bei einer senilen Demenz während der ersten Krankheitsphasen im Vordergrund?

1. Verlust der Spontansprache.
2. Schwerhörigkeit.
3. Gedächtnis- und Merkfähigkeitsstörungen.

3. Demenz ist eine altersbedingte, diffuse Hirnatrophie, bei der Gedächtnis- und Merkfähigkeitsstörungen im Vordergrund stehen.

Pflege bei psychischen Erkrankungen

1.589 Welche Zuordnung dieser Liste ist korrekt?

1. Hirnorganisches Psychosyndrom, organische psychische Störung – Orientierungs- und Gedächtnisstörungen.
2. Manie – Orientierungs- und Gedächtnisstörungen.
3. Schizophrenie – Schlafstörungen und Niedergeschlagenheit.

1. Eine Manie geht u. a. mit Größenideen und Überaktivität einher. Für Erkrankungen des schizophrenen Formenkreises sind v. a. Halluzinationen in Form von kommentierenden Stimmen typisch.

1.590 Patienten, die an einer Depression erkrankt sind, benötigen pflegerische Unterstützung. Welche Aussage ist zutreffend?

1. Sie setzen Suizidankündigungen nicht um.
2. Sie sind intensiv zu beschäftigen, um sie von kreisenden Gedanken abzulenken.
3. Sie sind direkt auf Suizidgedanken anzusprechen.

3. Die in der Gesellschaft verbreitete Tabuisierung des Themas Suizid ist im Umgang mit entsprechend gefährdeten Patienten nicht angebracht. Pflegende sprechen es vorurteilsfrei an und können auf diese Weise den individuellen Leidensdruck beurteilen.

1.591 Bei Patienten mit Schizophrenie:

1. Halten Pflegende mangels Erfolgsaussicht Informationen, z. B. über (unerwünschte) Medikamentenwirkungen, zurück.
2. Kommt als Ansprechpartner in erster Linie ein Arzt infrage.
3. Sollten Pflegende Gespräche behutsam von wahnhaften Gedanken auf unverfänglichere Themen lenken.

3. Gespräche sollten sich nicht um (unbeeinflussbare) Wahninhalte drehen, sondern auf lebenspraktische Themen gerichtet sein. Auch schizophrene Patienten sind über die Medikation umfassend aufzuklären; fehlende Offenheit würde das Misstrauen verstärken.

1.592 Das Vulnerabilitäts-Stress-Modell:

1. Besagt, dass sich psychisch kranke Menschen unter Stress häufig selbst verletzen.
2. Geht davon aus, dass Menschen eine Überempfindlichkeit oder Verletzlichkeit mit auf die Welt bringen und dass unter dem Einfluss einer Belastung ihr seelisches Gleichgewicht so entgleisen kann, dass sie psychisch krank werden.
3. Vergleicht seelische Gesundheit mit Zuständen, die als krankhaft zu bezeichnen sind.

2. Das Vulnerabilitäts-Stress-Modell beschreibt, dass eine genetisch angelegte Krankheitsdisposition unter dem Einfluss von Stressoren über Zwischenstufen zur akuten Krankheitsmanifestation führen kann.

1.593 Beim Wahn handelt es sich um eine:

1. Störung der optischen und akustischen Wahrnehmung.
2. Verkennung der Umgebung.
3. Inhaltliche Denkstörung.

3. Wahn (Symptom ersten Ranges bei der Schizophrenie) ist eine schwere inhaltliche Denkstörung in Form komplexer Ideengebäude und objektiv falscher Überzeugungen, die durch logische Schlüsse unbeeinflussbar sind.

1.594 Welche psychiatrische Erkrankung verläuft typischerweise in Schüben?
1. Neurosen.
2. Körperlich begründete Psychosen.
3. Schizophrene Psychosen.

3. Die schizophrenen Psychosen zeigen häufig einen schubweisen Verlauf. In den Zwischenphasen sind die Patienten unauffällig.

1.595 Unter einer Depression versteht man:
1. Den unbeeinflussbaren Rückfall auf ein früheres Verhalten.
2. Eine tiefgreifende Niedergeschlagenheit.
3. Eines der Grundsymptome der Schizophrenie.

2. Depression ist eine krankhafte Niedergeschlagenheit, die mit Antriebslosigkeit einhergeht und vermindertes Selbstwertgefühl sowie Selbsttötungsgedanken umfassen kann. Der Rückfall auf ein früheres Verhalten wird als Regression bezeichnet.

1.596 Was gehört nicht zu den Kennzeichen des präsuizidalen Syndroms?
1. Ankündigung des Suizids.
2. Psychische Einengung in allen Lebensbereichen mit schmerzlicher Resignation.
3. Endogene Depressionen.

3. Das präsuizidale Syndrom ist gekennzeichnet durch Rückzug in sich selbst, schmerzliche Resignation, innere, ohnmächtige Aggression, Suizidfantasien und Todeswunsch.

1.597 Welche Erkrankung kann den psychosomatischen Krankheiten zugeordnet werden?
1. Varikosis.
2. Reizdarm.
3. Asthma cardiale.

2. Das Reizdarm-Syndrom zählt zu den klassischen psychosomatischen Erkrankungen, deren Entstehung und Verlauf in engem Zusammenhang mit der Psyche stehen.

1.598 Die Katatonie ist:
1. Eine Antriebslosigkeit nach Schlafentzug.
2. Ein epileptischer Dämmerzustand.
3. Eine Verlaufsform der Schizophrenie.

3. Die Katatonie ist eine vollständige Sperrung des Antriebs, bei der der Patient fast unbeweglich im Bett liegt. Sie ist eine Verlaufsform der Schizophrenie (katatone Schizophrenie).

1.599 Bei einem Suizidversuch ist als Grundstörung als häufigste Ursache zu vermuten:
1. Eine Psychopathie.
2. Abnorme Erlebnisreaktionen.
3. Eine Hebephrenie.

2. Besonders häufig tritt Suizid bei abnormen Erlebnisreaktionen (z. B. nicht verarbeitete Trauer) oder Zyklothymie (endogene Depression) auf.

1.600 Das Gegenteil der Ideenflucht nennt man:
1. Delir, z. B. im Zusammenhang mit Alkoholentzug.
2. Denkhemmung, z. B. aufgrund einer depressiven Störung.
3. Wahnvorstellungen, z. B. als Ausdruck einer Schizophrenie.

2. Das Gegenteil der für die Manie charakteristischen Ideenflucht (ungeordneter Einfall ständig neuer Ideen) ist die für Patienten mit Depression typische Denkhemmung (Unfähigkeit zum Denken).

1.601 Eine Neurose ist eine:
1. Endogene Psychose.
2. Angeborene Erkrankung.
3. Fehlentwicklung oder Fehlhaltung.

3. Eine Neurose ist eine aufgrund eines (oft frühkindlichen) Konflikts entstandene Fehlentwicklung bzw. Fehlhaltung.

1.602 Welche Symptome können auf eine Panikattacke hindeuten?

1. Patient muss immerzu bestimmte Handlungen ausführen oder Dinge kontrollieren, um sich zu beruhigen.
2. Plötzliches überwältigendes Gefühl, sterben zu müssen und/oder verrückt zu werden, oft begleitet von vegetativen Symptomen.
3. Patient hat „Flash Backs", also wiederholte, starke Erinnerungen an eine vergangene Panikattacke.

2. Häufige Symptome bei Panikattacken: Kurzatmigkeit, Erstickungsgefühl, Zittern, Schwitzen, Kribbeln, Taubheitsgefühle, beschleunigter oder starker Herzschlag (Palpitationen), Schwindel, Schüttelfrost, Übelkeit, Schwäche, Druckgefühl in der Brust, Durchfall. Außerdem verspüren Betroffene Gefühle von Kontrollverlust, Fremdheit (Derealisation), Unwirklichkeit oder Loslösung von der eigenen Person (Depersonalisation).
Die Symptome unter 1. deuten auf eine Zwangsstörung hin.
„Flash Backs" treten bei posttraumatischen Belastungsstörungen (PTBS) auf, die sich als starke Erinnerungen an traumatische Erlebnisse äußern.

1.603 Die Soziotherapie ist ein Teil der pflegerischen Betreuung von psychiatrischen Patienten. Diese beinhaltet nicht:

1. Maßnahmen, die dem Patienten z. B. sein Verhalten zu Mitpatienten oder zum Behandlungsteam spiegeln.
2. Hilfestellung bei Schwierigkeiten des Miteinanders.
3. Ein Anti-Aggressionstraining.

3. Antiaggressionstherapien beziehen sich auf gewalttätige Patienten, die Kompetenzen über alternative Handlungsmöglichkeiten erlangen sollen.
In der Soziotherapie wird auf soziales Kompetenztraining durch Rollenspiele gesetzt. Im Rahmen der Soziotherapie wird außerdem Hilfe bei Konflikten angeboten und es werden Kontakte gefördert. Sie findet im sozialen Umfeld des Patienten statt (Hausbesuche, Begleitung zu Terminen).

1.604 Für Patienten im Medikamentenentzug gilt nicht:

1. Die vom Arzt angeordnete Bedarfsmedikation wird direkt auf Anfrage verabreicht, damit Patienten lernen, eigenverantwortlich mit Medikamenten umzugehen.
2. Es werden bevorzugt Öle zur Einreibung und eine Therapie mit Aromen angeboten, um die Entzugsproblematik zu lindern. Im Entzug ist mit der Bedarfsmedikation von Schmerzmitteln vorsichtig und nur nach Arztanordnung umzugehen.
3. Pflegende sollten Patienten zu Bewegung und Entspannungsübungen anhalten und für stützende und entlastende Gespräche beratend zur Seite stehen.

1. Prinzipiell wird die Bedarfsmedikation in der Pflege nur auf Anfrage verabreicht. Im Falle des Medikamentenentzuges gilt es, zunächst alle anderen Möglichkeiten der Linderung einzusetzen (Öl, Aromen, Entspannungstechniken, Bewegung, Gespräche, Ablenkung).

1.605 Zerfahrenes Denken ist charakteristisch für:

1. Schizophrenien.
2. Depressionen.
3. Manien.

1. Zerfahrenes Denken ist die ausgeprägteste Denkstörung bei Erkrankungen des schizophrenen Formenkreises. Das Denken ist zusammenhanglos und unlogisch.

1.606 Das Korsakow-Syndrom:
1. Tritt oft als Symptom der Schizophrenie auf.
2. Ist ein hirnorganischer Defektzustand nach chronischem Alkoholabusus.
3. Ist eine Reizleitungsstörung aufgrund von Tablettenabhängigkeit.

2. Das Korsakow-Syndrom ist ein alkoholbedingtes Psychosyndrom mit Merkschwäche bei erhaltenem Altgedächtnis, wacher Bewusstseinslage, örtlicher und zeitlicher Desorientiertheit und Konfabulationen (objektiv falsche Aussagen).

1.607 Eine wichtige Ursache körperlich begründbarer Psychosen ist:
1. Traumatische Schädigung des Gehirns.
2. Funktionelle Organstörung bei seelischen Konflikten.
3. Maligne Erkrankung mit deutlich begrenzter Lebenserwartung.

1. Sämtliche Schädigungen der Nervengewebssubstanz durch Verletzungen (z. B. Schädel-Hirn-Trauma), Vergiftungen (z. B. Alkohol, hepatische Enzephalopathie) und Entzündungen (z. B. Enzephalitis) können Ursache organisch begründbarer Psychosen sein.

1.608 Welche Angabe ist für die Manie nicht zutreffend?
1. Gehobene Stimmung ohne entsprechenden Anlass.
2. Massive Neigung zur Selbstkritik mit überzogenen Moralvorstellungen.
3. Während einer manischen Phase kann Eigen- oder Selbstgefährdung bestehen.

2. Die Manie äußert sich durch eine unangemessen gehobene Grundstimmung. Die Patienten sind voller Energie, kommen wochenlang ohne Schlaf aus und überschätzen ihre Leistungsfähigkeit. Dies kann sie selbst und andere gefährden.

1.609 Wer neigt besonders zum Suizidversuch?
1. Menschen nach Apoplex, die zusätzlich an Demenz erkrankt sind.
2. Hysterisch gestimmte Menschen mit einer psychischen Deviation.
3. Depressive Menschen im Zustand ängstlicher Erregung.

3. In einer massiven depressiven Phase fehlt häufig nur der Antrieb, den gewünschten Suizid auszuführen. Bei ängstlicher Erregung kann der Antrieb vorhanden sein, der einen Suizidversuch möglich macht.

1.610 Unter primären Wahnideen versteht man:
1. Krankhafte Vorstellungen ohne Zusammenhang mit realen Erlebnissen.
2. Eine krankhaft verfälschte Vorstellung von Sinneseindrücken.
3. Eine krankhafte Verarbeitung wirklicher Erlebnisse.

1. Eine Wahnidee (Wahneinfall, Wahnvorstellung) entsteht nur in der Vorstellung des Kranken. Bei der Wahnwahrnehmung misst der Kranke einer wirklichen Wahrnehmung eine abnorme Bedeutung bei.

1.611 Welche Form der Abhängigkeit hat die größte volksgesundheitliche Bedeutung in Deutschland?
1. Alkoholismus.
2. Schlafmittelmissbrauch.
3. Missbrauch harter Drogen, z. B. Heroin, Crystal Meth, Kokain.

1. Die größte volkswirtschaftliche Bedeutung hat in Deutschland die Alkoholabhängigkeit. Laut einer Studie aus dem Jahr 2020 verursacht der Alkoholkonsum in Deutschland volkswirtschaftliche Kosten in Höhe von 57 Milliarden Euro.

1.612 Welche der nachstehenden Aussagen ist falsch?
1. Eine unangemessene Antriebssteigerung findet sich z. B. bei einem manischen Syndrom.
2. Antriebsminderungen kommen z. B. bei Depressionen vor.
3. Bei Antriebsstörungen sind die Betroffenen nicht in der Lage, ihre Handlungsmotivation sinnvoll zu bewerten.

3. Antriebsstörungen beziehen sich auf verschiedene Motivationslevel. Sie umfassen nicht die Fähigkeit, sie einzuordnen.

1.613 Organische Funktionsstörungen aufgrund psychiatrischer Erkrankungen (z. B. Appetitlosigkeit, Verstopfung, Amenorrhö, Schlaflosigkeit) sind am häufigsten zu beobachten bei:
1. Schizophrenie.
2. Depression.
3. Manie.

2. Organische, zumeist vegetative Symptome liegen am häufigsten bei den Depressionen vor, bei denen psychische Probleme somatisiert werden.

1.614 Eine Schizophrenie zeigt eines der folgenden Symptome nicht typischerweise:
1. Gedankenlautwerden.
2. Ataktische Bewegungen.
3. Hören von Stimmen in Rede und Gegenrede.

2. Ataktische Bewegungen sind in den meisten Fällen ein Ausdruck von zerebralen Störungen.

1.615 Wie gehen Pflegefachpersonen nicht mit einem Patienten um, der eine Panikattacke erleidet?
1. Sie unterstützen ihn bei Atem- oder Entspannungsübungen.
2. Sie erklären ihm eindringlich, dass es keinen Grund für eine Panikattacke gibt.
3. Sie helfen dem Betroffenen, seine Aufmerksamkeit auf etwas anderes zu fokussieren, z. B. was er in seiner Umgebung genau wahrnimmt, wie er seine Füße auf dem Boden spürt, was er riecht, was er hört.

2. Betroffene sind während einer Panikattacke oft nicht in der Lage, rationale Argumente nachzuempfinden. Deshalb ist es sinnvoller, empathisch zu sein, Sicherheit zu vermitteln, für eine ruhige Umgebung zu sorgen und den Betroffenen evtl. von auslösenden Reizen abzuschirmen. Ablenkung und Herstellen eines Bezuges zur Außenwelt kann ebenso hilfreich sein. Falls der Betroffene Erfahrung mit Panikattacken hat, kann man ggf. seine Selbsthilfefähigkeiten aktivieren, indem man fragt, was ihm sonst in solchen Situationen hilft.

1.616 Unter dem Begriff „Verdrängung" versteht man in der Psychologie:
1. Eine bewusste Strategie, mit deren Hilfe ein Betroffener jenen Bedingungen ausweicht, die seinen aktuellen Bedürfnissen nicht entsprechen.
2. Rationale Entscheidungen, die der Bewältigung von Konflikten dienen, von denen das Individuum zunächst überfordert ist.
3. Eine Verschiebung von unlösbaren Konflikten ins Unterbewusste, um die Konfrontation mit unangenehmen Gefühlen wie Unlust und Angst zu vermeiden.

3. Als Verdrängung bezeichnet man einen unbewussten Prozess, mit dem ein Individuum einem Konflikt ausweicht. Die Unbewusstheit – also die mangelnde intellektuelle Steuerung – verbirgt die Tatsache der Verdrängung vor dem Zugriff des Betroffenen.

1.617 Unter welcher Bedingung darf ein psychisch kranker Mensch gegen seinen Willen in eine psychiatrische Klinik eingewiesen werden?
1. Bei erheblicher Gefährdung anderer Menschen.
2. Bei chronischen Wahngedanken, die sich durch ein professionelles Gespräch nicht beeinflussen lassen.
3. Bei akustischen und optischen Halluzinationen, die die Steuerungsfähigkeit ausschalten.

1. Eine zwangsweise Einweisung in eine psychiatrische Klinik kann nur erfolgen, wenn der Patient eine unmittelbare Gefahr für sich bzw. andere darstellt. Grundlage muss eine richterliche Entscheidung sein, vor der der Betroffene anzuhören ist.

1.618 Eine manische Patientin ist sehr getrieben und unruhig. Welche Möglichkeit der Beschäftigung ist sinnvoll?

1. Ein möglichst großes Puzzle zusammensetzen.
2. Gemeinsames Ballspielen im Garten.
3. Einen Film streamen.

2. In der akuten Phase einer Manie sind Beschäftigungen, die Konzentration und Ausdauer erfordern, für die Patienten nicht möglich. Deswegen sollten Aktivitäten gewählt werden, die z. B. mit Bewegung verbunden sind.

1.619 Welche Aussage ist aus pflegerischer Sicht im Umgang mit wahnhaften Patienten angebracht?

1. „Das stimmt doch alles gar nicht, was Sie da erleben."
2. „Das sind ja tolle Sachen, die Sie da erleben."
3. „Was Sie erleben, ist sicher furchtbar für Sie, aber ich sehe das nicht so."

3. Kennzeichen des Wahns ist die Unkorrigierbarkeit. Mit Argumenten ist der Patient nicht zu beeinflussen. Deshalb stimmen Pflegende weder zu, noch lehnen sie die Sicht des Patienten ab. Sinnvoll ist es, Verständnis zu signalisieren und gleichzeitig eine distanzierte Haltung zu den Wahninhalten einzunehmen.

1.620 Eine Patientin befürchtet seit Längerem, sie habe irgendwo im Körper Krebs. Sie konsultiert sehr häufig verschiedene Ärzte, die sie trotz ausführlicher Diagnostik alle nicht dauerhaft beruhigen können. Sie kontrolliert immer wieder ihren Körper, recherchiert ihre Symptome und erhofft sich von Angehörigen und medizinischem Personal Rat und Beruhigung. Worauf deuten diese Verhaltensweisen hin?

1. Sie möchte Aufmerksamkeit erhaschen und nimmt sich zu wichtig. Das könnte ein Hinweis für eine histrionische Persönlichkeitsstörung sein, was die personellen und finanziellen Ressourcen des Gesundheitswesens stark belastet.
2. Die Patientin leidet unter einer besonderen Form der Angststörung – der Krankheitsangststörung (ehemals als Hypochondrie bezeichnet).
3. Es deutet auf Zwangshandlungen hin, womit sie versucht, ihre Befürchtungen unter Kontrolle zu bringen – ein typisches Anzeichen für eine Zwangsstörung.

2. Typisch für die Krankheitsangststörung ist die dauernde Kontrolle, Vergewisserung sowie Untersuchungen, die nur kurzfristige Beruhigung nach negativen Befunden bringen. Diese Verhaltensweisen verfestigen und verstärken jedoch die Angst. Zudem werden körperliche Prozesse oder Phänomene deutlich verstärkt wahrgenommen bzw. durch die Fokussierung darauf auch fehlinterpretiert. Durch die Angst und den Stress können allerdings auch körperliche Symptome ausgelöst werden, die die Betroffenen in ihren Befürchtungen bestätigen. Diese Menschen haben oft einen sehr starken Leidensdruck und benötigen psychotherapeutische Hilfe.

KAPITEL

2 Kompetenzbereich II: Kommunikation und Beratung

Einleitung

Der Kompetenzbereich II trägt den Titel **Kommunikation und Beratung personen- und situationsorientiert gestalten.**

Die Absolventinnen und Absolventen der generalistischen Pflegeausbildung sollen die Fähigkeit erlangen, mit *Menschen aller Altersstufen und ihren Bezugspersonen situations- und personenbezogen kommunizieren und interagieren* können, um eine angemessene *Information und Beratung* sicherzustellen.

Die *Reflexion der eigenen Deutungs- und Handlungsmuster* in der pflegerischen Interaktion, insbesondere im Hinblick auf die vielfältigen *kulturellen und sozialen Hintergründe* der Menschen, ist ein weiterer Schwerpunkt des Kompetenzbereiches II.

Die Auszubildenden sollen befähigt werden, *mit Menschen jeden Alters und ihren Bezugspersonen kurz- und langfristige professionelle Beziehungen einzugehen,* die von Empathie, Wertschätzung, Achtsamkeit und Kongruenz geprägt sind, selbst bei unterschiedlichen Sichtweisen oder Zielsetzungen sowie schwer nachvollziehbaren Verhaltensweisen.

Das Beherrschen verschiedener *Interaktionsformen in unterschiedlichen Pflegesituationen* sowie sie das *Spannungsfeld zwischen Nähe und Distanz* auszubalancieren, sind weitere Fähigkeiten, die die Auszubildenden im Kompetenzbereiches II erlernen.

Die Thematik *Information, Schulung und Beratung für Menschen aller Altersstufen* ist ein weiterer Schwerpunkt. Nicht nur das methodische Vorgehen bei diesen pflegerischen Tätigkeiten, sondern auch Inhalte zu einigen beispielhaften Beratungsthemen sind in diesem Kapitel des Buches als Fragen zur Prüfungsvorbereitung formuliert und lassen sich gedanklich gut mit den Inhalten des Kompetenzbereichs I verknüpfen.

Nicht zuletzt ist das *ethisch korrekte Handeln als Pflegefachperson,* das Verinnerlichen ethischer Prinzipien zum Wohl der zu pflegenden Menschen und ihrer Angehörigen Ziel der unterrichtlichen Auseinandersetzung im Kompetenzbereich II.

2.1 **Menschen begehen bei der Wahrnehmung anderer Personen Fehler, die sich häufig bereits zu Beginn des ersten Kontakts ereignen. Welche Fehler-Kategorie entspricht nicht der wissenschaftlichen Terminologie?**

1. Visus-Fehler. Dabei geht es um die optische Missdeutung der Persönlichkeit des anderen Menschen.
2. Logischer Fehler. Er bezeichnet eine fehlerhafte Schlussfolgerung aus einem Eindruck von der Persönlichkeit des Gegenübers, die auf den ersten Blick augenfällig zu sein scheint, tatsächlich jedoch auf einem Irrtum beruht.
3. Sympathie-Fehler. Er führt dazu, dass der erste (durchaus angenehme) Eindruck, den man von einem Gegenüber erwirbt, in der Folge die dann tatsächlich zutage tretenden Eigenschaften eines Menschen übermäßig verfälscht.

1. Einen Visus-Fehler kennt die Psychologie in der beschriebenen Form nicht. Dies soll jedoch nicht bedeuten, dass optische Eindrücke ohne Einfluss auf die Einschätzung bleiben – im Gegenteil. An der Kontaktaufnahme und -gestaltung sind alle Systeme der Wahrnehmung beteiligt.

2.2 Kenntnisse aus der Psychologie helfen Pflegefachpersonen, ihren Kommunikationsstil zu verbessern. Eine der folgenden Fähigkeiten ist davon nicht betroffen:

1. Allgemeinkenntnisse psychologischer Zusammenhänge ermöglichen es, das eigene Verhalten und Erleben kritisch zu reflektieren.
2. Psychologische Kenntnisse erleichtern Pflegefachpersonen, die Wirkung ihres Verhaltens einzuschätzen und die Reaktion von Patienten korrekt einzuordnen.
3. Das theoretische Wissen erhöht die persönliche Stabilität und erweitert die Toleranz gegenüber (ungerechtfertigter) Kritik.

3. Theoretische Kenntnisse und persönliche Eigenschaften sind nicht zwingend miteinander verknüpft. Um die eigene Kritikfähigkeit zu erhöhen und eine stabile Gemütslage zu entwickeln, ist in erster Linie das Bewusstsein für die Bedeutung eines konstruktiven Austauschs zwischen Menschen nützlich.

2.3 Das Kommunikationsmodell nach Friedemann Schulz von Thun weist jeder Nachricht vier Aspekte zu:

1. Sach-, Inhalts-, Verständnis- und Selbstoffenbarungsaspekt.
2. Sach-, Appell-, Beziehungs- und Selbstoffenbarungsaspekt.
3. Sach-, Verwirklichungs-, Appell- und Selbstbehauptungsaspekt.

2. In dem Modell geht es darum, dass jede Nachricht eine neutrale Information trägt, sie als Aufforderung verstanden werden kann und gleichzeitig etwas über die Beziehung der Kommunizierenden sowie über die Verfasstheit des Senders mitteilt.

2.4 In der Soziologie gilt das Individuum als:

1. Einmaliges, unverwechselbares Wesen, das sich im Sinne der wirkenden Reize entwickelt und dabei ein Bewusstsein von sich selbst sowie seinem Verhältnis zu den Bezugspersonen ausbildet.
2. Wesen, das zunächst ausschließlich auf seine eigenen Bedürfnisse ausgerichtet ist und die Umwelt nicht in sein Verhalten integriert.
3. Zunächst vollständig bedürfnisfreies Wesen, das erst durch den Prozess der Imitation eigene Wünsche entwickelt und sie dann zunehmend zum Ausdruck bringt.

1. Bereits zu Beginn des Lebens existiert ein Individuum im regen Austausch mit seiner Umwelt. Die stärksten Impulse entstehen dabei im Verhältnis zu den Bezugspersonen.

2.5 Unter dem Begriff „Rollensatz" versteht man in der Soziologie:

1. Eine möglichst präzise Beschreibung der Eigenschaften, die eine Person in Bezug auf ihre Umgebung entwickelt hat.
2. Die Summe der Rollen, die ein Individuum im Zusammenhang mit seinen Bezugspersonen ausfüllt.
3. Den plötzlichen Sprung von einer sozialen Rolle in eine andere. Dieses Phänomen ergibt sich im Laufe des Lebens (auch ungewollt) mehrmals.

2. Jeder Mensch übernimmt – oft ohne es eigentlich selbst zu wollen – im Zusammenspiel mit seinen Bezugspersonen verschiedene Rollenmuster. Die Aufgabe besteht darin, die verschiedenen Rollen in Übereinstimmung zu bringen, damit daraus ein konsistenter Lebensentwurf entstehen kann.

2.6 Welche Beschreibung trifft auf soziale Räume zu?

1. Lebenswelt von Menschen, die in einen privaten und einen öffentlichen Bereich zu unterscheiden ist.
2. Es handelt sich um Gelegenheiten, bei denen Kontakte zwischen Menschen unterschiedlicher sozialer Schichten stattfinden.
3. Ein sozialer Raum entstand erstmals mit der Einführung der Sozialversicherungen durch den Reichskanzler Bismarck. Zuvor verwendete man den Begriff „Kontaktraum" für die Beschreibung des Zusammentreffens von Individuen.

1. Der soziale Raum bezeichnet die Gesamtheit der Kontaktmöglichkeiten, die einem Menschen in der Verwirklichung seiner sozialen Möglichkeiten zuwachsen. Darunter fallen sowohl Angehörige als auch Zugehörige, zu denen ein Mensch im Laufe seines Lebens Beziehungen entwickelt.

2.7 **Was bedeutet der Begriff Adhärenz in der Pflege?**

1. Adhärenz ist die aktive Zusammenarbeit zwischen Patient und Arzt/Behandlungsteam, um zu einer gemeinsamen (partizipativen) Entscheidung und Therapievereinbarung/Behandlungsplanung zu gelangen.
2. Adhärenz in der Pflege bedeutet, dass Pflegekräfte spezielle Schuhe tragen, die im Sinne des Arbeitsschutzes durch haftende Sohlen einen besseren Halt auf rutschigen Böden gewährleisten.
3. Adhärenz in der Pflege bezieht sich darauf, dass Patienten ihre Medikamente regelmäßig und gewissenhaft einnehmen.

1. Der Begriff Adhärenz in der Pflege bezieht sich auf die Einhaltung oder Befolgung von medizinischen Empfehlungen, Anweisungen und Therapieplänen durch Patienten und deren Integration in ihren Alltag. Eine schlechte Adhärenz kann zu suboptimalen Gesundheitsergebnissen führen, einschließlich unzureichender Kontrolle von Krankheiten, vermehrten Komplikationen und höheren Gesundheitskosten. Daher ist die Förderung der Adhärenz ein zentraler Aspekt in der Pflege, um die bestmöglichen Ergebnisse für die Patienten zu gewährleisten.

2.8 **Bei der Pflege von Patienten mit unzureichender Körperhygiene sind folgende Aspekte für den Erfolg entscheidend.**
Welche Aussage trifft nicht zu?

1. Beziehungsaufbau, respektvoller Umgang und Vorurteilsfreiheit.
2. Vertrauensbasis schaffen, an Entscheidungen beteiligen.
3. Klare Strukturen vorgeben, auf korrekte Einhaltung der Hygiene achten, regelmäßige Erinnerungen an Körperpflege.

3. Das Pflegepersonal sollte bei ungepflegten Patienten einfühlsam und respektvoll agieren, Ursachen verstehen, Sicherheit gewährleisten, Gesundheitsbewertungen durchführen, individuelle Pflegepläne erstellen, mit anderen Fachleuten koordinieren, motivierende Gesprächsführung nutzen, Selbstpflege unterstützen und langfristige Hilfe planen. Das Vorgeben klarer Strukturen und Kontrolle ist eher destruktiv und wird abwertend empfunden.

2.9 **Welche Prinzipien gelten im Umgang mit Menschen mit geistiger Behinderung nicht?**

1. Einfache Sprache und Sätze, klare Aussagen, unterstützt von Mimik, Gestik und Bildern.
2. Bestimmender Tonfall, da Menschen mit geistiger Behinderung kurze und klare Ansagen benötigen.
3. Maßnahmen demonstrieren, z. B. an einer Puppe oder anderen Person, Anwesenheit von Bezugspersonen ermöglichen.

2. Ein bestimmender Tonfall kann für Menschen mit geistigen Behinderungen kontraproduktiv sein, da er ihre Autonomie und Selbstachtung beeinträchtigen und die Kooperation erschweren kann.

2.10 **Es gibt organisatorische Maßnahmen, die für einen komplikationsarmen Krankenhausaufenthalt bei Menschen mit geistiger Behinderung sorgen. Welche Maßnahme zählt nicht dazu?**

1. Bezugspersonen nach Routinen und Handlungsabläufen befragen und diese dokumentieren.
2. Bei diagnostischen Maßnahmen: Untersuchende Abteilung informieren, Wartezeiten kurzhalten, mehr Zeit einplanen (Vermeidung von Hektik), Bezugsperson mitschicken, ggf. Sedierung für gebündelte Diagnostik.
3. Da ein Krankenhausaufenthalt für Menschen mit geistiger Behinderung oft eine erhebliche Störung ihrer seelischen Balance bewirkt, sollte die Körperpflege möglichst komplett durch Pflegepersonen übernommen werden.

3. Ein Krankenhausaufenthalt stellt für Menschen mit geistiger Behinderung tatsächlich oft eine erhebliche Störung ihrer seelischen Balance dar, deshalb sollte auf eine klare Kommunikation, einfühlsame Pflege und individuelle Anpassungen geachtet werden, um ihre speziellen Bedürfnisse zu berücksichtigen.

2.11 Wie sollte die Kommunikation mit Menschen mit Sprachstörung nicht gestaltet werden?

1. Reichlich Zeit einplanen, Zeit zum Antworten lassen, keine Antworten vorwegnehmen, nicht für die Patienten sprechen, Pausen aushalten.
2. Verstandene Äußerungen bestätigen (z. B. durch Nicken), verständnissichernde Fragen stellen, z. B. „Haben Sie mich verstanden?", „Ja/Nein"- Fragen stellen.
3. Um das Sprechen und Sprachverständnis wieder neu auszubilden, ist es von Anfang an wichtig, komplexe Sätze zu formulieren. Nur so werden genug Reize gesetzt und die Hirnareale stimuliert.

3. Es ist wichtig, einfache, aber grammatikalisch richtige Sätze zu benutzen, langsam und deutlich zu sprechen, aber nicht im Telegrammstil oder in Kindersprache, denn die Patienten sollen wieder lernen, in sinnvollen Sätzen und korrekten Sätzen zu sprechen.

2.12 Bei Menschen mit Sprachstörungen ist darüber hinaus noch mehr zu beachten. Welche der Antworten ist falsch?

1. Auf eine gutsitzende Zahnprothese achten; diese sollte immer getragen werden.
2. Regelmäßig zum Sprechen, Schreiben und Lesen animieren.
3. Auf technische Hilfsmittel kann verzichtet werden, da diese keine bedeutende Verbesserung der Kommunikation bieten. Kommunikation ist ein zwischenmenschlicher, sehr sozialer Prozess. Dabei wirken technische Geräte distanzierend.

3. Hilfsmittel wie Aufschreiben, Buchstabentafeln, Kommunikationstafeln und computerbasierte Hilfen per Augensteuerung sind unbedingt engagiert anzuwenden. Manchmal wird damit Kommunikation erst möglich.

2.13 Für die Pflege von nicht Deutsch sprechenden Patienten gibt es sinnvolle Hilfen. Welche ist nicht ausreichend?

1. Piktogramme können die alltägliche Kommunikation unterstützen, ebenso Sprachübersetzer (z. B. von Google, Pons, Sprach-Apps).
2. Für komplexere Sachverhalte können An- und Zugehörige angesprochen werden oder Kollegen, welche die Sprache sprechen. Größere Einrichtungen haben Listen mit Dolmetscher für verschiedene Sprachen.
3. Da Pflegefachpersonen oft unter Zeitdruck stehen, ist es meist ausreichend, freundlich zu lächeln sowie mit Mimik und Gestik das Gesagte zu unterstützen.

3. Es reicht nicht aus, nur freundlich zu sein, wenn Sprachbarrieren im Krankenhaus auftreten, da dies die Patientensicherheit gefährdet, kulturelle Sensibilität vernachlässigt und die Zufriedenheit der Patienten beeinträchtigen kann. Eine klare Kommunikation ist entscheidend, um Missverständnisse zu vermeiden und eine angemessene Behandlung zu gewährleisten.

2.14 Welche Regel gehört nicht zu den Grundsätzen in der Kommunikation mit hörbeeinträchtigten Menschen?

1. Blickkontakt halten und mit deutlichen Mundbewegungen sprechen, da viele schwerhörige Menschen gut von den Lippen ablesen können.
2. Umgebungsgeräusche bei Gesprächen vermeiden bzw. reduzieren.
3. Im Gespräch gut beobachten und für die Betroffenen antworten.

3. Man sollte nicht für Menschen mit Hörbeeinträchtigung antworten, da dies ihre Autonomie und Selbstbestimmung untergräbt, ihre Kommunikationsmöglichkeiten ignoriert, ihre Teilnahme am Gespräch eingeschränkt sowie ihre Würde beeinträchtigen kann. Respektvolle Kommunikation unterstützt ihre Fähigkeit, sich selbst zu äußern und aktiv am Gespräch teilzunehmen.

2.15 Welche Verhaltensweise im Umgang mit hörbeeinträchtigen Patienten im Krankenhaus ist falsch?

1. Funktioniert ein Hörgerät nicht (z. B. leere Batterie), müssen beim nächsten Besuch die Angehörigen darüber informiert werden.
2. Es ist jederzeit auf gute Lichtverhältnisse achten; in dunklen Räumen (z. B. beim Ultraschall) können Zeichen zur Verständigung vereinbart werden.
3. In Gesprächen mit anderen (z. B. bei der Visite) in die Kommunikation integrieren und Geduld haben.

1. Dies ist nicht ausreichend, weil so eine problemlose Kommunikation mit dem Patienten nicht gewährleistet ist. Entweder wird bei den Angehörigen angerufen oder es wird eine neue Batterie besorgt. Hörbeeinträchtigungen sorgen für Gefühle von Unsicherheit und Unverstandensein. Sie können ein Delir auslösen.

2.16 Im Umgang mit gehörlosen Menschen gilt folgendes nicht:

1. Visuelle Signalisierungen, Symbole und Gebärdenkarten sind für die Kommunikation mit gehörlosen Patienten hilfreich.
2. Mit gehörlosen Patienten muss langsam, deutlich und hochdeutsch gesprochen werden, damit das Ablesen vom Mund gut gelingt.
3. Gehörlose Personen können nicht sprechen.

3. Gehörlose Menschen können prinzipiell sprechen. Dafür ist eine spezielle Schulung nötig. Sie haben allerdings keine Hörkontrolle über ihr Gesagtes und können sich deshalb nicht korrigieren. Dadurch ist die Sprache mitunter schwer verständlich.

2.17 Welche Unterstützung für Menschen mit einer schweren Sehbehinderung oder Blindheit ist im Krankenhaus nicht angezeigt?

1. Patienten stets mit Namen anreden, auch als Pflegende jedes Mal den Namen nennen.
2. Nichts auf dem Nachttisch, dem Tisch oder im Schrank umräumen, da alle Gegenstände für diese Patienten ihren festen Platz haben müssen. Die Schranktüren und Schubladen immer schließen und die Zimmertüren entweder ganz geöffnet oder ganz geschlossen halten. Es ist ratsam, keine Gegenstände im Weg stehen zu lassen, um die Bewegungsfreiheit zu gewährleisten.
3. Private Post/Handynachrichten öffnen und vorlesen, damit der Patient seine sozialen Kontakte aufrechterhalten kann.

3. Private Post wird nur geöffnet, wenn es derjenige wünscht. Zunächst muss der Absender genannt werden, damit vom Patienten entschieden werden kann, wer den Brief vorlesen soll. Die Schweigepflicht gilt natürlich. Aber das unaufgeforderte Öffnen der Post wäre eine Verletzung des Briefgeheimnisses.

2.18 Oft führen sehgeschädigte Personen zur Assistenz einen Blindenführhund mit sich. Für diesen gilt nicht:

1. Im Krankenhaus kann er leider nicht genutzt werden. Das widerspricht den Hygieneregeln einer medizinischen Einrichtung.
2. Blindenführhunde sind am weißen Führgeschirr erkennbar.
3. Gelten laut SGB V rechtlich als Hilfsmittel.

1. Blindenführhunde dürfen im Krankenhaus überall dort genutzt werden, wo Publikumsverkehr gestattet ist, also auch auf den Stationen, sofern das Tier gepflegt ist.

2.19 Um eine Beratung erfolgreich durchzuführen, sind hohe fachliche, methodische und personale Kompetenzen erforderlich, die Pflegende während ihrer Ausbildung erwerben. Manche Menschen verfügen aufgrund ihrer Persönlichkeit bereits über beraterische Fähigkeiten. Sie werden oft als gute Zuhörer betrachtet und zeigen Offenheit. Jedoch kann Beratungskompetenz auch in Seminaren erlernt und weiterentwickelt werden. Welches Vorgehen bei einer Beratung ist nicht hilfreich?

1. Interessierte Zuwendung und Konzentration auf das Gesagte.
2. Empathie und die Fähigkeit zum Perspektivenwechsel.
3. Der Plan, schnell das Problem zu analysieren und eine Lösungsmöglichkeit zu offerieren.

3. Dies ist keine geeignete Methode der Beratung. Lösungen, die durch geschickte Fragestellungen vom Patienten selbst gefunden werden, werden im Allgemeinen besser akzeptiert und umgesetzt als vom Berater empfohlene. Die Kunst des Beratens besteht also eher in der Analyse und Sichtbarmachung vorhandener Ressourcen.

2.20 Welche grundlegende Eigenschaft beinhaltet transkulturelle Kompetenz nicht?

1. Situationen, in denen sich verschiedene Kulturen überschneiden, so zu gestalten, dass Personen aus unterschiedlichen Kulturen offen auftreten und miteinander kommunizieren können.
2. Das Ziel, die Perspektiven anderer zu verstehen und ihre Kulturen zu akzeptieren.
3. Nach dem ersten Kontakt mit einer anderen Kultur eine grobe Einschätzung und Interpretation vorzunehmen und alle darauffolgenden Handlungen daran auszurichten.

3. Es geht darum, Interesse füreinander zu haben und den Fokus auf Gemeinsamkeiten zu legen. Wichtig ist zudem, die eigenen Vorurteile und Stereotypen zu reflektieren und das Handeln flexibel anzupassen.

2.21 Ewald Kiel, ein deutscher Schulpädagoge, hat ein transkulturelles Konzept als Leitbild einer Weltkultur dargestellt. Dies ist nicht gekennzeichnet dadurch:

1. Die eigene Kultur und die kulturelle Vielfalt auf Gemeinsamkeiten zu untersuchen, bevor dann im zweiten Schritt mögliche Unterschiede analysiert werden.
2. Dass es eine Vielzahl von Geschlechtsidentitäten gibt, die über das binäre System hinausgehen. Menschen können sich als nicht-binär, genderqueer, genderfluid oder trans identifizieren. Es wird anerkannt, dass das Geschlecht nicht nur durch biologische Merkmale bestimmt wird, sondern auch durch individuelle Erfahrungen, Identität und soziale Einflüsse geprägt ist.
3. Dass die Fähigkeit besteht, sich über verschiedene kulturelle Grenzen hinweg zu bewegen und kulturelle Vielfalt zu verstehen, anzuerkennen und zu respektieren. Transkulturelle Kompetenz beinhaltet die Bereitschaft und Fähigkeit, mit Menschen aus unterschiedlichen kulturellen Hintergründen zu interagieren und zu kommunizieren.

2. Ewald Kiel hat sich in seinem Transkulturellen Konzept damit beschäftigt, dass Menschen unterschiedliche kulturelle Prägungen haben, die ihr Verhalten, ihre Werte, Überzeugungen und Normen beeinflussen. Es geht darum, sich bewusst zu machen, dass Unterschiede zwischen den Kulturen ebenso existieren, wie die Art und Weise, wie Menschen miteinander umgehen.

2.22 Wodurch zeichnen sich Pflegefachpersonen mit transkultureller Kompetenz nicht aus?

1. Sie begegnen Menschen aus anderen Kulturen besonders freundlich und entgegenkommend.
2. Sie haben eine respektierende und die Menschenwürde achtende Grundhaltung.
3. Sie sorgen allgemein für Chancengleichheit, Nichtdiskriminierung sowie für Dialog und Verständigung.

1. Dies wäre eine Ungleichbehandlung gegenüber kulturell gleichartigen Menschen. Dieses Phänomen nennt sich positive Diskriminierung und ist ebenso verwerflich.

2.23 Eine der der am stärksten wachsenden Bevölkerungsgruppen, die pflegebedürftig werden können, sind ältere Menschen mit Migrationshintergrund. Hinsichtlich dessen ist nicht geplant:

1. Die Versorgungsmöglichkeiten von Zugangsbarrieren und Sprachschwierigkeiten zu befreien durch die Bildung von multikulturellen Pflegeteams.
2. Pflegefachperson zu sensibilisieren, den individuellen kulturellen Hintergrund zu akzeptieren und vorurteilsfrei und reflektiert zu bleiben.
3. Dass jede Pflegefachperson bis 2050 mindestens eine Fremdsprache fließend beherrscht.

3. Neben den genannten Punkten sind die Bereitstellung von Dolmetscher- und Übersetzungsdiensten, die Zusammenarbeit mit lokalen Gemeinschaften und Organisationen sowie die Bereitstellung von Informationsmaterialien in verschiedenen Sprachen und kulturellen Kontexten wichtige Maßnahmen, um die Qualität der Pflege für ältere Menschen mit Migrationshintergrund zu verbessern und ihre Bedürfnisse zu berücksichtigen.

2.24 Die Zugehörigkeit zu einer sozialen Schicht oder einem bestimmten sozialen Milieu kann Erklärungen für das Verhalten von Gruppen sowie von Einzelpersonen liefern. Diese Zusammenhänge zu kennen ist für eine personenzentrierte Pflege unerlässlich, denn auch Pflegekräfte werden von den Ansichten und Vorstellungen der dominierenden gesellschaftlichen Gruppen beeinflusst. Welche der genannten Folgen trifft nicht zu?

1. Pflegefachpersonen grenzen möglicherweise unbewusst Menschen aus, wenn sie deren Werte, Normen, Lebensstile oder Beziehungsformen nicht verstehen.
2. Es gelingt Pflegefachpersonen nicht immer, einen professionellen und differenzierten Blick auf jeden Patienten zu werfen und individuelle Bedürfnisse zu berücksichtigen.
3. Pflegefachpersonen haben Toleranz und Vielfalt komplett verinnerlicht und gehen auf jeden Menschen vorurteilsfrei zu.

3. Hier ist es für jede professionell tätige Pflegefachperson wichtig, stets reflektiert zu bleiben und das eigene Verhalten kritisch zu betrachten.

2.25 Das Gesundheitsverhalten eines Individuums unterliegt bestimmten Einflüssen. Welche Aussage ist falsch?

1. Fehlende finanzielle Ressourcen sowie Einflüsse des Wohnumfeldes (das wiederum von Armut bestimmt ist) bestimmen das Gesundheitsverhalten mit.
2. Persönliche, psychosoziale Faktoren, z. B. das Wissen und die Selbstwirksamkeitserwartung sowie die Sozialisation bzgl. Ernährungsgewohnheiten haben ebenso großen Einfluss.
3. Das Gesundheitsverhalten ist ein komplexes Zusammenspiel verschiedener Faktoren. Die unter 1 und 2 genannten Aspekte haben nur wenig Einfluss.

3. Die genannten Aspekte haben leider großen Einfluss auf die Qualität der Nahrung sowie auf das Ernährungs- und Gesundheitsverhalten allgemein.

2.26 In Beratungssituationen zu gesundheitsförderndem Verhalten berücksichtigen Pflegende den vorhandenen Wissensstand des Patienten und achten auf verschiedene Aspekte. Welcher dieser Aspekte ist falsch?

1. Pflegende analysieren das Problembewusstsein und gesundheitsgefährdende Verhaltensweisen sowie vorhandene Ressourcen. Sie nehmen möglicherweise bestehende Informationsdefizite wahr, ohne zu bewerten und ohne sofort Lösungen zu offerieren.
2. Pflegende kennen die Ängste vor Stigmatisierung oder staatlichem Eingriff und haben Verständnis dafür, dass die Beratung zu Schwierigkeiten bei der Alltagsbewältigung möglicherweise als Einmischung und Kontrolle wahrgenommen wird.
3. Pflegende wissen, dass es Menschen mit geringer Frustrationstoleranz gibt, die sich schnell verunsichern lassen. Sie unterbreiten deshalb nur einmalig ein Beratungsangebot.

3. Gerade Menschen mit geringer Frustrationstoleranz benötigen die wiederholten Angebote durch fachkundiges und einfühlsames Pflegepersonal. Es wäre falsch, die Zurückweisung von Hilfsangeboten als „Beratungsresistenz" zu deklarieren.

2.27 Welcher Grundsatz für die Beratung von bildungsbenachteiligten Menschen ist nicht korrekt?

1. Intensive Beziehungsarbeit zur Vertrauensbildung, Umsicht und Sensibilität im Umgang, Einbeziehung von Schlüsselpersonen, z. B. Lehrer, Pfarrer.
2. In kleinen Schritten vorgehen, trotz des hohen Aufklärungs-, Informations- und Beratungsbedarfs.
3. Wiederholtes freundliches Hinweisen auf Schwachstellen, kontinuierliche Beanstandung der realisierten Lebensform, denn diese Beharrlichkeit erhöht das Fehlerbewusstsein.

3. Dies gehört nicht zu den Beratungsgrundsätzen bei bildungsbenachteiligten Menschen. Dadurch wird das Vertrauen immer wieder geschwächt. Besser ist es, kleine positive Veränderungen sensibel wahrzunehmen und viel Lob und Anerkennung dafür zu zeigen.

2.28 Bei der Vermittlung von gesundheitsbezogenem Wissen ist im Kontext personenbezogener Pflege Folgendes zu berücksichtigen. Welche Aussage trifft nicht zu?

1. Problematische Entwicklungen und Verhaltensweisen ermitteln, sowie Vertrauen herstellen und Ängste abbauen (v. a. vor Stigmatisierung, Einmischung und Kontrolle).
2. Möglichst viele Informationen und Hilfsangebote unterbreiten, da der Hilfebedarf im Allgemeinen groß ist.
3. Alle Informationen an die kognitiven Fähigkeiten des Gegenübers anpassen und dabei Ressourcen und Grenzen beachten.

2. Besser ist es, in kleinen Schritten vorwärtszugehen, um die Akzeptanz und Umsetzung sicherzustellen, sonst besteht die Gefahr einer Überforderung.

2.29 Armut hat sowohl physische als auch psychische Auswirkungen auf die Gesundheit. Was ist keine weitere Folge von Armut?

1. Soziale Ausgrenzungserfahrungen.
2. Eine erhöhte Bereitschaft zu Risikoverhalten (Rauchen, Alkohol, Drogen).
3. Mitgefühl von Mitmenschen, das tatsächlich an der bestehenden Situation dauerhaft etwas ändert.

3. Das Mitgefühl mit Menschen in Armut erschöpft sich meist in der Gabe von Spenden. Langfristige Hilfe, tatkräftige Unterstützung sowie echte Integration, um ihre Situation dauerhaft zu verändern, ist eher selten.

2.30 Armut, Bildung und Gesundheit sind eng miteinander verknüpft. Daher ist es wichtig, dass Pflegefachkräfte sozial benachteiligten Menschen gegenüber besonders sensibel sind. Hierzu zählt nicht:

1. Mit umfangreichem Fachwissen Aufklärungsarbeit zu leisten.
2. Die individuelle Aufklärung über gesundheitliche Themen, angepasst an das Bildungsniveau und den Bedarf.
3. Die Aufklärung sollte stets mit Respekt für die Person und angepasst an die individuelle Situation erfolgen.

1. Niedrigschwellige Angebote der Gesundheitsförderung sind für Menschen in schwierigen Lebenssituationen, die von Benachteiligung gekennzeichnet sind, zu bevorzugen. Das konkrete Wissen über Möglichkeiten zur Verbesserung der gesundheitlichen Lage sollte mit viel Einfühlungsvermögen so vermittelt werden, dass es angenommen werden kann. Die Überfrachtung mit Fachwissen führt erfahrungsgemäß eher zum Rückzug.

2.31 In Pflegesituationen zeigen sich kulturelle Besonderheiten in der Beziehung zwischen Patient und Pflegeperson in den folgenden Bereichen. Welche Antwort ist falsch?

1. Bei der Körperpflege, hier haben fast alle Menschen ähnliche Vorstellungen.
2. Bei der Bereitschaft, Pflegepersonen des anderen Geschlechts zu akzeptieren.
3. Krankheiten als göttliche Strafe oder Chance zu sehen, als Schuld, Verdienst oder Herausforderung anzunehmen.

1. Gerade bei der Körperhygiene gibt es erhebliche kulturelle Unterschiede, wie z. B. das Waschen unter fließendem Wasser bzw. mithilfe einer Schüssel anstelle von Baden in einer Wanne, oder die Häufigkeit von Waschvorgängen, wie bei Muslimen, die sich bis zu fünfmal täglich vor dem Gebet waschen. Um eine individuell angepasste Pflege zu ermöglichen, ist eine einfühlsame und offene Grundhaltung gegenüber der Kultur der zu pflegenden Person einzunehmen.

2.32 Welcher Aspekt bei der Kommunikation mit Kindern ist falsch?

1. Kommunikation auf Augenhöhe, herunterbeugen, in die Knie gehen und dann kindgerecht erklären.
2. Ängste des Kindes respektieren, die Eltern mit einbeziehen, Kinder nicht unter Druck setzen.
3. In bestimmten Situationen kann auch eine Notlüge vorgebracht werden, um das Kind nicht zu beunruhigen.

3. Man sollte stets ehrlich bleiben, die Informationen aber kindgerecht, ohne Fachsprache, erklären und in ernsten Situationen prinzipiell nur die Fragen beantworten, die das Kind selbst stellt.

2.33 Welches Verhalten gegenüber Familienmitgliedern von Kindern im Krankenhaus ist seitens des Pflegepersonals nicht angezeigt?

1. Hilfe zur Selbsthilfe im Sinne des Empowerments, indem sich die Familie an den medizinischen und pflegerischen Anforderungen intensiv beteiligt.
2. Die Familien und ihre Kinder zur aktiven Mithilfe anregen und sie unterstützen, sich selbstständig mit der Krankheit und der eigenen Gesundheit auseinanderzusetzen, um im Alltag eine stabile Gesundheit zu gewährleisten.
3. Die professionelle Pflege konzentriert sich auf das erkrankte Kind. Die Bedürfnisse der begleitenden Mütter oder Väter sind Aufgabenbereich des Krankenhaussozialdienstes.

3. Um auch für die Eltern eine angenehme Atmosphäre und eine zwischenmenschliche Basis zu schaffen, bedarf es der Kontaktbereitschaft vonseiten der Pflegefachperson. Es ist wichtig, dass das Pflegepersonal sowohl Offenheit als auch Toleranz und Akzeptanz signalisiert, damit sich ein tragfähiges Vertrauensverhältnis entwickeln kann. Dies ist eine wesentliche Voraussetzung für die Kommunikation im Pflegeprozess.

2.34 Begleitende Eltern sind auf der Kinderstation eine wichtige Stütze. Welche der folgenden Aufgaben zählt in diesem Kontext nicht zu den Handlungen der Pflegefachperson?

1. Treten Meinungsverschiedenheiten zwischen Eltern und Pflegeperson auf, werden diese unmittelbar besprochen und die Eltern werden über die Notwendigkeit der pflegerischen Maßnahmen aufgeklärt. Diese werden dann konsequent umgesetzt.
2. Eltern werden über die Abläufe auf der Kinderstation informiert.
3. Tägliche Pflegemaßnahmen werden mit den Eltern besprochen. Die Eltern werden informiert, beraten und angeleitet. Alle Pflegemaßnahmen, welche die Eltern selbst durchführen möchten, werden im Team kommuniziert, die Ergebnisse besprochen und der Unterstützungsbedarf ermittelt.

1. Treten Unstimmigkeiten auf, holt sich die Pflegekraft Unterstützung bei ihren Kollegen und anderen Berufsgruppen. Die interdisziplinäre Zusammenarbeit hat in der Kinderkrankenpflege einen hohen Stellenwert, um für das Kind die bestmögliche Versorgung sicherzustellen. Eine konsequente Umsetzung der pflegerischen Maßnahmen gegen den Willen der Eltern ist nicht angezeigt.

2.35 Oft müssen Kinder mit chronischen Erkrankungen oder Entwicklungsbeeinträchtigungen wiederholt in Kliniken betreut werden. Hierfür ergeben sich für die Pflegenden besondere Anforderungen. Welche ist falsch?

1. Sie zeigen den Eltern eine realistische Erwartungshaltung für die Entwicklung des Kindes auf.
2. Wenn Eltern die häusliche Pflege für ihr Kind übernehmen, sollten Pflegende deren Vorgehen gründlich prüfen und möglichst viele Verbesserungsvorschläge unterbreiten – schließlich verfügen sie als professionell Pflegende über das entsprechende Wissen.
3. Sie beraten zu Möglichkeiten, die die Eltern in der häuslichen Pflege entlasten können.

2. Die Eltern sind meist die Hauptpflegepersonen im häuslichen Bereich und wissen daher am besten über die alltägliche und individuelle Versorgung ihres Kindes Bescheid und sind hier die Experten. Pflegende sollten deshalb dieses Wissen wertschätzen, nutzen und nur dann unterstützen, wenn sich z. B. ein neuer Pflegebedarf ergibt oder situativ neues pflegerisches Fachwissen nötig ist.

2.36 Das Ziel von Angehörigen, Patienten und Pflegefachpersonen in der psychiatrischen Klinik ist es, eine gemeinsame Basis für die Zusammenarbeit zu schaffen. Von Anfang an sollen die Angehörigen in die Behandlung eingebunden werden. Dabei gilt folgendes nicht:

1. Es kommt häufig dazu, dass zu Beginn Schuld- oder Versagensgefühle thematisiert werden. Es ist hilfreich, wenn die Pflegenden die Entscheidung für die stationäre Behandlung aus fachlicher Sicht bestätigen können.
2. Eine wertschätzende Haltung den Angehörigen gegenüber ist wichtig, um evtl. nötige Veränderungen im familiären Umfeld zu ermöglichen.
3. Oft sind die Angehörigen von psychisch kranken Menschen über die lange Zeit des Bestehens der Krankheit Experten geworden und benötigen keine weiteren Informationen.

3. In vielen Fällen haben Angehörige Wissenslücken, selbst wenn die Erkrankung schon längere Zeit besteht. Je nach Einverständnis des Patienten erhalten Angehörige entweder allgemeine Informationen über die Erkrankung und Unterstützungsmöglichkeiten oder spezifische Informationen zur Situation des Erkrankten. Dabei wird die Schweigepflicht selbstverständlich berücksichtigt.

2.37 Besondere Aufmerksamkeit erfordert die gemeinsame Vorbereitung der Entlassung aus einer psychiatrischen Klinik, da Angehörige oft eine bedeutende Rolle bei der Wiedereingliederung des Patienten spielen. Welcher dieser Gründe dafür ist falsch?

1. Sie können wichtige Partner sein, wenn es um die Einhaltung der Therapie und insbesondere die regelmäßige Einnahme von Medikamenten geht. Daher sollten sie über die Wirkungen und Nebenwirkungen der Medikamente informiert werden.
2. Es wird auf eine klare Trennung von betroffenem Familienmitglied und den Angehörigen geachtet, da die Menschen mit einer psychischen Erkrankung lernen müssen, selbst mit ihrem Leben zurecht zu kommen. Nur an speziellen Tagen der Woche (max. 3) ist ein Kontakt angeraten.
3. Eine sinnvolle Möglichkeit ist die Vermittlung an Angehörigengruppen. Dort können Angehörige ihre Erfahrungen austauschen, von anderen lernen und feststellen, dass sie mit ihren Herausforderungen nicht allein sind.

2. Es wird nur dann auf eine stärkere Trennung von Patientin und Angehörigen hingearbeitet, wenn die familiären Beziehungen für den Patienten eine starke Belastung darstellen. Das kann z. B. der Fall sein, wenn die Angehörigen selbst psychisch krank sind oder familiäre Verhaltensmuster die Selbstständigkeitsentwicklung der Patienten stark einschränken.

2.38 Im Entzug (Drogen, Alkohol, Tabletten) zeigen Patienten häufig emotionale Reaktionen, sind gereizt und verbal oder körperlich aggressiv. Besonders innerhalb von Patientengruppen besteht die Gefahr einer erhöhten Gewaltbereitschaft. Neue Strategien zur Bewältigung von Konflikten müssen oft erst erlernt werden. Welche Aussage trifft auf solche Situationen nicht zu?

1. Die Pflegenden geben dabei entsprechende Ratschläge und Unterstützung bei der Konfliktlösung.
2. In einer gewaltbereiten Gruppensituation konfrontieren die Pflegenden den entsprechenden Patienten direkt mit seinem Fehlverhalten, damit auch die anderen Gruppenmitglieder sofort die klaren Regeln in einer Entzugsklinik verinnerlichen.
3. Körperliche Gewalt darf niemals toleriert werden.

2. Im Einzelkontakt spiegeln die Pflegenden dem Patienten sein Fehlverhalten wider, während sie bei Konflikten innerhalb der Patientengruppe vor allem eine moderierende Rolle einnehmen und der Gruppe dabei helfen, eigene Lösungen und Kompromisse zu finden. Das Bloßstellen von Patienten mit ihrem Fehlverhalten ist streng kontraindiziert, da es den Therapieerfolg gefährdet.

2.39 Im Entzug erleben Patienten auch andere Emotionen wie Verliebtsein oder sexuelle Bedürfnisse. Welche Strategie sollten Pflegende nicht anwenden, um mit dieser Thematik umzugehen?

1. Gespräche über diese Gefühle und Sexualität sollten prinzipiell den Therapeuten überlassen werden, da dies erfahrungsgemäß meist sehr intime Situationen sind, die oft in sexuellen Übergriffen enden.
2. Pärchenbildung und sexuelle Handlungen unter Patienten sind in vielen Kliniken verboten. Dieses Verbot gilt grundsätzlich auch zwischen Patienten und Mitarbeitern des Behandlungsteams.
3. Pflegende müssen bei Bedarf deutliche Grenzen setzen, den Balanceakt zwischen Nähe und Distanz halten und sollten selbst keinesfalls dem Patienten Signale von Verliebtsein oder sexuellem Begehren senden.

1. Sexualität in der Pflege wird oft noch als Tabuthema betrachtet wird. Pflegefachpersonen sollten sich nicht ausweichend oder zurückweisend beim Thema Liebe und Sexualität zeigen, sondern mit diesem Thema offen, sensibel und selbstverständlich umgehen sowie Gespräche darüber keinesfalls unterbinden.

2.40 **Wenn Mitglieder des multiprofessionellen Teams mit Angehörigen eines Patienten mit Abhängigkeitsproblematik sprechen möchten, sollten bestimmte Sachverhalte beachtet werden. Welche der folgenden Angaben trifft nicht zu?**

1. Es ist essenziell, vorher die Zustimmung des Patienten einzuholen. Dabei sollte geklärt werden, welche Informationen über den Zustand des Patienten, seinen Substanzkonsum und damit verbundene Herausforderungen oder die konkrete Behandlung weitergegeben werden dürfen oder nicht.
2. Die Angehörige suchen oft bei den Pflegenden professionellen Rat und Unterstützung aufgrund ihrer Verzweiflung und Besorgnis um den Patienten. Die Pflegenden zeigen grundsätzlich Verständnis für die Situation der Angehörigen und bieten ihnen allgemeine praktische Ratschläge im Umgang mit der Suchterkrankung an oder weisen auf Anlaufstellen für Angehörige Betroffener hin.
3. Da die spezielle Problematik der psychischen Erkrankungen oft auch die Mitwirkung der Angehörigen erfordert, können entscheidende Informationen über den Patienten auch ohne seine Zustimmung an die Angehörigen weitergegeben werden, wenn diese für die häusliche Unterstützung nach der Entlassung aus der Klinik wichtig sind.

3. Angehörige von Menschen mit psychischer Erkrankung erfahren ebenso wie die Betroffenen einen langen Leidensweg. Ihr Bedürfnis nach Information und Aufklärung, ist verständlich. Dennoch gilt auch hier die Schweigepflicht.

2.41 **Welche der Aussagen zur Beziehungsgestaltung mit Menschen, die an Demenz erkrankt sind, ist falsch?**

1. Der Expertenstandard „Beziehungsgestaltung in der Pflege von Menschen mit Demenz" legt den Fokus darauf, den Veränderungen, die Demenzerkrankte erfahren, durch Beziehungsgestaltung zu begegnen – durch Maßnahmen, die auf die Person ausgerichtet sind und Beziehungen fördern.
2. Da die emotionale Wahrnehmung bei Menschen mit Demenz weiterhin vorhanden ist, ist die Beziehungsgestaltung ein entscheidender Schritt, um die Lebensqualität von an Demenz Erkrankten zu verbessern und auch herausforderndem Verhalten positiv zu begegnen.
3. In der Beziehungsgestaltung ist es von großer Bedeutung, Menschen mit Demenz als hilfebedürftige Personen zu sehen. Diese Einstellung vermittelt den Betroffenen, dass sie umsorgt werden, und dass ihnen in ihrer Verlorenheit geholfen wird.

3. Bei der Betreuung von an Demenz Erkrankten ist es besonders wichtig, diese als gleichwertige Partner zu sehen. Diese Einstellung vermittelt den Betroffenen, dass sie geschätzt und verstanden werden und Teil von sozialen Verbindungen sind. Zudem liegt es in der Verantwortung der Pflegefachpersonen und Altenpfleger, diese Art der Beziehungsgestaltung auch den Bezugspersonen der Demenzerkrankten zu vermitteln.

2.42 Was ist bei der Kommunikation mit an Demenz Erkrankten zu beachten?

1. Die Interaktion in der Kommunikation erfolgt durch einfache und kurze Sätze, jedoch sollte sie unbedingt den individuellen kognitiven Fähigkeiten jedes Patienten angepasst werden. Sofern möglich, ist es ratsam, die Worte des Patienten zu verwenden.
2. Pflegende konzentrieren sich darauf, Sachverhalte möglichst wortreich und anschaulich zu erklären und dabei einen Bezug zu den Erinnerungen aus der Vergangenheit herzustellen. Dadurch wird das sprachliche Verständnis trainiert.
3. Menschen mit Demenz sollten sich auf das Gesagte konzentrieren können. Deshalb ist es wichtig, auf physische Berührungen während des Sprechens zu verzichten.

1. Pflegende konzentrieren sich im Gespräch mit an Demenz Erkrankten auf die konkrete und aktuelle Situation und vermeiden Erklärungen zu Dingen, die erst später relevant sein könnten. Menschen mit Demenz benötigen klare Regeln und Orientierungshilfen, um den Tagesablauf strukturieren zu können.
Oftmals kann physischer Kontakt – eine leichte Berührung an der Schulter oder den Händen – unterstützend wirken.

2.43 Für die Kommunikation mit an Demenz Erkrankten gibt es Regeln. Welche trifft nicht zu?

1. Stets persönliche Ansprache – Namen benutzen. Sich viel Zeit nehmen, damit Gesprochenes verstanden und darauf reagiert werden kann.
2. Eine vereinfachte Sprache verwenden, die keine oder nur wenige Nebensätze enthält und keine mehrschrittigen Kommandos nutzt.
3. Viele Warum-Fragen stellen, um die Gefühle des Patienten verstehen zu lernen.

3. Das ist nicht zielführend, da Warum-Fragen Menschen mit Demenz oft überfordern und Aggressivität oder Traurigkeit auslösen können.

2.44 Welcher Aspekt in der Kommunikation mit an Demenz Erkrankten ist falsch?

1. Melodie der Sprache beachten – Stimmungen können so eher erfasst werden.
2. Langsam, klar und deutlich sprechen – aber nicht zu laut.
3. Zum besseren Verständnis der Botschaften stets auf der inhaltlichen Ebene bleiben und gezielt nachfragen. Gefühle sollten nicht thematisiert werden, um kein herausforderndes Verhalten auszulösen.

3. Es ist besser, das vermutete Gefühl anzusprechen statt der inhaltlichen Information, weil sich der Patient dadurch eher verstanden fühlt.

2.45 Ein weiterer Fehler in der Kommunikation mit an Demenz erkrankten Menschen ist:

1. Mit Sprichwörtern arbeiten, bildliche Ausdrucksweise wählen – Brücken bauen.
2. Vornehmlich über erlebbare und vertraute Gedächtniseindrücke sprechen (emotional positiv Erlebtes).
3. Viel sprechen und immer wieder neue Angebote machen, um das Gedächtnis anzuregen. Wiederholungen sind eher kontraproduktiv für die Gedächtnisleistung, weil sie keine neuen Anregungen bringen.

3. Häufige Wiederholungen begünstigen Erfolgserlebnisse und bringen dadurch Freude.

2.46 Eine liebevolle Kommunikation und der Aufbau vertrauensvoller Beziehungen sind für das Sicherheitsbedürfnis und das Gefühl von Verstandenwerden bei Bewohnern von Langzeitpflegeeinrichtungen elementar. Welche Maßnahmen sind diesbezüglich weniger erfolgversprechend?

1. Nachfragen, Interesse an Wünschen, Bedürfnissen, Anliegen zeigen, alte Menschen ermuntern, eigene Gefühle zu zeigen, eine eigene empathische Grundhaltung entwickeln.
2. Die fachliche Einschätzung der pflegerischen Situation korrekt vornehmen, denn sie steht im Mittelpunkt der Pflegebeziehung. Dies ermöglicht eine individuelle Betreuung, aus der Verständnis und Vertrauen hervorgehen.
3. Stärken und Ressourcen der alten Menschen entwickeln und fördern, alten Menschen den eigenen Willen lassen und Entscheidungsprozesse anregen.

2. Pflegepraktiker weisen immer wieder darauf hin, dass die Pflegewirklichkeit eher von fachlicher Einschätzung als von individuellen Bedürfnissen der alten Menschen geprägt ist. Die Entwicklung einer mitfühlenden, interessierten Grundhaltung ist deshalb elementar.

2.47 Der von dem britischen Psychologen Tom Kitwood 1995 entwickelte Ansatz der person-zentrierten Pflege stellt die Einzigartigkeit der Person in den Mittelpunkt. Der Erhalt und die Stärkung des Personseins soll oberstes Ziel in der Betreuung von Menschen mit Demenz sein. Wie wird das erreicht?

1. Zwingend erforderlich ist laut Kitwood hierfür die Bedürfnisbefriedigung, wie sie Abraham Maslow beschreibt.
2. Eine Grundvoraussetzung dafür ist die Befriedigung von seelischen Bedürfnissen von Menschen mit Demenz.
3. Ein wichtiger Aspekt ist, die Pflege an den Aktivitäten, sozialen Beziehungen und existenziellen Erfahrungen des Lebens zu orientieren, wie sie Monika Krohwinkel beschrieben hat.

2. Tom Kitwood beschreibt die Bindung, den Trost, die Identität, die Beschäftigung und die Einbeziehung – in deren Mittelpunkt die Liebe steht – als wichtigste Bedürfnisse von Menschen mit Demenz. Abraham Maslow ordnete menschliche Bedürfnisse aufsteigend von den physischen über die psychischen und sozialen zu den geistigen Bedürfnissen anhand der Bedürfnispyramide.
Monika Krohwinkel formulierte Bedürfnisse zu Pflegender anhand der ABEDLs®.

2.48 Nach Tom Kitwood sind Menschen mit demenzieller Erkrankung in der Lage, ihre individuellen Bedürfnisse zu erkennen und eigenständige Entscheidungen im Alltag zu treffen. Für Pflegepersonen ist in diesem Zusammenhang wichtig zu wissen, dass:

1. An Demenz Erkrankte hierfür lediglich passende Unterstützung durch angemessene Wahlmöglichkeiten benötigen.
2. An Demenz erkrankte Menschen häufig falsche Entscheidungen treffen und deshalb einer besonderen Beobachtung und Aufsicht bedürfen.
3. Die Entscheidungen von Menschen mit Demenz für sie oft gefährlich sind. Deshalb sollte das Pflegepersonal prinzipiell für einen strukturierten Tagesablauf mit wenig Entscheidungsspielraum sorgen.

1. Der eigentliche Problempunkt in der Demenzpflege liegt laut Kitwood nicht bei der Person mit Demenz selbst, sondern vielmehr in der gestörten Kommunikation und Interaktion zwischen Menschen mit und ohne Demenz.

2.49 **Zu den Ursachen für herausfordernde Verhaltensweisen von Menschen mit Demenz zählen nicht:**

1. Ihre Schwierigkeiten, körperliche Beschwerden und Schmerzen auszudrücken.
2. Da die Übereinstimmung mit der Umwelt für Menschen mit Demenz meist nicht stimmt, wird diese als bedrohlich und gefährdend erlebt.
3. Nach Kitwood steckt hinter allem, was Menschen mit Demenz sagen oder tun, ein Sinn. Dieser sollte vom Pflegepersonal erkannt werden und Verständnis dafür zum Ausdruck gebracht werden.

3. Wird einem an Demenz Erkrankten gegenüber Verständnis signalisiert und dies von ihm erlebt, so entsteht eine stabilisierende Verbindung, die er als positiv empfindet.

2.50 **Gemäß Kitwood beinhaltet eine qualitativ hochwertige Demenzpflege einen Prozess, der die Wiederherstellung individueller Fähigkeiten unterstützt und gleichzeitig grundlegende Bedürfnisse befriedigt. Hierzu zählen insbesondere:**

1. Primäre Bindung, Trost, Identität, Beschäftigung und Einbeziehung. Diese sind nicht voneinander zu trennen, sondern greifen ineinander und vereinigen sich in dem allumfassenden Bedürfnis nach Liebe.
2. Intellektuell angepasste Anregung und Beschäftigung, um der gefühlten „Leere im Kopf" etwas entgegenzusetzen.
3. Essen, Trinken, Schlaf, Schmerzfreiheit.

1. Die Qualität der Betreuung von Menschen mit Demenz hängt laut Kitwood hauptsächlich von der Qualität der Beziehung zwischen Pflegenden und den Betroffenen sowie von den kommunikativen Fähigkeiten des Pflegepersonals ab.

2.51 **Primäre Bindungen geben Menschen in jedem Alter Sicherheit und machen ihn handlungsfähig. Besonders wichtig sind sie für Menschen mit Demenz. Welche Maßnahmen tragen nicht dazu bei, das Gefühl von starker Bindung bei dieser Personengruppe zu aufzubauen?**

1. Vertraute Personen.
2. Aufbau von Regelmäßigkeiten und Sicherheit durch gleiche Abläufe, vertraute Gegenstände, Bilder, Rituale.
3. Große Feste und Zusammenkünfte, da Fröhlichkeit und Freude die Verbundenheit stärken.

3. Große Feste, mit einer deutlichen Abkehr von der Regelmäßigkeit des Alltags und der üblichen Routine, führen bei an Demenz Erkrankten mitunter zu Reizüberflutung, Überforderung und Verlust der Orientierung. Stattdessen kleinere, ruhigere Aktivitäten durchführen, die besser auf die Bedürfnisse und Fähigkeiten der Menschen mit Demenz zugeschnitten sind. Solche Aktivitäten können eine positive und stressfreie Umgebung schaffen, in der die Betroffenen sich wohlfühlen und angemessen betreut werden können.

2.52 **Trost ist für Menschen mit Demenz ein elementares Bedürfnis. Zum Trostspenden gehört nicht:**

1. Präsenz und Unterstützung bieten, indem man anwesend ist und die Hand hält.
2. Aktives Zuhören und die Ausdrücke von Emotionen akzeptieren, um Mitgefühl zu zeigen.
3. Auf die Gefühle nicht weiter eingehen, sie mit Fröhlichkeit überspielen, um sie nicht zu verstärken.

3. Außerdem zählen zum Trostspenden: Mut und Hoffnung vermitteln, um positive Perspektiven aufzuzeigen; Möglichkeiten zur Rückkehr in den Alltag bieten, indem man von unangenehmen Gedanken ablenkt; Humor einbringen, um eine aufmunternde Atmosphäre zu schaffen.

2

2.53 Identität bedeutet allgemein, sich selbst zu erkennen und zu empfinden. Dies fällt Menschen mit Demenz zunehmend schwerer. Möglichkeiten der Unterstützung durch Pflegepersonen sind hierbei nicht:

1. Durch den korrekt ausgefüllten Biografiebogen Kenntnisse über die persönliche Geschichte des Menschen erhalten, und somit auch eine lückenlose Dokumentation in Vorbereitung auf die Prüfungen durch den MDK vorhalten können.
2. Erinnerungen ansprechen, um mehr über die andere Person zu erfahren und zu lernen sowie prägende Rollen und Rituale einbeziehen und fortführen.
3. Beachtung von persönlichen Gegenständen und Dingen, die zur Person gehören und dadurch den Identitätsverlust hinauszögern.

1. Biografiearbeit ist echtes Interesse an der Lebensgeschichte eines Menschen. Kleine Gespräche initiieren, die sich an Alltagsgegenständen und persönlichen Dingen des Patienten orientieren, von sich selbst erzählen und damit Gesprächsimpulse setzen – dies sind Aufgaben einer Pflegeperson bei der Betreuung von an Demenz Erkrankten zur Stärkung der Identität.

2.54 Wenn an Demenz Erkrankte nicht in der Lage sind, einer Tätigkeit nachzugehen, können Langeweile, Gleichgültigkeit und das Empfinden von Bedeutungslosigkeit entstehen. Pflegepersonen sollten hierbei folgendes beachten:

1. Miteinbeziehung bei der Pflege (aktivierende Pflege), sowie individuelle und wertvolle Beschäftigungsangebote gestalten.
2. Die Mithilfe bei Alltagstätigkeiten zählt nicht dazu, da in Pflegeheimen aus hygienischen Gründen z. B. das Tischabwischen und die Blumenpflege unbedingt dem dafür ausgebildeten Personal überlassen werden muss.
3. Erinnerungselemente in den Tätigkeiten nutzen und einbauen sowie den Selbstwert stärken durch das Gefühl, anderen zu helfen und gebraucht zu werden.

2. Infektionsschutz und Lebensmittelhygiene müssen sinnvolle Aktivitäten im Pflegeheim nicht unbedingt erschweren. Denn es ist bedeutsam für einen Menschen mit Demenz, eine passende Beschäftigung gemäß seinen Fähigkeiten und Kräften zu haben. Dadurch erfährt er eine Einbindung in das Leben.

2.55 Womit kann erreicht werden, dass Menschen mit Demenz wieder das Gefühl haben, Teil einer Gemeinschaft zu sein und dadurch Anerkennung zu erhalten?

1. Einzelbetreuung wäre wünschenswert, kann aber aus Personalnot im Pflegeheimbetrieb nicht für alle Patienten umgesetzt werden und sollte auch wegen der Umsetzung des ethischen Prinzips der Gerechtigkeit nicht versucht werden.
2. Kontakt mit Angehörigen und Gruppenangebote.
3. Abwechslung und Unterhaltung im Alltag im Sinne von Aktivierung und Beschäftigung.

1. Das Einzelgespräch bzw. die persönliche Zuwendung ist die beste Möglichkeit, dem Bewohner ein Gefühl von Wertschätzung und Zugehörigkeit zu vermitteln. Der koordinierte Einsatz von Ehrenamtlichen wäre ein Weg, der Situation des mangelnden Personals in Pflegeeinrichtungen Abhilfe zu schaffen.

2.56 Verhaltensweisen, die negativ auf Menschen mit Demenz wirken und das Person-Sein sehr stark verletzen, beschreibt Kitwood als maligne, bösartige Sozialpsychologie. Hierzu zählen nicht:

1. Infantilisieren, Stigmatisieren und Etikettieren.
2. Empowerment, Validation und Endorsement.
3. Intimidation, Invalidation, Imposition.

2. Empowerment: Menschen bekommen mehr Mitbestimmungsrecht, Autonomie und Handlungsspielraum.
Validation: Wertschätzende Haltung für den Umgang und die Pflege von Menschen mit Demenz.
Invalidation: Keine Anerkennung der subjektiven Realität oder von Gefühlen.
Endorsement bedeutet Bestätigung.
Infantilisieren: Jemanden wie ein kleines Kind behandeln.
Stigmatisieren: Zuschreibung negativer Eigenschaften.
Etikettieren: Ein Mensch wird auf eine bestimmte Eigenschaft (an Demenz erkrankt, aggressiv) festgelegt.
Intimidation: Einschüchtern durch körperliche Gewalt oder Drohungen.
Imposition: Willen aufzwingen.
Es ist nicht nötig, alle diese Begriffe zu kennen; wichtig ist aber die Reflexion der eigenen täglichen Praxis und die der Teammitglieder im Sinne der sozial malignen Verhaltensweisen nach Tom Kitwood.

2.57 Was ist für den kommunikationstheoretischen Ansatz von Paul Watzlawick charakteristisch?

1. Unvermeidbarkeit von Kommunikation, selbst wenn keine verbalen Äußerungen gemacht werden. Kommunikation findet nicht nur durch Worte, sondern auch durch nonverbale Signale, Gesten und Verhalten statt.
2. Kommunikation bewegt sich ausschließlich auf der inhaltlichen Ebene. Der Beziehungsaspekt wird ausgeklammert, weil er für den Informationsfluss nicht nötig ist.
3. Watzlawick prägte den berühmten Ausspruch „Man kann auch nicht kommunizieren", um zu verdeutlichen, dass nur eine Handlung als Kommunikation interpretiert werden kann. Schweigen ist demnach keine Kommunikation.

1. Kommunikation läuft sowohl auf der inhaltlichen Ebene als auch auf der Beziehungsebene ab, wobei letztere oft den Ausgangspunkt für Missverständnisse bildet. Er prägte den berühmten Ausspruch „Man kann nicht nicht kommunizieren", um zu verdeutlichen, dass jede Handlung oder Nicht-Handlung als Kommunikation interpretiert werden kann.

2.58 Der deutsche Kommunikationspsychologe Friedemann Schulz von Thun beschäftigt sich mit der Vielschichtigkeit einer Botschaft. Charakteristisch für sein Modell ist:

1. Eine klare und bewusste Kommunikation kann dazu beitragen, Missverständnisse zu minimieren und effektive Kommunikation zu fördern.
2. Er beschreibt Kommunikation als Vier-Ohren-Modell, bei dem jede Äußerung gleichzeitig auf vier Ebenen gesendet und interpretiert wird: Sachinhalt, Selbstoffenbarung, Bezug und Appell.
3. Botschaften müssen immer eindeutig sein, da sie von verschiedenen Empfängern unterschiedlich interpretiert werden können.

1. Die vier Ebenen sind: Sachinhalt, Selbstoffenbarung, Beziehung und Appell. Schulz von Thun betont, dass Botschaften mehrdeutig sein können, da sie sowohl vom Sender unterschiedlich vermittelt als auch vom Empfänger unterschiedlich interpretiert werden können.

2.59 Zu den bekanntesten und etabliertesten Beratungsmethoden gehört das Konzept der klientenzentrierten Gesprächsführung des US-amerikanischen Psychologen Carl Rogers. Was ist wesentlich für sein Modell?

1. Die klientenzentrierte Gesprächsführung von Carl Rogers betont die Schaffung eines empathischen, akzeptierenden und klar direktiven Kommunikationsraums zwischen Therapeut und Klient.
2. Rogers legt großen Wert darauf, dass der Therapeut eine unterstützende und wertende Atmosphäre schafft, in der der Klient seine Gedanken, Gefühle und Erfahrungen frei erkunden kann.
3. Der Fokus liegt auf der reflektierenden Zuwendung, bei der der Therapeut die Gedanken des Klienten spiegelt, um ihm dabei zu helfen, seine eigenen Gefühle und Gedanken besser zu verstehen. Ziel ist es, dass der Klient sein eigenes Potenzial zur Selbstveränderung und -entwicklung erkennt und entfaltet.

3. Der Kommunikationsraum zwischen Therapeut und Klient sollte empathisch, akzeptierend und nicht-direktiv sein. Die Atmosphäre sollte unterstützend und wertungsfrei sein, damit der Klient seine Gefühle, Erfahrungen und Gedanken offen benennen und erkunden kann.

2.60 Das Konzept der Gewaltfreien Kommunikation (GFK) wurde von dem US-amerikanischen Psychologen Marshall B. Rosenberg entwickelt. Was ist nicht charakteristisch für sein Konzept?

1. Die Gewaltfreie Kommunikation nach Rosenberg ist ein kommunikativer Ansatz, der auf empathischer Verbindung und gewaltlosem Austausch basiert.
2. Die GFK betont das Verständnis der eigenen Gefühle und Bedürfnisse sowie die Fähigkeit, die Gefühle und Bedürfnisse anderer zu erkennen. Ziel ist es, Konflikte zu lösen und Verständigung zu fördern, indem man achtsam miteinander kommuniziert, ohne Vorwürfe und Urteile.
3. Diese Methode zielt darauf ab, eine lockere Verbindung zwischen den Gesprächspartnern herzustellen, um eine zwanglose Öffnung für die Thematik zu initiieren.

3. Die Methode der GFK soll eine tiefere Verbindung zwischen den Gesprächspartnern herstellen. In einer zu lockeren Gesprächsatmosphäre folgt im Allgemeinen kein tiefer Austausch.

2.61 Die Kommunikationsexpertin und Pflegefachfrau Sandra Mantz hat ein Konzept zur Entfaltung von Gesprächskompetenz für Pflegende entwickelt – aus ihrer praktischen Erfahrung heraus und unter Nutzung bekannter Kommunikationstheorien. Was ist charakteristisch dafür?

1. Die Gesprächskompetenz nach Mantz bezieht sich auf die Fähigkeit, effektiv und einfühlsam zu kommunizieren. Dazu gehören das Verständnis für nonverbale Signale, aktives Zuhören, das Erkennen von Bedürfnissen und Emotionen sowie die Fähigkeit, angemessene Gesprächstechniken anzuwenden.
2. Mantz betont die Wichtigkeit von Empathie und wortreichem Ausdruck, um einen respektvollen und vertrauensvollen Austausch zu ermöglichen.
3. Sandra Mantz betont, dass die Häufigkeit der Gesprächskontakte einen wesentlichen Einfluss auf die Effektivität der Kommunikation hat.

1. Viele Worte zu verwenden ist in der Kommunikation weniger hilfreich als die treffenden Worte. Deshalb sollten in der Pflege Tätige Einfühlsamkeit besitzen und sich um einen ausgeprägten Wortschatz bemühen. Die Quantität von Kontakten spielt eine untergeordnete Rolle für die Effektivität der Kommunikation, entscheidend ist die Qualität der zwischenmenschlichen Beziehung.

2.62 Ratschläge sind nicht immer gleich hilfreich und Pflegefachpersonen neigen oft dazu, diese schnell zu geben – zwar gut gemeint und basierend auf ihrem Fachwissen. Allerdings stoßen Ratschläge bei Patienten und Angehörigen auf Ablehnung, wenn:

1. Sie aus einer einfühlsamen zugewandten Intention kommen.
2. Der Ratschlag die Sichtweise des Betroffenen berücksichtigt und mit seinen eigenen Lösungsideen oder -möglichkeiten übereinstimmt.
3. Sie aus einer belehrenden Expertenperspektive vorgetragen werden.

3. Gerade bei der Betreuung von chronisch kranken Patienten sollte mit viel Einfühlungsvermögen und einer gewissen Zurückhaltung in der Beratung agiert werden. Patienten mit chronischen Erkrankungen sind oft schon Jahre mit ihrer Problematik beschäftig, sind belesen und dadurch oft Experten ihrer eigenen Erkrankung. Für Berufsanfänger kann ein Gespräch mit einem solchen Patienten sehr viel Zugewinn an Empathie und auch Fachwissen bringen.

2.63 Wahrnehmung, Interpretationen und Emotionen stellen drei Schlüsselfaktoren der Kommunikation dar. Welche Aussage ist richtig?

1. Wahrnehmung innerhalb menschlicher Kommunikation umfasst alles, was in Bezug auf die Botschaft sichtbar oder hörbar ist: der sprachliche Inhalt sowie auch nonverbale Zeichen wie Mimik, Blicke, Gesten, Betonung und Klangfarbe der Stimme.
2. Durch die Interpretation des Empfängers bekommt die Nachricht für ihn eine Bedeutung oder Bewertung. Gut ausgebildete und erfahrene Pflegefachpersonen liegen mit ihrer Einschätzung immer richtig.
3. Die Interpretation löst beim Betroffenen Gefühle des Verstandenseins und der fürsorglichen Betreuung aus.

1. Die Interpretation kann richtig oder falsch sein und bei beiden Gesprächsteilnehmern unterschiedliche Gefühle auslösen.
Im Alltag fällt es oft schwer, diese drei Abläufe voneinander zu trennen. Dennoch ist es für eine professionelle Kommunikation wichtig, die eigenen Wahrnehmungen, die Emotionen hervorrufen, zu überprüfen, um möglichen Missverständnissen vorzubeugen.

2.64 Welche Wirkung haben digitale soziale Netzwerke in Bezug auf die Gesundheit nicht?

1. Sie können dazu beitragen, Probleme abzufangen und bei der Umsetzung von Lösungsstrategien zu helfen.
2. Sie können helfen, Stressfaktoren zu regulieren.
3. Durch umfangreiche informelle Recherchen in den sozialen Netzwerken wird Sicherheit im Handeln gewonnen.

3. Oft werden Menschen durch zu viele Informationen aus dem Internet verunsichert und dadurch in ihrer Handlungskompetenz eingeschränkt.

2.65 Im Bereich Familiengesundheit integrieren Pflegende die Angehörigen in Beratungsgespräche, vermitteln zu Beratungsstellen oder Selbsthilfegruppen. Was ist außerdem zu berücksichtigen?

1. Gezielt präventive Maßnahmen in die Pflegeplanung mit einzubeziehen, auch über die Entlassung aus einer Gesundheitseinrichtung hinaus.
2. Das Wissen darüber, dass soziale Unterstützung gleichmäßig in allen Bevölkerungsgruppen vorhanden ist, und dass das Umfeld eines Patienten positiven Einfluss nimmt.
3. Dass durch die vielfältigen kommunalen Angebote jedem Menschen genügend Möglichkeiten offenstehen, etwas für seine Gesundheit zu tun.

1. Soziale Unterstützung ist nicht gleichmäßig in allen Bevölkerungsgruppen vorhanden. Bestimmte Gruppen, die häufig einem höheren Gesundheitsrisiko ausgesetzt sind, haben oft weniger Zugang zu sozialen und institutionellen Hilfsangeboten. Auch die sozialen Kontakte haben mitunter einen negativen Einfluss auf die Gesundheit.

2.66 Welche Aufgabe zählt nicht zur Gesundheitsförderung durch Pflegefachkräfte?

1. Pflegefachkräfte bieten individuelle Beratung und Information zu gesundheitsfördernden Maßnahmen, gesunder Ernährung, Bewegung, Stressbewältigung und anderen gesundheitsrelevanten Themen.
2. Sie unterstützen ihre Patienten dabei, gesunde Gewohnheiten zu entwickeln und umzusetzen, wie regelmäßige Bewegung, ausgewogene Ernährung und ausreichend Schlaf.
3. Pflegefachkräfte identifizieren frühzeitig mögliche Gesundheitsrisiken und leiten entsprechende Maßnahmen ein, um möglichen Krankheiten vorzubeugen. Sie veranlassen beispielsweise die Durchführung einer Koloskopie zur Darmkrebsfrüherkennung bei genau festgelegten Altersgruppen.

3. Prinzipiell können Pflegefachpersonen nur beratend eingreifen. Die Anordnung von medizinischen Maßnahmen bleibt weiterhin Aufgabe der Ärzteschaft.

2.67 Welche der unterstützenden Maßnahmen zur Gesundheitsförderung durch Pflegefachpersonen ist falsch?

1. Pflegefachpersonen arbeiten eng mit anderen Akteuren im Gesundheitswesen zusammen, um eine ganzheitliche Betreuung zu gewährleisten.
2. Pflegefachkräfte unterstützen die psychische Gesundheit ihrer Patienten, indem sie emotionalen Beistand bieten und Strategien zur Stressbewältigung vermitteln.
3. Sie klären über therapeutische Risiken auf und sensibilisieren für medizinische Maßnahmen, um ein Bewusstsein für die Bedeutung der Gesundheit zu schaffen.

3. Die Therapie und somit die Aufklärung über therapeutische Risiken liegt ausschließlich in der Verantwortung von Ärzten.

2.68 Was gehört für Pflegefachkräfte nicht zu ihren Aufgaben im Bereich der Prävention?

1. Sie bieten individuelle Gesundheitsberatung an, indem sie Patienten über gesunde Lebensstile, Ernährung, Bewegung und andere gesundheitsfördernde Maßnahmen informieren.
2. Sie unterstützen bei der Durchführung von Früherkennungsuntersuchungen, wie z. B. Blutdruckmessungen, Bestimmung der Cholesterinwerte oder Diabetes-Screenings.
3. Pflegefachkräfte identifizieren individuelle Gesundheitsrisiken bei bevorstehenden Operationen und deren gesundheitlichen Folgen.

3. Pflegefachkräfte sind nicht mit der Identifikation von Gesundheitsrisiken bezüglich operativer Eingriffe betraut. Dies obliegt dem ärztlichen Personal.

2.69 Moderation dient der Lenkung und Mäßigung von Interaktionsprozessen. Insbesondere in Gruppensituationen ermöglicht sie die gezielte Steuerung von Redebeiträgen. Welche Technik zählt nicht dazu?

1. Starten und Steuern.
2. Unterbrechen und Abbremsen.
3. Aphasie und Presbyakusis.

3. Starten und Steuern bedeutet, klare Anweisungen zu geben, die auf ein bestimmtes Ziel ausgerichtet sind. Erwartungen, Wünsche oder Bitten werden deutlich kommuniziert. Durch gezielte Unterbrechungen kann Einfluss auf den Gesprächsverlauf genommen werden, z. B. durch Zusammenfassungen des bisherigen Gesprächsinhalts, um nicht zielführende Kommunikationsprozesse zu verlangsamen oder zu beenden.
Aphasie ist eine Sprachstörung und Presbyakusis die Altersschwerhörigkeit.

2.70 Können Stereotype in der Pflege kranker Menschen die Qualität der Versorgung beeinträchtigen?

1. Ja, wenn Pflegekräfte stereotype Annahmen über bestimmte Bevölkerungsgruppen haben, könnten sie möglicherweise nicht vorurteilsfrei und angemessen auf die individuellen Bedürfnisse und Vorlieben ihrer Patienten eingehen.
2. Nein, stereotypes Vorgehen in der Pflege beinhaltet das Arbeiten nach festgelegten Pflegestandards, und leistet einen wichtigen Beitrag zur Qualitätssicherung.
3. Ja, die Arbeit nach Stereotypen ist effizienter, weil gleichzeitig zwei zu kombinierende Arbeiten erledigt werden können.

1. Stereotype sind vereinfachte, oft übergeneralisierte Vorstellungen oder Meinungen über eine bestimmte Gruppe von Menschen, die auf gemeinsamen Merkmalen wie Geschlecht, Alter, Ethnie, Nationalität, Religion oder Beruf basieren. Diese Vorstellungen können positiv, negativ oder neutral sein und beeinflussen oft das Verhalten und die Interaktionen einer Person gegenüber Mitgliedern dieser Gruppe. Stereotype können auf Vorurteilen basieren und zu Diskriminierung und Ungerechtigkeit führen, wenn sie nicht hinterfragt oder kritisch betrachtet werden.

2.71 In welcher Aussage erkennen Sie eine Stigmatisierung?

1. Alte Menschen leiden häufiger unter Hörbeeinträchtigungen, Osteoporose oder Demenz.
2. Pflegefachpersonen sind hilfsbereit, mitfühlend und können gut mit Stress umgehen – deshalb ist es ein typischer Frauenberuf.
3. Adipöse Personen sind ungesund, undiszipliniert, unmotiviert und vernachlässigen ihren Körper.

3. Stigmatisierung ist die Zuschreibung abwertender und unzutreffender Eigenschaften aufgrund bestimmter Merkmale oder Gruppenzugehörigkeit. Stigmatisierung, gerade bei Menschen mit Adipositas, geht von der falschen Annahme aus, dass ihr Gewicht eigenverantwortlich verschuldet und nicht multifaktoriell bedingt ist. Das führt zu Diskriminierungen, hat dadurch negative physische sowie emotionale Konsequenzen und trägt entscheidend dazu bei, dass gesundheitliche und soziale Ungleichheiten aufrechterhalten werden. Bei 2. handelt es sich um ein Stereotyp.

2.72 Als Adhärenz bezeichnet man:

1. Die Eigenschaft von Arzneimitteln, sich an Kunststoffe zu binden. Solche Präparate dürfen nicht über Sonden verabreicht werden.
2. Die Therapietreue eines Patienten. Diese setzt das Verständnis für den Sinn und Zweck der Therapie voraus. Das heißt, es geht nicht nur darum, dass der Betroffene lediglich die Anordnungen des Arztes befolgt, sondern dass er den Sinn begreift und aus eigenem Antrieb auf die Einhaltung der Regeln achtet.
3. Das Maß des Zusammenhangs und der logischen Nachvollziehbarkeit von Denkstrukturen. Mängel in diesem Bereich betreffen besonders häufig psychiatrisch erkrankte Menschen mit qualitativen Bewusstseinsstörungen.

2. Früher nannte man die Therapietreue eines Patienten „Compliance“. Inzwischen gilt es nicht mehr als sachgerecht, ausschließlich auf die Bereitschaft des Patienten abzuzielen, die Vorschläge des behandelnden Arztes umzusetzen. Mit dem Begriff „Adhärenz“ ist auch die aktive Beteiligung der Behandelten umschlossen. Das Wort kommt deshalb dem angestrebten Verhältnis zwischen Therapeuten und therapierten Menschen näher.

2

2.73 Bei der Betrachtung von Gruppenstrukturen lässt sich u. a. das Kreismodell definieren. Es zeigt eines der folgenden Merkmale nicht:

1. Alle Mitglieder der Gruppe kommunizieren miteinander und verfügen über gleichberechtigte Möglichkeiten, sich in die Prozesse einzubringen.
2. Alle Mitglieder arbeiten partnerschaftlich zusammen, weil die Gruppe sich durch eine flache Hierarchie auszeichnet.
3. Im Kreismodell herrschen klare hierarchische Strukturen und die Mitglieder einer Ebene organisieren sich ringförmig um den jeweils Vorgesetzten. Dieser verfügt über ein weit gefasstes Weisungsrecht, weil seine Untergebenen nicht dieselbe Qualifikation aufweisen wie er – also naturgemäß weniger geeignet sind, einen Überblick zu gewinnen und zu bewerten.

3. Das Kreismodell beschreibt eine Gruppenstruktur, in der alle Mitglieder befähigt sind, konstruktiv mitzuarbeiten, weil ihre individuellen Fähigkeiten Beachtung finden.

2.74 Intrapersonelle Konflikte beziehen sich auf Probleme:

1. Die innerhalb einer Person entstehen und dazu führen, dass sie sich z. B. mit den zugewiesenen Rollen nicht identifizieren kann.
2. Die zwischen verschiedenen Akteuren entstehen und unvereinbare Haltungen offenbaren.
3. Die massive Konflikte innerhalb einer Gruppe anzeigen und ein Risiko dafür bilden, dass dieser auf Zeit angelegte Zusammenschluss von Einzelpersonen den Zielen nicht gerecht werden kann.

1. Intrapersonelle Konflikte spielen sich in einer Person ab. Dabei kommt es zu Problemen, die nicht mit Bezugspersonen verbunden sind. Es ist möglich, dass daraus psychische Erkrankungen entstehen.

2.75 Die Supervision ist ein gruppendynamischer Prozess, auf den folgende Beschreibung zutrifft:

1. Laut Wortbedeutung (Überblick) handelt es sich um eine Gesprächsrunde, in der die Vorgesetzten nach den Regeln der Gesprächsführung Kritik an den Leistungen ihrer Untergebenen üben und das individuelle Fehlverhalten deutlich benennen.
2. Bei den (mindestens) wöchentlich durchzuführenden Sitzungen besprechen die Teilnehmer ihre jeweiligen Haltungen zu den anderen Gruppenmitgliedern. Der Sinn besteht darin, die Qualität der Patientenversorgung langfristig zu verbessern.
3. Ein unabhängiger, geschulter Moderator begleitet den gleichberechtigten Austausch der Teammitglieder, in dessen Verlauf Konflikte (zwischen den Mitarbeitern bzw. zwischen Mitarbeitern und Patienten) bearbeitet werden. Diese Gesprächsrunde dient der Klärung von Situationen, die im Alltag ungelöst geblieben sind und ist insgesamt auf Konsens angelegt.

3. Besonders wichtig für die Supervision ist, dass der Moderator unabhängig von der Organisation agieren kann, in der die Gesprächsrunde stattfindet. Alle Teilnehmer sind gleichberechtigt und sie finden in dem geschützten Rahmen einen Raum, in dem sie ihren Empfindungen echten Ausdruck verleihen können. Nur auf diese Weise stellt sich der entlastende Effekt ein.

2.76 Bei interdisziplinärer Zusammenarbeit kommt es oft zu Konflikten, weil die verschiedenen Beteiligten unterschiedliche Sichtweisen auf bestimmte Sachverhalte oder Situationen haben. Deshalb ist es bei der interdisziplinären Zusammenarbeit nicht sinnvoll:

1. Zeitnah Rückmeldung zu einzelnen Sachverhalten zu geben, um den Flow der weiteren Schritte konstant zu halten.
2. Die Zusammenarbeit zu fördern durch gemeinsame Aktivitäten, Projekte und Konferenzen.
3. Dass die verschiedenen Teams oder Abteilungen ausführlich über Probleme und Teilnehmer aus anderen Disziplinen reden.

3. Das Übereinander-Reden im Team beeinträchtigt das Vertrauen, schafft Konflikte und führt zu ineffizienter Kommunikation, was die Teamdynamik und die Produktivität negativ beeinflussen kann. Offene und direkte Kommunikation fördert hingegen eine gesunde Teamkultur und erleichtert die Zielerreichung.
Effektive Teamkommunikation erfordert Offenheit, Klarheit, aktives Zuhören, Respekt, Kooperation, zeitnahe Rückmeldung, Konsistenz, Empathie, angemessene Kommunikationskanäle und Lösungsorientierung, um den Zusammenhalt und die Effizienz zu fördern.

2

2.77 Pflegende neigen dazu, die soziale Umwelt allzu schnell zu verallgemeinern und Inkompetenz aufseiten des alten Menschen anzunehmen. Wozu führt dies oft?

1. Zur Steigerung der Selbstständigkeit beim Pflegeempfänger.
2. Zu vermehrter Abhängigkeit.
3. Zu großer Zufriedenheit beim Pflegebedürftigen.

2. Die Selbstpflegedefizittheorie von Dorothea Orem beinhaltet dieses Phänomen. Ihre Theorie betont die Rolle der Pflege dabei, Menschen zu befähigen, ihre Selbstpflegefähigkeiten zu maximieren und somit ihre Unabhängigkeit und Gesundheit zu fördern.

2.78 Was wird unter der Closed-Loop-Kommunikation in Teams verstanden?

1. Jede Aussage eines Senders löst eine Rückkopplung beim Empfänger aus.
2. Auf jede Nachricht eines Senders folgt eine Antwort des Empfängers mit der Wiederholung der entsprechenden Nachricht.
3. Die Teamleitung evaluiert die interprofessionellen Interaktionen kontinuierlich und greift ggf. regulierend ein.

2. Mit dieser Methode soll den häufig vorkommenden Missverständnissen in der Kommunikation vorgebeugt werden. („Gemeint ist nicht gesagt. Gesagt ist nicht gehört. Gehört ist nicht verstanden. Verstanden ist nicht getan.")

2.79 In der Regel werden Konflikte als hinderlich und erschwerend betrachtet. Allerdings können Konflikte auch als wichtige Aspekte der Teamarbeit angesehen werden. Welcher Aspekt trifft nicht zu?

1. Konflikte geben Impulse für Veränderung.
2. Konflikte machen Normen und Werte im Unternehmen bewusst.
3. Konflikte machen Hierarchien bewusst und steigern die Akzeptanz im Top-Down-Prinzip.

3. Das Top-Down-Prinzip (von oben nach unten) ist für die Konfliktbearbeitung in Teams ungeeignet. Jeder Mitarbeiter sollte bei Konflikten wertungsfrei gehört werden. Gemeinsam wird dann nach einer Lösung gesucht.

2.80 Der Begriff „Konfliktkultur" in der Teamarbeit meint nicht:

1. Die Vereinbarung von fairen Regeln für Streitigkeiten.
2. Dass es in unterschiedlichen Kulturen unterschiedliche Arten der Konfliktlösung gibt.
3. Die grundsätzliche Auffassung, dass Konflikte notwendig sind, um Veränderungen voranzubringen.

2. Kulturbedingt gibt es durchaus unterschiedliche Arten der Konfliktlösung, aber die Konfliktkultur in Teams bezieht sich auf die Art und Weise, mit Konflikten umzugehen.

2.81 Pflegekräfte suchen das Gespräch mit Patienten, beachten aber auch Probleme, die aus mangelnder Distanz entstehen können. Welches Risiko kann eintreten?

1. Die zu starke Identifizierung mit dem Patienten.
2. Die zu genaue Kenntnis der biografischen Einflüsse auf den Patienten.
3. Ein zu großes Verständnis für Entscheidungen, die der Patient trifft.

1. Eine übermäßige Identifizierung kann das professionelle Urteilsvermögen beeinträchtigen. Intensive Biografiearbeit und das Verständnis für die Haltungen des Patienten gehören zum pflegerischen Auftrag.

2.82 Bei der Beratung von Pflegebedürftigen empfiehlt es sich:

1. Ratschläge, Meinungen oder Empfehlungen erst anzubieten, nachdem man ein klares Bild vom Patienten, seiner sozialen Situation, seinen Anliegen oder Beschwerden gewonnen hat.
2. Beratung mit dem Anspruch anzubieten, dass die Empfehlungen die besten oder richtigen sind.
3. Zu Beginn eines Gesprächs nicht so viele Fragen zu stellen, um dem Gesprächspartner zügig Informationen anzubieten, die ihn zum Nachdenken und zur eigenen Lösungsfindung ermutigen.

1. Beratungen sollen ohne den Anspruch, dass die Empfehlungen die besten oder richtigen sind, angeboten werden. Was bei dem einen Patienten sehr gut passt, kann bei einem anderen Patienten wenig Akzeptanz finden. Empfehlungen sind immer individuell auszuwählen und vorzuschlagen. Durch gezielte Fragestellungen soll der Gesprächspartner zum Nachdenken, zur Analyse seiner Situation und zur eigenen Lösungsfindung ermutigt werden. Wichtig ist auch, vorab zu fragen, ob der Rat willkommen ist oder eine Meinungsäußerung erwünscht ist und am Ende des Gespräches nachzufragen, wie der andere über den Vorschlag oder Ratschlag denkt.

KAPITEL

3 Kompetenzbereich III: Intra- und interprofessionelles Handeln

Einleitung

Der Kompetenzbereich III in der generalistischen Pflegeausbildung heißt **Intra- und interprofessionelles Handeln in unterschiedlichen systemischen Kontexten verantwortlich gestalten und mitgestalten.** Dafür sind 300 Stunden vorgesehen.

Ein Schwerpunkt der Lehrinhalte wird auf die Verantwortung der Pflegefachpersonen in der *Organisation eines qualifikationsheterogenen Pflegeteams* gelegt. Die *Delegation* von Aufgaben an Personen anderer Qualifikationsniveaus und die *Kontrolle der Durchführungsqualität* ist hier Unterrichtsthema. Pflegefachpersonen sind im Pflegealltag gefordert, ihre *Rolle als Teammitglied* aktiv auszufüllen, um kooperativ und effizient zusammenarbeiten zu können. *Teamarbeit, Einarbeitung, Anleitung, Beratung* und auch Fähigkeiten zur *Lösung von Konflikten* sind in diesem Kompetenzbereich Thema. Dies beinhaltet auch die *Kommunikation mit anderen Berufsgruppen,* um die bestmögliche Versorgung für Patienten aller Altersgruppen sicherzustellen.

Ein weiterer Aspekt dieses Kompetenzbereiches betrifft die *eigenständige Durchführung ärztlicher Anordnungen im Pflegekontext.* Pflegefachpersonen übernehmen große Verantwortung, wenn sie medizinische Maßnahmen im Rahmen ihrer Kompetenzen fachgerecht und sicher umsetzen. Dies erfordert eine gründliche Kenntnis der Inhalte ärztlicher Anweisungen, *hygienisches Arbeiten* zur Infektionsprävention, das Erkennen von Komplikationen durch *sorgfältige Beobachtung und die fachgerechte Dokumentation* der durchgeführten Maßnahmen.

Darüber hinaus spielen Pflegefachpersonen eine wichtige Rolle *in interdisziplinären Teams* bei der Versorgung und Behandlung von Menschen aller Altersstufen. Die gute Kooperation mit anderen Beteiligten wie Ärzten, Therapeuten und Sozialarbeitern ist wesentlich, um eine umfassende und ganzheitliche Betreuung sicherzustellen. Dabei tragen Pflegefachpersonen dazu bei, die *Kontinuität der Versorgung an den Schnittstellen* zu gewährleisten, sei es bei der Überleitung zwischen unterschiedlichen Versorgungseinrichtungen oder bei der Nachsorge nach einem stationären Aufenthalt.

Die Themen des Kompetenzbereiches III sind von großer Bedeutung für eine *interdisziplinäre Pflege* und legen somit einen wichtigen Grundstein zur optimalen Betreuung und Versorgung von Patienten.

3.1 Welche Medikamente dürfen nur intramuskulär gespritzt werden?

1. Wasserlösliche Medikamente.
2. Ölhaltige Medikamente.
3. Isotonische Medikamente.

2. Ölhaltige Medikamente dürfen wegen der Wasserunlöslichkeit nicht intravenös gespritzt werden, sondern nur intramuskulär.

3.2 Zu den sterilen Arzneimitteln zählen:

1. Augentropfen.
2. Schichttabletten.
3. Vaginalsuppositorien.

1. Schichttabletten dienen lediglich der verzögerten bzw. gezielten Abgabe des Wirkstoffs. Vaginalsuppositorien müssen nicht steril appliziert werden, weil die vaginale Schleimhaut physiologisch von zahlreichen Bakterien besiedelt ist. Nur der Behandlung am Auge kommt ein umfassenderer hygienischer Anspruch zu – auch wenn „Sterilität" nicht zu ernst zu nehmen ist. Pflegefachpersonen achten darauf, den Applikator des Tropfenfläschchens nicht mit dem Auge in Kontakt zu bringen.

3.3 Welche Bedingungen gelten für die Lagerung von Insulinen?

1. Insuline sind nicht temperaturempfindlich, sollten aber vor Sonnenlicht geschützt gelagert sein.
2. Insuline reagieren extrem auf Feuchtigkeit und verlieren unter deren Einfluss ihre Wirksamkeit. Deshalb sind sie vakuumiert zu lagern.
3. Insuline sind temperaturempfindlich, weil sie Hormone sind. Die optimale Lagertemperatur beträgt zwischen +2 und +8 °C.

3. Insuline sind temperaturempfindlich. Die Lagerung in professionellen Einrichtungen des Gesundheitswesens erfolgt in speziellen Kühlschränken, die eine gleichbleibende Temperatur von etwa +4 °C gewährleisten. Angebrochene Insulin-Pens hingegen sind bei Zimmertemperatur zu lagern.

3.4 Eine der folgenden Aussagen zur Hautdesinfektion vor einer Injektion trifft zu. Welche ist es?

1. Eine Hautdesinfektion ist nur erforderlich, wenn der Patient mit multiresistenten Keimen kolonisiert ist und isolierende Maßnahmen ergriffen worden sind.
2. Eine Hautdesinfektion ist nur erforderlich, wenn der Verdacht besteht, dass die Haut mit krankheitserregenden Keimen besiedelt ist, z. B. dem Staphylococcus augmentalibus, der überdurchschnittlich häufig nach einem Eintrag in den Körper schwere Erkrankungen verursacht.
3. Eine Hautdesinfektion nach geltendem Standard ist immer erforderlich, wenn Pflegefachpersonen die Injektion vornehmen. Es ist ihre Pflicht, professionelle Standards anzuwenden, zu denen die Hautdesinfektion gehört.

3. Pflegefachpersonen müssen vor jeder Injektion (egal in welche Schicht der Körperstrukturen) eine Desinfektion der Haut vornehmen.

3.5 Bei der Gabe von Arzneimitteln über eine Sonde müssen Vorgaben beachtet werden. Welche gehört nicht dazu?

1. Manche Tabletten verfügen über eine Beschichtung, die eine Freisetzung der Wirkstoffe im Magen verhindert. Diese Arzneimittel dürfen für die Gabe über eine Magensonde nicht zerkleinert werden.
2. Die Verabreichung über eine Magensonde ist grundsätzlich kritisch zu beurteilen, da für die Wirkung die Beimischung von Speichel nötig ist, der im Mund gebildet wird und dessen Beteiligung durch eine Magensonde verhindert ist.
3. Die Kombination von Wirkstoffen kann zu unerwünschten Reaktionen führen. Deshalb ist es erforderlich, die Tabletten getrennt voneinander zu sondieren.

2. Üblicherweise sind alle Tabletten, die sich auch im Mund auflösen würden, problemlos über eine Magensonde zu verabreichen, weil sich die Wirkstoffe auch bei regulärer oraler Aufnahme spätestens im Magen aus dem Verband des Arzneimittels lösen würden und in eine Form überführt wären, die resorbierbar ist.

3.6 Es gibt eine Regel, die sich leicht merken lässt und der Sicherheit von Patienten dient. Sie bezieht sich auf den richtigen Umgang mit Arzneimitteln und lautet:
1. 5-W-Regel – Wer behandelt wen, wie, wann und mit welchen Präparaten?
2. 5-S-Regel – Medikamente zur peroralen Gabe müssen sicher anwendbar, sauber (hygienisch einwandfrei), schleimhautfreundlich, sondierbar und säurebeständig sein.
3. 6-R-Regel – Vor der Verabreichung von Arzneimitteln beantworten Pflegefachpersonen folgende Fragen: Richtiger Patient? Richtiges Arzneimittel? Richtige Dosierung (oder Konzentration)? Richtige Applikationsart? Richtiger Zeitpunkt (zur Verabreichung)? Richtige Dokumentation?

3. Die 6-R-Regel erhöht die Sicherheit im Umgang mit Arzneimitteln. Die beiden anderen Regeln existieren in dieser Form nicht.

3

3.7 Laxanzien sind:
1. Verdauungsmittel.
2. Abführmittel.
3. Muskelentspannende Mittel, die ausschließlich auf die quergestreifte Muskulatur wirken.

2. Laxanzien sind Arzneimittel, die die Darmmotilität anregen, dafür sorgen, dass Wasser ins Darmlumen gelangt oder die Menge und Konsistenz des Stuhlgangs verändern und auf diese Weise die Darmentleerung fördern.

3.8 Welche Arzneimittelgruppe fällt ausnahmslos unter die Vorschriften des Betäubungsmittelgesetzes?
1. Amphetamine.
2. Benzodiazepine.
3. Neuroleptika.

1. Das Betäubungsmittelgesetz umfasst zahlreiche (jedoch nicht alle) Wirkstoffgruppen, die Suchtpotenzial entfalten. Die Amphetamine gehören in diese Kategorie.

3.9 Ein Milliliter einer wässrigen Lösung entspricht:
1. 10 Tropfen.
2. 20 Tropfen.
3. 25 Tropfen.

2. Die Größe eines Tropfens hängt von der Oberflächenspannung der Flüssigkeit ab. 20 Tropfen einer wässrigen Lösung entsprechen einem Milliliter.

3.10 Eine systemische Antibiotikagabe ist sinnvoll:
1. Zur Förderung der Wundheilung.
2. In Einzelfällen bei infizierten Wunden.
3. Zur Behandlung einer bakteriellen Keratitis.

2. Je nach Art der Wunde und der Keimbesiedelung kann im Einzelfall eine systemische Antibiotikagabe sinnvoll sein. Antibiotika fördern die Wundheilung nicht.

3.11 Antikonvulsiva:
1. Wirken bei Spasmen der glatten Muskulatur.
2. Wirken gegen zentral bedingte Krampfanfälle.
3. Vermindern Muskelverspannungen, die nach Über- und Fehlbelastungen auftreten.

2. Antikonvulsiva sind zentral wirksame Pharmaka, die die Krampfschwelle heraufsetzen und somit krampflösend wirken.

3.12 Eine Langzeitbehandlung mit Diuretika ohne ausreichende Laborkontrollen kann zu einem Kaliummangel führen. Als mögliche Folgen kommen infrage:
1. Durchfälle (verstärkte Magen-Darm-Peristaltik).
2. Erhöhter Muskeltonus, gesteigerte Reflexe.
3. Herzrhythmusstörungen.

3. Hypokaliämie führt zu Adynamie, Muskellähmungen, Verdauungsbeschwerden (Obstipation bis zum paralytischen Ileus), Abschwächung bis Fehlen der Reflexe, EKG-Veränderungen und Extrasystolen.

3.13 Eine Therapie mit Antikoagulanzien ist kontraindiziert bei:
1. Lungenembolie.
2. Magen-Darm-Ulzera.
3. Neigung zu Thrombosen und Phlebitiden.

2. Die gerinnungshemmende Therapie ist wegen der dadurch erhöhten Blutungsneigung kontraindiziert bei hämorrhagischen Diathesen (Gerinnungsstörungen) und Magen-Darm-Geschwüren.

3.14 Welcher Bereich des Körpers ist physiologisch nicht mit Keimen besiedelt?
1. Obere Trachea.
2. Douglas-Raum.
3. Vagina.

2. Der Douglas-Raum bildet bei Frauen die am weitesten nach kaudal reichende Falte des Peritoneums. Diese Haut umschließt viele der Bauchorgane und hier würde eine Keimbesiedlung massive Krankheitszeichen auslösen.

3.15 Das Ziel von Desinfektionsmaßnahmen ist:
1. Keimfreiheit.
2. Entseuchung.
3. Keimarmut.

3. Ziele der Desinfektion sind das Abtöten und Inaktivieren pathogener Mikroorganismen, sodass keine Infektion mehr möglich ist. Dies entspricht einer Keimarmut.

3.16 Welche der folgenden Zuordnungen ist nicht richtig?
1. Enterotoxine – Bakteriengifte.
2. Krebserzeugende Substanzen im Tabakrauch – kanzerogene Stickstoffverbindungen, die aus sekundären Aminen und Nitriten entstehen.
3. Aflatoxine – leberschädigende und krebserzeugende Stoffwechselprodukte von Schimmelpilzen.

2. Im Tabakrauch kommen hauptsächlich polyzyklische Kohlenwasserstoffe vor. Kanzerogene Nitrosamine entstehen bei der Verdauung nitrithaltiger Nahrungsmittel.

3.17 Eine der genannten Bakteriengattungen (bzw. -art) bildet Enterotoxin. Welche?
1. Klebsiella pneumoniae.
2. Proteus vulgaris.
3. Staphylococcus aureus.

3. Staphylococcus aureus ist in der Lage, ein Enterotoxin (im Darmtrakt wirksames Bakterientoxin) zu bilden. Es kann z. B. Auslöser von Tonsillitis, Sepsis, Endokarditis oder Pneumonien sein.

3.18 Viren sind besonders kleine Krankheitserreger, die sehr aggressiv wirken können. Welche Aussage über Viren trifft nicht zu?
1. Weil Viren lediglich über einen Typ von Nukleinsäuren verfügen, rechnet man sie einer Sonderform des Lebens zu. Sie sind ausschließlich in einer Wirtszelle vermehrungsfähig.
2. Viren nutzen die DNS ihrer Wirtszellen, um ihren eigenen Mangel an Erbsubstanz auszugleichen. Dabei gilt, dass sie ausschließlich konsumierend wirken. Ein Übergang viraler Erbinformationen auf die Zelle findet nicht statt.
3. Einige Viren können jahrelang in den Zellen des Körpers lagern, ohne Krankheitszeichen zu verursachen. In diesen Fällen spricht man von einer latenten Infektion.

2. Der Austausch des Erbguts zwischen Virus und Zelle vollzieht sich in beide Richtungen. Durch den Einbau viraler Nukleinsäure in die Zelle kann es zur Entstehung von Tumoren kommen, z. B. dem Zervix-Karzinom.

3.19 Welche Desinfektionsmittelgruppe besitzt ein besonders breites Wirkungsspektrum auf verschiedene Mikroorganismen?

1. Aldehyde.
2. Phenolabkömmlinge.
3. Quaternäre Ammoniumverbindungen.

1. Aldehyde können in wässriger Lösung oder in Gasform zur Desinfektion verwendet werden und zeichnen sich durch ein breites Wirkspektrum aus.

3.20 Bei einer sachgerecht durchgeführten chemischen Desinfektion werden die Sporen von Bakterien:

1. Gar nicht abgetötet.
2. Nicht mit Sicherheit abgetötet.
3. Mit Sicherheit abgetötet.

2. Eine Desinfektion erreicht die Sporen von Bakterien nur teilweise. Eine sichere Abtötung dieser Dauerform von Bakterien lässt sich nur durch eine Sterilisation erreichen.

3

3.21 Welche Maßnahme gehört nicht zur pflegerischen Infektionsprophylaxe?

1. Aufklärung des Patienten und seiner Angehörigen.
2. Regelmäßige und der Krankheit entsprechende Desinfektion der Patientenumgebung.
3. Behördlich angeordnete Schlussdesinfektion von Räumen nach Belegung durch einen infektiösen Patienten.

3. Die Schlussdesinfektion auf behördliche Anordnung gehört in den Aufgabenbereich eines staatlich geprüften Desinfektors.

3.22 Welche Aussage zur Händedesinfektion ist korrekt?

1. Man verwendet 3–5 ml Desinfektionsmittel.
2. Man verwendet 1–2 ml Desinfektionsmittel.
3. Man verwendet 10–15 ml Desinfektionsmittel.

1. Für die Benetzung der Hände sind 3–5 ml Desinfektionsmittel erforderlich. Eine größere Menge sollten Pflegende aus Gründen ökonomischer Arbeitsweise nicht verwenden, außerdem bringt sie keinen zusätzlichen Nutzen.

3.23 Die Wirksamkeit der Händedesinfektion ist wesentlich von der Technik abhängig, mit der das Desinfektionsmittel angewendet wird. Welche Aussage dazu ist richtig?

1. Eine sichere Händedesinfektion ist nur möglich, wenn man die standardisierte Einreibemethode nach DIN EN 1500 anwendet und die dort beschriebenen sechs Schritte sorgfältig einhält.
2. Das Augenmerk ist darauf zu richten, dass alle Hautpartien der Hände vollständig mit dem Desinfektionsmittel benetzt sind. Dabei ist vor allem auf die Fingerspitzen zu achten, weil sich dort die höchste Keimkonzentration findet.
3. In Situationen mit hoher Keimbelastung (v. a. im Zusammenhang mit multiresistenten Erregern) lässt sich die Wirksamkeit der Händedesinfektion steigern, indem man das Präparat mit einer Handbürste gründlich in die Haut einreibt und sich dabei vor allem auf die Falze der Fingernägel konzentriert.

2. Das standardisierte Einreibeverfahren ist nicht zur täglichen Anwendung gedacht, sondern gilt lediglich als Prüfmethode für die Wirksamkeit von Desinfektionsmitteln. Mit der Bürste würde man Keime aus tieferen Hautschichten lösen und den Desinfektionseffekt verringern.

3.24 Das Händewaschen ist eine leicht umzusetzende hygienische Maßnahme. Welche Aussage dazu ist falsch?

1. Mit der Waschung der Hände lassen sich Schmutz und ein Teil der Mikroorganismen von der Haut entfernen.
2. Die Reduktion der Keime durch eine Waschung erreicht lediglich einen geringen Umfang und genügt deshalb den Anforderungen an professionelle Händehygiene nicht.
3. Auch wenn der Wirkungsgrad einer Händewaschung lediglich begrenzt ist, ist sie empfehlenswert, weil die Verwendung von Waschlotionen und Wasser in jedem Fall hautschonender ist als der Auftrag von desinfizierenden Wirkstoffen.

3. Händedesinfektion ist (vor allem, weil den Desinfektionsmitteln rückfettende Substanzen beigefügt sind) deutlich hautschonender als eine Waschung.

3.25 Manchmal kombinieren Pflegende eine Händewaschung mit einer Desinfektion. Wie ist dabei vorzugehen?

1. Hände unter reichlich körperwarmem Wasser abspülen und dabei darauf achten, dass die Verschmutzungen sicher in den Abfluss des Waschbeckens gelangen. Anschließend die Hände mit einem desinfektionsmittelgetränkten Papiertuch abreiben (auch zwischen den Fingern). Zum Abschluss das Waschbecken desinfizieren.
2. Sichtbaren Schmutz mit einem desinfektionsmittelgetränkten Papiertuch von der Haut entfernen. Danach das Tuch sofort entsorgen. Anschließend Hände über einem Waschbecken waschen, trocknen und desinfizieren. Zum Schluss ist das Waschbecken mit einem Flächendesinfektionsmittel zu desinfizieren.
3. Hände mit mindestens 15 ml Desinfektionsmittel benetzen, um die Keime in der Verschmutzung sicher zu inaktivieren. Anschließend Hände waschen und das Waschbecken sorgsam desinfizieren.

2. Die Reduktion der Keimverteilung in die Umgebung erfordert es, die verschmutzten Hände zunächst mit desinfektionsmittelgetränktem Papier abzuwischen. Erst danach erfolgt die Handwäsche und dann eine erneute Händedesinfektion.

3.26 Welche der folgenden Maßgaben ist auf die Händedesinfektion nicht anzuwenden?

1. Die Händedesinfektion erfolgt vor und nach dem unmittelbaren Kontakt zu pflegebedürftigen Menschen.
2. Wenn die Zeit knapp ist, können Pflegende die Trocknungszeit des Desinfektionsmittels abkürzen, indem sie die Hände mit trockenen Einmaltüchern abreiben bzw. mit den Händen in der Luft wedeln, um die Verdunstung zu beschleunigen.
3. Es ist nicht notwendig, ein standardisiertes Verfahren für die Händedesinfektion anzuwenden. Studien belegen, dass die Ergebnisse sehr gut sind, wenn Pflegende ein individualisiertes Vorgehen etablieren. Die Voraussetzung ist, dass alle Areale der Hände über die vom Präparatehersteller empfohlene Zeit vollständig mit dem Desinfektionsmittel benetzt sind.

2. Sämtliche Tricks zur Abkürzung der Trocknungszeit sind nicht statthaft, weil sie die desinfizierende Wirkung beeinträchtigen.

3.27 Welches Antiseptikum ist für die Behandlung einer Wunde geeignet?

1. Rivanollösung.
2. Wasserstoffsuperoxid.
3. Octenidin.

3. Rivanol und Wasserstoffsuperoxid entsprechen nicht den Vorgaben der modernen Wundbehandlung. Octenidin oder Polihexanid sind geeignet, weil sie u. a. nicht toxisch wirken.

3.28 Unter transienter Hautflora versteht man:

1. Ein Keimspektrum, das die Haut dauerhaft und physiologisch besiedelt.
2. Ein Keimspektrum, das von anderen Teilen des Körpers auf die Haut wächst, dort aber keine Risiken verursacht.
3. Die Gesamtheit der Anflugflora. Darunter sind Keime zu verstehen, die aus der Umgebung stammen und z. B. über unmittelbaren Kontakt an die Haut gelangen. Pathogene Keime können erhebliche Probleme verursachen, indem sie auf andere Menschen übertragen werden.

3. Transiente Hautflora ist aus der Umgebung übertragen und die Verminderung dieser Keimlast bildet das wichtigste Ziel der Händedesinfektion.
(transient: lat. vorübergehend, im Gegensatz dazu: resident: lat. ansässig, residente Hautflora: eigene feste Hautflora.)

3

3.29 Endogene Infektionen entstehen:

1. Durch Keime, die aus dem Körper selbst stammen.
2. Durch Keime, die von außen auf den Körper übertragen werden.
3. Durch Keime, die aus dem Körper eines Parasiten (z. B. einer Zecke) stammen.

1. Als endogene Infektion bezeichnet man Keimübertragungen, die sich am Körper selbst vollziehen, indem Keime aus Hohlorganen in den Blutkreislauf gelangen.

3.30 „Kolonisation" ist ein fest definierter Begriff aus der Hygiene. Er bezeichnet:

1. Die Häufigkeit des Auftretens einer Infektionskrankheit, bezogen auf eine bestimmte Zahl von Personen.
2. Das Verhältnis der Zahl von Personen, die an einer Infektion erkrankt sind zu der Zahl der Personen, die infektionsgefährdet sind.
3. Die symptomlose Besiedelung einer Person mit Krankheitserregern.

3. Man spricht von einer Kolonisation, wenn ein Mensch von Krankheitserregern besiedelt ist, entsprechende Symptome jedoch nicht bestehen.

3.31 Die persönliche Schutzausrüstung umfasst Kleidungsstücke, die Pflegende vor berufstypischen Risiken schützen. Welche Aussage trifft nicht zu?

1. Der Arbeitgeber ist verpflichtet, den Mitarbeitern persönliche Schutzausrüstung in angemessener Qualität und Menge zur Verfügung zu stellen.
2. Zur Schutzausrüstung gehören Hosen und Kasacks aus Textilien, die sich bei mindestens 60 °C waschen lassen.
3. Haarhaube, Mund-Nasen-Schutz, flüssigkeitsdichte Schürzen, Handschuhe und Schutzkittel sind Bestandteile der persönlichen Schutzausrüstung.

2. Hosen und Kasacks aus heiß waschbaren Textilien gehören nicht zur Schutzausrüstung, sondern sind ebenso wie rutschfeste Schuhe mit Fersensicherung Bestandteile der Arbeitskleidung, für die Arbeitnehmer in manchen Anstellungsverhältnissen selbst sorgen müssen.

3.32 Die Verwendung von flüssigkeitsdichten Einmal-Schutzhandschuhen ist eine berufliche Pflicht Pflegender. Beim Tragen der Handschuhe gilt eine der folgenden Regeln:

1. Handschuhe so lange wie möglich tragen und zwischendurch desinfizieren, um Abfall zu vermeiden.
2. Handschuhe zielgerichtet anwenden und die Tragezeit so kurz wie möglich halten.
3. Handschuhe grundsätzlich so weit wie möglich vermeiden, denn moderne Händedesinfektionsmittel sind sehr wirksam und allein geeignet, hygienische Standards sicherzustellen.

2. Flüssigkeitsdichte Handschuhe belasten das Hautmilieu. Deshalb sollten sie so kurz wie möglich getragen werden. Sie sind allerdings ein unverzichtbarer Bestandteil der Personalhygiene von Pflegenden.

3.33 Die chemische Sterilisation erfordert höheren apparativen Aufwand als das thermische Verfahren. Allerdings bietet sie auch Vorteile. Dazu zählt vor allem:

1. Sie eignet sich besser zur Abtötung multiresistenter Keime.
2. Mit ihrer Hilfe lassen sich thermolabile Gegenstände, z. B. Endoskope, sicher sterilisieren.
3. Die chemische Sterilisation erbringt dauerhaftere Ergebnisse, sodass sich das so behandelte Sterilgut länger lagern lässt als nach einer physikalischen Sterilisation.

2. Da die Sterilisation mit Gas bei 55 °C erfolgt, eignet sie sich besonders gut zur Behandlung temperaturempfindlicher Gerätschaften. Allerdings erfordert sie umfangreiche Lüftungs- und Filtereinrichtungen, um den Umweltschutz zu gewährleisten.

3.34 Wie lange bleibt zweifach verpacktes Sterilgut (nicht aus industrieller Produktion, sondern nach der Sterilisation im Krankenhaus) unter trockenen, staubgeschützten und dunklen Lagerungsbedingungen bei relativ konstanter Raumtemperatur verwendbar?

1. Mit Umverpackung 12 Monate, ohne Umverpackung 8 Wochen.
2. Mit Umverpackung 3 Monate, ohne Umverpackung 4 Wochen.
3. Mit Umverpackung 6 Monate, ohne Umverpackung 6 Wochen.

3. Voraussetzung ist, dass die Sterilverpackungen unverletzt sind und dass das Sterilgut kontinuierlich trocken gehalten worden ist. Da die Verpackungen wasserdurchlässig sind, schwemmt Feuchtigkeit sehr schnell Keime ein und macht so die Sterilität zunichte.

3.35 Beim Arbeiten unter sterilen Bedingungen ist es besonders wichtig so vorzugehen, dass durch das Hantieren mit den Materialien keine Keime in den Arbeitsbereich eingetragen werden. Welche der folgenden Verhaltensregeln ist nicht richtig formuliert?

1. Pflegefachpersonen vermeiden es, über sterilem Material zu sprechen, weil sich über die Atemluft Aerosol verbreitet. Wenn es unerlässlich ist zu reden, z. B., um Assistenten Anweisungen zu erteilen, ist es notwendig, einen Mund-Nasen-Schutz zu tragen.
2. Sterilität lässt sich mithilfe der Anwendung der „Non-touch-Methode" besonders gut erhalten. Diese Strategie bedeutet, dass Pflegefachpersonen z. B. Materialien, die mit einer Wunde in Berührung kommen, nicht auf der Kontaktseite anfassen, sondern lediglich auf der Seite, die nicht mit dem steril zu behandelndem Areal in Berührung kommt.
3. Fenster und Türen schließen sowie keine hastigen Bewegungen in der Nähe des Sterilgebiets ausführen, um Luftwirbel und damit den Eintrag von Staub zu vermeiden.

2. Das „Non-touch-Prinzip" bezeichnet eine Technik, bei der man Sterilgut ausschließlich mit sterilen Handschuhen berührt oder zum Fassen steriler Gegenstände unsterile Handschuhe mit einem sterilen Fass-Instrument (z. B. Klemme, Pinzette) kombiniert, sodass das Sterilgut von allen Seiten steril bleibt. Dies ist vergleichbar mit dem Vorgehen im Operationssaal.

3.36 Zu den multiresistenten gramnegativen Stäbchenbakterien gehören:

1. Escherichia coli, Klebsiella pneumoniae und Pseudomonas aeruginosa.
2. Neisseria gonorrhoeae, Streptococcus pneumoniae, Sporosarcina ureae.
3. Leptospira interrogans, Brachyspira aalborgi, Treponema pallidum.

1. Escherichia, Klebsiellen und Pseudomonaden sind stäbchenförmige Bakterien, die verschiedene Arten der Multiresistenz ausbilden können, die zumeist auf der Produktion von β-Laktamasen beruht.

3.37 Clostridien verursachen in Krankenhäusern erhebliche hygienische Probleme, weil sie sehr unempfindlich gegen viele Desinfektionsmittel sind und vor allem bei älteren und geschwächten Patienten zu Durchfällen (auch mit Todesfolge) führen können. Welche Aussage ist falsch?

1. Clostridium difficile lässt sich im Boden und im Oberflächenwasser sowie im Darm von Tieren und Menschen nachweisen.
2. Eine Kolonisation mit Clostridien ist üblicherweise symptomlos. Im Zusammenhang mit einer Antibiose kann der Keim Krankheitszeichen verursachen.
3. Die Diagnose erfolgt durch den direkten mikroskopischen Erregernachweis aus getrocknetem Dünndarminhalt, der endoskopisch gewonnen werden muss.

3. Zur Diagnose dienen ein Enzyme-linked Immunosorbent Assay (ELISA-Test) zum Nachweis der spezifischen Toxine (Vorteil ist, dass das Ergebnis innerhalb von Stunden vorliegt) oder eine Kultur zur Anzüchtung der Erreger (das Ergebnis liegt erst nach mehreren Tagen vor). Für die Tests benötigt man eine Probe des frischen Stuhls.

3.38 Welche Maßnahmen bezeichnet man in der Krankenhaushygiene als Sanierung (Eradikation)?

1. Die Beseitigung von z. B. multiresistenten Erregern mithilfe antibiotischer, chemotherapeutischer oder antiseptischer Substanzen.
2. Die Vernichtung aller Krankheitserreger (gleich welchen Typs) in einem Krankenzimmer, z. B. vor der Einrichtung einer Umkehrisolation.
3. Die Schlussdesinfektion eines Krankenzimmers durch einen staatlich geprüften Desinfektor, nachdem der Raum von einem hochinfektiösen Patienten belegt war.

1. Eradikation bedeutet (in der Krankenhaushygiene) die vollständige Entfernung eines bestimmten Krankheitserregers aus dem menschlichen Körper.

3.39 Welche Maßnahme ist während der Isolierung von Patienten, z. B. wegen der Besiedelung mit multiresistenten Keimen, nicht geeignet, um deren Verbreitung zu unterbinden?

1. Pflegefachpersonen achten darauf, alle patientennahen Flächen täglich desinfizierend zu reinigen sowie die Abfälle sachgerecht zu entsorgen.
2. Alle Personen betreten das Zimmer erst, nachdem sie entsprechende Schutzkleidung (Handschuhe, Schutzkittel, Mund-Nasen-Schutz, Haarhaube) angelegt haben.
3. Pflegefachpersonen begrenzen die Besuchszeiten strikt, um zu verhindern, dass unkundige Personen sich mit dem Keim kolonisieren und ihn aus dem isolierten Krankenzimmer nach außen verschleppen.

3. Es ist nicht geboten, soziale Kontakte zeitlich einzuschränken. Allerdings sind die Besucher in die strikten Hygienemaßnahmen einzuweisen und Pflegefachpersonen überwachen deren Einhaltung.

3.40 Was versteht man unter einer nosokomialen Infektion und wie entsteht sie?

1. Dieser Begriff bezeichnet eine Infektion, die der Patient ins Krankenhaus mitbringt, und die sich mit den zur Verfügung stehenden Arzneimitteln nicht wirksam bekämpfen lässt.
2. Man versteht darunter jede Infektion, deren Ursache im Krankenhausaufenthalt oder einer medizinischen bzw. pflegerischen Intervention begründet ist.
3. Nosokomialkeime finden sich ausschließlich bei Patienten mit einer reduzierten Abwehrlage, erhöhtem Alter oder im Zuge einer zytostatischen Therapie.

2. Nosokomial-Infektionen entstehen im Zuge medizinischer oder pflegerischer Interventionen. Sie betreffen zwar besonders häufig Patienten mit reduzierter Abwehrleistung, können jedoch auch bei ansonsten gesunden Menschen, z. B. Wöchnerinnen, auftreten, wenn die Hygienerichtlinien in der jeweiligen Klinik nur unzureichend umgesetzt werden.

3.41 Was versteht man im Zusammenhang mit der Krankheitsbekämpfung unter Primärprävention?

1. Die Verhütung von Krankheiten bei noch nicht betroffenen Personen durch gezielte Maßnahmen, mit deren Hilfe sich die Risikofaktoren ausschalten lassen.
2. Alle Maßnahmen, die als Erstes zu ergreifen sind, um das Fortschreiten bereits eingetretener Erkrankungen zu verhindern.
3. Alle Maßnahmen, die den primären Krankheitsherd bzw. die Ursache einer Erkrankung eliminieren oder dazu führen, dass sich Erkrankungen nicht ausbreiten.

1. Alle Maßnahmen, die auf bereits eingetretene Erkrankungen folgen, gehören mindestens zur Sekundärprävention, wenn sie nicht sogar in der Kaskade weiter hinten rangieren. Dabei ist zu bedenken, dass die zahlenmäßige Benennung der Präventionsmaßnahmen keine Gliederung im Sinne einer Bedeutungshierarchie darstellt.

3.42 Postoperative Blutungen können durch Beobachtung frühzeitig erkannt werden. Welcher Parameter gehört nicht dazu?

1. Kontrolle der Flüssigkeitsbilanz.
2. Kontrolle der Hautfarbe.
3. Kontrolle der Atmung.

1. Der Blutverlust durch eine postoperative Blutung kann so groß sein, dass ein lebensbedrohlicher Schock auftritt. An der Flüssigkeitsbilanz lässt sich dies jedoch nicht frühzeitig erkennen.

3.43 Was ist ein wichtiger Aspekt beim Wechsel von Redonflaschen?

1. Vor jedem Flaschenwechsel sollte an der Einstichstelle eine Lokalanästhesie vorgenommen werden.
2. Die Saugleitung muss beiderseits der Trennstelle (Drain und Flasche) abgeklemmt werden.
3. Ein Wechsel erfolgt nur bei vollständig gefüllter Flasche.

2. Das sichere Abklemmen des Sogs ist wesentlich. Außerdem stellen Pflegende sterile Arbeitsbedingungen sicher, um eine retrograde Keimeinwanderung ins Wundgebiet zu vermeiden. Die Dokumentation der Sekretmenge ist entscheidend, um Nachblutungen zu erkennen. Ein Flaschenwechsel erfolgt bei gefüllter Flasche, aber auch bei Erschöpfung des Vakuums.

3.44 Welche Aussage zur ventroglutealen Injektionstechnik trifft zu?

1. Sie gilt als die komplikationsärmste der intramuskulären Injektionstechniken.
2. Die Kanülenlänge darf 40 mm nicht überschreiten.
3. Der Einstich erfolgt im Winkel von 45° zur Hautoberfläche.

1. Obwohl diese Injektionstechniken nicht als komplikationsfrei zu bezeichnen ist, gilt sie als relativ sicher. Die Länge der Kanüle richtet sich ausschließlich nach der Konstitution des Patienten und der Einstich erfolgt stets senkrecht zur Hautoberfläche.

3.45 Nach Übernahme eines Patienten aus dem OP-Saal sind folgende Parameter zu beachten:

1. Die Vitalfunktionen nach Ist-Zustand und Anordnung.
2. Die stündliche Urinausscheidung, da alle Patienten einen Dauerkatheter tragen.
3. Spontanurin nach spätestens 10 Stunden.

1. Entscheidend ist die regelmäßige Kontrolle der Vitalfunktionen. Bei Patienten, die keinen Dauerkatheter tragen, sollte innerhalb der ersten 4–6 Stunden nach OP spontanes Wasserlassen erfolgen. Verbandswechsel sind in der Regel nicht erforderlich, der Verband sollte aber regelmäßig kontrolliert werden.

3.46 Bei einer Bluttransfusion:

1. Dürfen Pflegende selbstständig die Konserve nach sorgfältiger Kontrolle des Beutels verabreichen.
2. Muss in der Regel das Einverständnis des Patienten vorliegen.
3. Muss der Patient intensiv überwacht werden.

3. Die Aufklärung, das Anlegen und Einleiten einer Bluttransfusion ist in jedem Fall ärztliche Aufgabe. Nur die Vorbereitung kann an das Pflegepersonal delegiert werden. Eine dezidierte Einwilligung ist nicht zwingend erforderlich, wenn davon auszugehen ist, dass die Erhaltung des Lebens im Interesse des Patienten liegt (mutmaßlicher Wille). Die intensive Überwachung des Patienten ist immer notwendig.

3.47 Die häufigste Bilanzierung, die vom Pflegepersonal durchgeführt wird, ist die Flüssigkeitsbilanz. Eine der Zuordnungen ist nicht korrekt. Welche?

1. Positive Bilanz – Zufuhr ist größer als Ausscheidung.
2. Negative Bilanz – Ausscheidung ist größer als die Zufuhr.
3. Ausgeglichene Bilanz – Ausscheidung entspricht der Zufuhr exakt.

3. Die Flüssigkeitsbilanz umfasst alle Flüssigkeitsmengen, die dem Körper zugeführt werden, z. B. Getränke oder Infusionen, und alle Flüssigkeitsmengen, die vom Körper ausgeschieden werden, z. B. Urin, Sekrete, Erbrochenes oder Schweiß. Da sich einige Größen wie Ausatmung, Schweiß, und Oxidationswasser nicht messen lassen, wird eine positive Bilanz bis zu 200 ml als ausgeglichen bezeichnet.

3.48 Eine Aussage zu hydrokolloidalen Verbänden trifft nicht zu. Welche?

1. Verstärkte Wundsekretion und Geruchsbildung sind u. a. Zeichen der Selbstreinigung der Wunde.
2. Aufgrund der Okklusion des Wundgebiets ist ein regelmäßiger (mindestens 24-stündlicher) Verbandswechsel erforderlich, um das infektiöse Wundsekret zu entfernen.
3. Die Verbände nehmen überschüssiges Wundexsudat auf und regen die physiologische Sekretion als Voraussetzung der Wundheilung an.

2. Der Abschluss des Wundgebiets gegenüber der Umgebung regt die Selbstheilungskräfte der Wunde an. Hydrokolloide Verbände sind erst zu wechseln, wenn die Blase über der Wunde den Rand des Verbands erreicht. Das ist nach 24 Stunden normalerweise nicht der Fall.

3

3.49 Alginate sind aus Braunalgen hergestellt. Sie stellen wirkungsvolle Wundauflagen dar, haben aber einen entscheidenden Nachteil:
1. Sie sind nicht für stark exsudierende und infizierte Wunden geeignet.
2. Sie verfügen lediglich über ein begrenztes Aufnahmevermögen für Exsudat.
3. Sie geben auf Druck fast die gesamte aufgenommene Flüssigkeit ab und verursachen auf diese Weise ein Mazerationsrisiko für den Wundrand.

3. Alginate eignen sich für exsudierende und infizierte Wunden sehr gut, weil sie extrem viel Flüssigkeit aufnehmen können. Allerdings schließen sie diese nicht zuverlässig ein und sind deshalb druckempfindlich.

3.50 Im Umgang mit Sauerstoffflaschen beachten Pflegende Folgendes:
1. Stehende Flaschen sind gegen Umfallen zu sichern, damit sie nicht explodieren.
2. Sauerstoffflaschen sind rot gekennzeichnet, weil die Farbe auf mögliche Gefahren hinweist.
3. Die Armaturen müssen regelmäßig gefettet werden, um eine problemlose Bedienung zu garantieren.

1. Stehende Flaschen sind gegen Umfallen zu sichern. Hingegen sind Sauerstoffflaschen weiß lackiert und die Anwendung von Fett an ihren Armaturen (Explosionsgefahr) ist absolut verboten.

3.51 Wie hoch muss der Flow über eine einfache O_2-Maske sein, um einen CO_2-Stau sicher zu vermeiden?
1. 2 l/min.
2. 5 l/min.
3. 8 l/min.

2. Der Flow muss mindestens 5 l/min betragen, um dem Patienten genügend Sauerstoff zuzuführen.

3.52 Eine i. m.-Injektion nach von Hochstetter sollte nicht durchgeführt werden, wenn:
1. Die Injektionsstelle ödematös oder narbig verändert ist.
2. Der Patient einen beidseitigen Becken-Bein-Gips trägt.
3. Der Patient massiv adipös ist.

1. Gipsverbände und Adipositas sind keine Kontraindikationen gegen intramuskuläre Injektionen. Injektionen in ödematöses oder vernarbtes Gewebe sind zu vermeiden, weil dort die Resorption der Wirkstoffe unkalkulierbar verändert sein kann.

3.53 500 ml Infusionslösung sollen ohne Infusionspumpe innerhalb von 8 Stunden infundiert werden. Welche Aussage ist annähernd richtig?
1. 6 Tropfen pro Minute.
2. 21 Tropfen pro Minute.
3. 31 Tropfen pro Minute.

2. Ein Milliliter entspricht 20 Tropfen. 500 ml entsprechen also 10 000 Tropfen, die durch 480 Minuten (= 8 Stunden) geteilt werden müssen, um auf die Tropfenzahl pro Minute zu kommen: 10 000 : 480 = 20,8.

3.54 Welche Art der Positionierung passt zu dem Krankheitsbild?
1. Kopf tief, Beine hoch – Schock.
2. Flachlagerung – Thoraxtrauma.
3. Leichte Oberkörperhochlagerung, Knierolle – Wirbelsäulentrauma.

1. Eine Tieflagerung des Oberkörpers (bzw. des Kopfs) und die gleichzeitige Erhöhung der unteren Extremitäten ist geeignet, um den relativen Blutmangel während eines Schockgeschehens zu mildern. Die anderen hier genannten Positionierungen sind absolut kontraindiziert.

3.55 Beim Waschen eines Patienten, der ein Thoraxtrauma erlitten hat, fühlt die Pflegekraft unter ihren Händen ein „Knistern". Welches Krankheitsbild liegt vor?
1. Eine Einblutung in die Haut.
2. Ein Hautempyem.
3. Ein Hautemphysem.

3. Das Hautemphysem äußert sich durch eine schmerzlose, unter „Schneeballknirschen" wegdrückbare Schwellung und ist eine Luft- bzw. Gasansammlung im Unterhautgewebe.

3.56 Der zentrale Venendruck:
1. Erfordert die Punktion der Arteria radialis.
2. Macht eine ungefähre Aussage über die Druckverhältnisse im klappenlosen oberen Hohlvenensystem möglich.
3. Wird mittels Wassersäule in mmHg gemessen.

2. Der zentrale Venendruck gibt eine allgemeine Auskunft über die Druckverhältnisse in der Hohlvene vor dem rechten Herzen. Dazu ist es notwendig, den Patienten flach zu lagern und den Nullpunkt zu bestimmen, von dem aus die Messung erfolgt. Die Einheit für die Wassersäule ist cmH_2O, mit mmHg bezeichnet man die Quecksilbersäule.

3.57 Welche Aussage trifft in Bezug auf Patienten unter Zytostatikatherapie zu?
1. Wegen der verstärkten Gerinnungsneigung kommt der Thromboseprophylaxe besondere Bedeutung zu.
2. Die rechtzeitige Verabreichung von Antiemetika kann Übelkeit und Erbrechen mildern.
3. Patienten sollten während und nach der Behandlung wenig Flüssigkeit zu sich nehmen, um unerwünschte Wirkungen zu vermeiden und die Nieren zu schonen.

2. Die Zytostatikatherapie vermindert durch die Knochenmarksdepression (mit Leuko- und Thrombozytopenie) die Gerinnungsneigung des Bluts eher. Nüchtern zu bleiben hat keinen antiemetischen Effekt, entsprechende Medikamente können lindernd wirken. Die Zufuhr von ausreichend Flüssigkeit erhöht die Verträglichkeit.

3.58 Welcher Faktor erhöht das Risiko einer Wundinfektion nicht?
1. Ernährungszustand des Patienten.
2. Alter der Wunde.
3. Iatrogene Wundentstehung.

3. Iatrogene Wunden entstehen durch einen gezielten ärztlichen Eingriff. Dabei kommen regelhaft alle notwendigen hygienischen Maßnahmen zur Anwendung, sodass sich die so entstandene Wunde nur in Ausnahmefällen infiziert.

3.59 Wodurch kann es zu postoperativem Fieber kommen?
1. Heftiges Erbrechen nach Magenatonie (Flüssigkeitsmangel).
2. Blutung aus der Wunde.
3. Infizierter Venenkatheter.

3. Postoperatives Fieber ist meist durch Entzündungen verursacht, die z. B. die Wunde oder künstliche Zugänge zum Körper betreffen (u. a. Venenkatheter). Blutungen und Erbrechen an sich sind nicht pyrogen (fiebererzeugend).

3.60 Was ist zuerst zu tun, wenn während einer Bluttransfusion ein Schüttelfrost auftritt?
1. Arzt rufen.
2. Transfusion stoppen.
3. Temperatur messen.

2. Schüttelfrost während einer Bluttransfusion ist ein Hinweis auf eine Unverträglichkeitsreaktion. Pflegende unterbrechen die Transfusion sofort, danach verständigen sie den Arzt.

3

3.61 Onboarding bedeutet nicht:

1. Einen strukturierten Ablauf zu haben, der sicherstellt, dass neue Mitarbeiter schnell und effektiv in ihre Rollen und Aufgaben eingeführt werden, sich mit der Unternehmenskultur vertraut machen und Beziehungen zu ihren Kollegen aufbauen können.
2. Schulungen und Einführungsveranstaltungen durchzuführen, die die Vorstellung des Unternehmens und seiner Werte zum Ziel haben.
3. Dass sich ein neuer Mitarbeiter eigenverantwortlich im Unternehmen integriert, um zu prüfen, inwieweit er in der Lage ist, sich der speziellen Situation in der Firma anzupassen.

3. Die Onboarding-Phase in Unternehmen ist wichtig, da sie neuen Mitarbeitern ermöglicht, sich schnell einzuarbeiten, sich wohlzufühlen und effektiv zum Team beizutragen. Ohne Onboarding könnten neue Mitarbeiter Schwierigkeiten haben, sich in das Unternehmen zu integrieren, ihre Rolle zu verstehen und effizient zu arbeiten, was zur Kündigung führen kann.

3.62 Zur Einarbeitung einer neuen Mitarbeiterin gehört nicht:

1. Diese zum Feierabendkaffee in der Strandbar einzuladen.
2. Das Vermitteln fachlicher Inhalte und Abläufe.
3. Die Vorstellung und Integration ins Team.

1. Der Feierabendkaffee in der Strandbar ist zwar nett und trägt integrativen Charakter, gehört allerdings nicht zur eigentlichen Einarbeitung neuer Mitarbeiter, die sich auf die firmenspezifischen Kontexte bezieht.

3.63 Was sind keine Merkmale kooperativer Visiten?

1. Förderung des selbstständigen Handelns aller beteiligten Personen und damit Stärkung der Kooperation zwischen den Berufsgruppen.
2. Verbesserung des interdisziplinären Informationsflusses und dadurch Optimierung der Behandlungs- und Pflegeziele und Steigerung der Zufriedenheit.
3. Durch die Fokussierung auf hierarchische Strukturen werden Entscheidungen schneller und effektiver getroffen. Die so sichergestellte Professionalität gewährleistet eine gleichbleibend hohe sowie umfassende Qualität.

3. Hierarchische Strukturen bei Pflegevisiten können den offenen Austausch behindern und dazu führen, dass wichtige Informationen nicht effektiv geteilt werden, was die Patientenversorgung beeinträchtigen kann.

3.64 Wodurch ist eine gute Teamarbeit nicht gekennzeichnet?

1. Durch eine ausgezeichnete Kommunikationskultur und die Bereitschaft, gemeinsam nach Lösungen suchen und an einem Strang ziehen zu wollen.
2. Durch eine Haltung des aktiven Zuhörens, der Achtsamkeit, des Sich-verlassen-Könnens, der Sorgfalt, um jedes Detail ausreichend zu beachten und Irrtümer auszuschließen und der Bereitschaft, sich Hindernissen zu stellen und nach Möglichkeiten zu suchen, wie diese überwunden werden können.
3. Durch eine humorvolle Atmosphäre, die elementarer ist als die umfassende Implementierung einer Lern- und Fehlerkultur.

3. Humor spielt eine große Rolle im Team, weil er die Teamdynamik fördert, Stress abbaut, die Kommunikation verbessert, das Arbeitsklima positiv beeinflusst und die Zusammenarbeit stärkt. Humor kann zudem die Kreativität fördern und das Team enger zusammenbringen. Dennoch ist einer lebendigen Lern- und Fehlerkultur der höhere Stellenwert einzuräumen. Es kann nicht alles „weggelacht" werden.

3.65 **Schwierigkeiten in interprofessionellen Teams sind in den individuellen Arbeitsstrukturen und der Organisation der Arbeit begründet. Des Weiteren sind unterschiedliche Kommunikationsformen und -wege vorhanden und es gibt möglicherweise verschiedene ethische Einstellungen. Was fördert weitere Schwierigkeiten?**

1. Genügend Informationsfluss, klare Festlegung von Kompetenzen und Verantwortungsbereichen.
2. Kein Eingreifen von außen in die Koordination der Arbeitsabläufe. Mitarbeiter erzielen die besten Ergebnisse, wenn sie nach ihrem eigenen Tempo arbeiten.
3. Konflikte zwischen den Personen oder Berufsgruppen schnell erkennen und lösen.

2. Es ist sinnvoll, wenn der Arbeitsablauf gut und verbindlich koordiniert ist, um beispielsweise Zuarbeiten für die eigene Arbeit fristgerecht zu erhalten.

3.66 **Alle arbeiten im Team. Das bedeutet:**

1. Toll! Ein Anderer Macht's!
2. Dass eine Personengruppe eine bestimmte Zeit lang partnerschaftlich zusammenarbeitet, um bestimmte Ziele zu verfolgen.
3. Alle Mitglieder eines Teams haben konkrete Aufgaben, die sie autonom erledigen. Am Ende wird das Ergebnis ausgewertet.

2. Ein Team zeichnet sich weiterhin durch gegenseitige Abhängigkeit und das Teilen von Verantwortlichkeiten aus. Mitglieder eines Teams bringen unterschiedliche Fähigkeiten, Perspektiven und Erfahrungen ein, um gemeinsam effektive Lösungen zu entwickeln. Kommunikation, Zusammenarbeit und eine klare Rollenverteilung sind entscheidend für den Erfolg eines Teams.

3.67 **Gelingende Teamarbeit ist nicht gekennzeichnet durch:**

1. Gegenseitige Unterstützung und laufendes Monitoring, sowie Vertrauen untereinander.
2. Anpassungsfähigkeit und Teamorientierung.
3. Regelmäßige Teamveranstaltungen, an denen alle teilnehmen.

3. Teamveranstaltungen, an denen alle teilnehmen, sind bedeutend, da sie den Teamzusammenhalt stärken, die Kommunikation fördern, das Verständnis unter den Teammitgliedern vertiefen, die Zusammenarbeit verbessern und eine positive Teamkultur fördern.
Ob die Teamarbeit gelingt, wird jedoch am Ergebnis gemessen.

3.68 **Neue Mitarbeiter empfinden eine zu schnelle Einarbeitung als belastend, weil:**

1. Sie einerseits ihre Fähigkeiten unter Beweis stellen wollen, aber andererseits noch viel lernen und schnell die volle Verantwortung tragen müssen.
2. Man neuen Mitarbeitern Zeit geben muss, um sich vom Stress des letzten Arbeitsverhältnisses zu erholen.
3. Neue Mitarbeiter weniger verdienen und deshalb zunächst auch weniger Aufgaben übernehmen wollen.

1. Die Diskrepanz zwischen Wollen und Können stellt zu Beginn einer Tätigkeit in einer neuen Firma oft ein Problem dar. Deshalb ist eine Einarbeitung mit Augenmaß und angepasst an das Leistungsvermögen langfristig sinnvoll.

3

3.69 Was zählt nicht zu den Aufgaben der Praxisanleiter?

1. Ordnungsgemäße Führung des Praxisordners.
2. Fachliche Aspekte wie das Vermitteln von Wissen und Fähigkeiten.
3. Organisatorische Aufgaben wie die Planung von Einsätzen und die Bewertung der Leistungen sowie pädagogische Aufgaben, wie die Förderung sozialer Kompetenzen, ethischer Verhaltensweisen und der Eigenverantwortlichkeit.

1. Die ordnungsgemäße Führung des Praxisordners ist Aufgabe der Auszubildenden.

3.70 Auszubildende und Studierende haben ein Recht auf Praxisanleitung in einem Umfang von:

1. Mindestens 20 % der während eines Einsatzes zu leistenden praktischen Ausbildungszeit.
2. Mindestens 10 % der während eines Einsatzes zu leistenden praktischen Ausbildungszeit.
3. Der Umfang ist nicht exakt festgelegt. Es sollte pro Woche mindestens eine Stunde sein.

2. In der Pflegeberufe-Ausbildungs- und -Prüfungsverordnung (PflAPrV) ist in § 4 eine Anleitungszeit von 10 % der während eines Einsatzes zu leistenden praktischen Ausbildungszeit festgelegt, geplant und strukturiert auf der Grundlage des vereinbarten Ausbildungsplanes.

3.71 Während der praktischen Ausbildungszeit wird die Praxisbegleitung von den Lehrkräften der Pflegeschule oder Hochschule sichergestellt. Die Lehrkräfte haben dabei folgende Aufgaben. Welche ist nicht zutreffend?

1. Sie pflegen den Kontakt zum Praxisbetrieb.
2. Sie betreuen die Lernenden fachlich im praktischen Umfeld und sie bewerten die erworbenen Kompetenzen.
3. Sie unterstützen die Pflegedienstleiter in ihrer Rolle.

3. Die Pflegedienstleiter werden nicht von der Lehrkraft der Pflegeschule unterstützt, wohl aber die Praxisanleiter.

3.72 Eine Voraussetzung für einen primären Wundverschluss ist:

1. Außer der zu versorgenden Wunde dürfen keine weiteren Verletzungen vorliegen.
2. Die Wunde darf nicht länger als 4 cm und nicht breiter als 2 cm sein.
3. Es darf sich nicht um eine Wunde handeln, die massiv verschmutzt ist.

3. Bei allen Wunden, bei denen das Risiko eines Wundinfekts besonderes groß ist (z. B. Bisswunden, Wunden mit Eintrag von Schmutz), ist ein primärer Wundverschluss nicht möglich.

3.73 Wie gehen Pflegende bei der Wundreinigung vor?

1. Sie reinigen aseptische Wunden von innen nach außen.
2. Sie reinigen septische Wunden nicht, damit die Keime nicht in die Umgebung verschleppt werden.
3. Sie reinigen septische Wunden von innen nach außen, um die Keimbelastung in der Wunde zu vermindern.

1. Aseptische Wunden werden von innen nach außen gereinigt, um eine Keimverschleppung von der umgebenden Haut in die Wunde zu verhindern.

3.74 Nach einem Hundebiss:

1. Kann immer davon ausgegangen werden, dass sich der Patient mit dem Tollwut-Virus infiziert hat. Deshalb ist eine Impfung zwingend.
2. Erhält der Patient Kühlelemente auf die Bissstelle.
3. Wird die Bisswunde sofort mit Desinfektionslösung gereinigt.

3. Da eine Bisswunde immer als septisch gilt, kann kein primärer Wundverschluss mittels Naht erfolgen. Deswegen ist zunächst eine gründliche Reinigung mit einer Desinfektionslösung erforderlich.

3.75 Am 4. postoperativen Tag nach einer Gallenoperation ist die OP-Wunde überwärmt, gerötet und schmerzhaft. An welche Ursache denken Pflegende am ehesten?

1. Allergie auf Antibiotika.
2. Normaler Heilungsprozess (Reparationsphase der Wundheilung).
3. Entzündung im Wundgebiet.

3. In diesem Fall liegt vermutlich eine Entzündung der OP-Wunde vor, die sich im Falle einer Abszedierung auch durch tastbare Resistenzen bemerkbar machen kann – eine chirurgische Revision kann erforderlich sein.

3.76 Welches ist der häufigste Erreger bei Wundinfektionen nach primär aseptischen Operationen?

1. Staphylokokken.
2. Clostridien.
3. Pneumokokken.

1. Die häufigsten Erreger einer Wundinfektion sind Staphylokokken, die auch physiologisch die Haut besiedeln.

3.77 Unter Analgetika versteht man:

1. Belebende Mittel (Weckmittel).
2. Fiebersenkende Mittel.
3. Schmerzmittel.

3. Analgetika sind schmerzdämpfende Mittel, die zentral oder peripher wirken können. Fiebersenkende Mittel bezeichnet man als Antipyretika.

3.78 Welche der Pneumothoraxformen passt nicht zu den Ursachen/Verläufen?

1. Iatrogener Pneumothorax – z. B. durch eine Überdruckbeatmung auf Intensivstation.
2. Spannungspneumothorax – inspiratorisch eingetretene Luft kann exspiratorisch nicht entweichen.
3. Offener Pneumothorax – Spontanheilung nach 3–4 Wochen.

3. Der offene Pneumothorax ist durch eine Verletzung der Brustwand gekennzeichnet, die nicht spontan heilt, sondern einen Eingriff erforderlich macht, der aus der Anlage von Drainagen bzw. dem operativen Verschluss des Defekts besteht.
Der Spannungspneumothorax ist eine Notfallsituation, die ein sofortiges Reagieren notwendig macht: Umwandlung in einen offenen Pneumothorax durch Punktion im 2. oder 3. Interkostalraum (ICR) in der Medioklavikularlinie (MCL) der betroffenen Seite.

3.79 Ein Patient mit Tracheostoma und Trachealkanüle ist abzusaugen. Welche Aussage ist richtig?

1. Der Absaugkatheter ist nach der Maßnahme mit 2%-iger Desinfektionslösung durchzuspülen.
2. Durch Kopfdrehung nach links lässt sich der linke Hauptbronchus gezielt für eine Absaugung erreichen.
3. Durch zu enge Fixierung des Kanülenverbands kann eine venöse Stauung entstehen.

3. Absaugkatheter sind grundsätzlich als Einmalmaterial zu verwenden und benötigen deshalb keine Desinfektion. Die Drehung des Kopfs ändert die Zielrichtung des Katheters nicht. Richtig ist, dass eine enge Fixierung des Kanülenverbands den venösen Blutfluss hemmen kann.

3.80 Welche Aussage zur Pflege des Tracheostomas und zum Kanülenwechsel ist korrekt?

1. Der erste Trachealkanülenwechsel wird immer von der erfahrensten Pflegekraft durchgeführt.
2. Die Trachealkanüle wird in der Regel nach Schema, d. h. normalerweise einmal wöchentlich, bei starker Sekretion täglich, gewechselt.
3. Kanüle und Innenkanüle werden zur besseren Gleitfähigkeit mit Silikonspray bzw. mit Paraffinöl behandelt.

3. Dünnflüssige Gleitmittel vereinfachen das Einführen der Kanüle in das Stoma. Den ersten Wechsel nach der Anlage nimmt ein Arzt vor. Danach erfolgt der Wechsel nach Bedarf. Der Rhythmus orientiert sich u. a. an der Menge des Sekrets.

3.81 Ein Begriff zur Benennung der Ausschläge, die in einem Elektrokardiogramm zu sehen sind, ist nicht korrekt erklärt. Welcher?

1. P-Welle – Zeichen der elektrischen Erregung der Vorhöfe.
2. QRS-Komplex – elektrische Erregung der Herzkammern.
3. Aktionspotenzial – Aufzeichnung der elektrischen Erregung des Herzens.

3. Das Aktionspotenzial bezeichnet die Erregung einer einzelnen Zelle des Myokards. Die Aufzeichnung insgesamt heißt Elektrokardiografie (EKG).

3.82 Welche Röntgenuntersuchung kommt bei Verdacht auf Dünndarm-Ileus zuerst in Betracht?

1. Kontrastbreischluck des Magen-Darm-Trakts.
2. Native Abdomenübersicht im Stehen.
3. Kolon-Kontrasteinlauf.

2. Typisches Zeichen eines Ileus ist die Spiegelbildung in der Abdomenübersichtsaufnahme im Stehen. Die Spiegel kommen durch ausgetretene Flüssigkeit zustande.

3.83 Warum ist nach einem Kolonkontrasteinlauf auf das rasche Ausscheiden des Bariumsulfats zu achten?

1. Wegen der Gefahr der Obstipation.
2. Wegen der Gefahr allergischer Reaktionen.
3. Wegen der Gefahr strahlenbedingter Schäden.

1. Das Kontrastmittel kann zu einer Verstopfung (Obstipation) führen. Die Gefahr allergischer Reaktionen lässt sich durch schnelle Ausscheidung nicht reduzieren. Bariumbrei ist nicht radioaktiv.

3.84 Welche Überwachungs- und Therapiemaßnahmen sind unmittelbar nach einer Pneumektomie erforderlich?

1. Wasserstrahlpumpe auf 15 cmH_2O stellen.
2. Wasserstrahlpumpe auf 5 cmH_2O stellen.
3. Wasserstrahlpumpe auf 20 cmH_2O stellen.

1. Die Unterdruck-Drainage (Bülau) ist auf ca. 15 cmH_2O-Säule einzustellen (sofern nicht eigens anders angeordnet). Außerdem sind u. a. erforderlich: Thorax-Röntgenkontrollen, Atemgymnastik und Heparinisierung.

3.85 Zur Gerinnungshemmung kann neben Heparin auch Cumarin (Marcumar®) eingesetzt werden. Welche Aussage trifft auf dieses Medikament zu?

1. Zur Wirkungskontrolle dient die Thromboplastinzeit (Quick).
2. Die Applikationsform ist die subkutane Injektion.
3. Der entsprechende Antagonist ist das Protaminsulfat.

1. Cumarin wird insbesondere zur Langzeitantikoagulation eingesetzt (z. B. nach Herzklappenimplantationen, bei Vorhofflimmern, nach Lungenembolien). Es wird oral eingenommen und über den Quickwert (oder INR) kontrolliert. Der Antagonist ist Vitamin K (Konakion®).

3.86 Bei einem frisch angelegten Gipsverband sind mehrere pflegerische Maßnahmen erforderlich. Eine der Aussagen ist falsch. Welche?

1. Die betroffene Extremität ist erhöht zu lagern.
2. Pflegende achten genau auf Schmerzäußerungen des Patienten.
3. Der Patient darf die Extremität nur geringfügig bewegen.

3. DMS-Kontrolle bezieht sich auf Durchblutung, Motorik und Sensibilität. Insbesondere die distalen Teile der Extremität (Finger, Zehen) sollten bewegt werden, damit z. B. Nervenschädigungen rasch auffallen.

3.87 Zur Vermeidung einer Peronaeus-Lähmung ist unter einem Gipsverband besonders abzupolstern:

1. Das Fibulaköpfchen.
2. Der Fersensporn.
3. Der laterale Knöchel.

1. Der Nervus peronaeus liegt am Fibulaköpfchen ungeschützt direkt unter der Haut und ist deshalb besonders empfindlich, was Druckschäden (z. B. durch einen Gipsverband) angeht.

3

3.88 Eine notwendige Pflegemaßnahme nach Mamma-Ablatio ist:

1. Ständige Überwachung von Blutdruck und Puls.
2. Vermehrte Flüssigkeitszufuhr.
3. Unterstützung des Selbstwertgefühls.

3. Weder die ständige Überwachung der Vitalfunktionen noch die Steigerung der Flüssigkeitszufuhr sind nach einer Mamma-Ablatio sinnvoll. Insbesondere die Unterstützung des Selbstwertgefühls aber ist unabdingbar.

3.89 Für die Irrigation des Kolons bei einem Patienten mit Enterostoma benötigen Pflegende:

1. Einen Blutdruckapparat zur Überprüfung der Kreislaufverhältnisse.
2. Eine Schüssel mit Desinfektionslösung für gebrauchtes Material.
3. Einen höhenverstellbaren Infusionsständer.

3. Die Maßnahme wirkt bei den allermeisten Patienten nicht auf den Kreislauf. Das Irrigationsset ist üblicherweise ein Einmalartikel, sodass keine Desinfektionsmittelwanne benötigt wird. Ein Infusionsständer erleichtert die Arbeit.

3.90 Aus welchen Gründen wird bei einer Patientin nach Mamma-Amputation der betroffene Arm hochgelagert?

1. Zur Vermeidung eines venösen bzw. lymphatischen Rückstaus.
2. Zur Kontrakturenprophylaxe am Schultergelenk.
3. Zur Dekubitusprophylaxe im Bereich der Operationsnarbe.

1. Da die Mamma-Ablatio meist mit einer Ausräumung von Lymphknoten kombiniert ist und dabei venöse und lymphatische Gefäße zerstört werden können, ist die Vermeidung eines Lymphödems von großer Bedeutung.

3.91 Zwischen einer Biopsie im Gastrointestinaltrakt und einer Kontrastmitteluntersuchung muss zur Sicherheit ein deutlicher Zeitabstand eingehalten werden.

1. 1 Tag.
2. 3 Tage.
3. 5 Tage.

2. Weil ein Austreten des Kontrastmittels aus dem Magen-Darm-Trakt in die Bauchhöhle eine Peritonitis auslösen kann, sollte zwischen Probeexzision und Kontrastmitteluntersuchung ein Abstand von mindestens 3 Tagen liegen.

3.92 Bei einem Patienten wurde bei einer Gastroskopie eine Probeexzision durchgeführt. Was ist bei der Nachsorge zu beachten?

1. Kontrolle auf Bluterbrechen.
2. Nahrungskarenz für 24 Stunden.
3. Ein- und Ausfuhrkontrolle.

1. Nach der Probeexzision kann es zu einer Blutung kommen. Weder eine Nahrungskarenz für 24 Stunden noch eine Flüssigkeitsbilanzierung sind sinnvoll.

3.93 Welche Haltung ist bei der Lumbalpunktion keinesfalls richtig?

1. Der Patient liegt auf der Seite.
2. Der Patient hat die Beine angezogen.
3. Der Patient beugt den Kopf nach hinten.

3. Bei der Lumbalpunktion beugt der Patient seinen Oberkörper nach vorn (Katzenbuckelstellung), um die Dornfortsätze der Wirbelkörper aufzuklappen und eine Punktion zu ermöglichen. Eine Neigung des Kopfs nach hinten würde das Gegenteil bewirken.

3.94 Welches Medikament ist meist gut geeignet, um einen Angina-pectoris-Anfall rasch zu beenden?

1. Digitalis.
2. Procainamid.
3. Nitroglyzerin.

3. Mittel der Wahl zur Unterbrechung des akuten Angina-pectoris-Anfalls sind die Nitroverbindungen, die durch Vor- und Nachlastsenkung die Sauerstoffversorgung des Herzmuskels verbessern.

3.95 Welche der aufgeführten Maßnahmen ist zur Pflege eines Patienten nach Implantation einer Gefäßprothese einer Oberschenkelarterie erforderlich?

1. Hochlagerung des operierten Beins auf einer Braun-Schiene.
2. Flache Lagerung des operierten Beins.
3. Dem operierten Bein wird Wärme zugeführt.

2. Erhöhte Lagerung würde die Durchblutung reduzieren, deswegen ist die flache (oder sogar leicht tiefe) Lagerung sinnvoll. Auch das Wickeln der Extremität reduziert die Durchblutung. Wärmezufuhr ist überflüssig.

3.96 Welche Kombination aus gefäßchirurgischen Eingriffen bzw. Gefäßerkrankungen und Positionierungen zur Verbesserung der Durchblutung ist korrekt?

1. Eingriffe im Beckenbereich – nur leicht gebeugtes Kniegelenk.
2. Operationen an den unteren Extremitäten – leichte Tieflagerung der Beine, wärmender Watteverband.
3. Knieüberschreitender Bypass – Weich- oder Hohllagerung.

2. Die Tieflagerung nach Operationen an den Beinen und der wärmende Verband fördern die Durchblutung. Bei gelenküberschreitenden Operationen ist eine zu starke Beugung des entsprechenden Gelenks zu vermeiden, um das Abknicken von Blutgefäßen (Durchblutungsminderung) zu verhindern.

3.97 Welche Aussage ist richtig?
Der richtige Zeitpunkt für den Beginn des Kostaufbaus nach einer Appendektomie ist:

1. Nach perforierter Appendix am 3.–4. postoperativen Tag.
2. Nach konventioneller Operation am 3. postoperativen Tag.
3. Nach minimal-invasiver Operation am 2. postoperativen Tag.

1. Nach Perforation beginnt der Kostaufbau am 3.–4. postoperativen Tag (zuvor ist parenterale Ernährung erforderlich). Nach konventionellem Eingriff darf der Patient am 2. Tag leichte Kost zu sich nehmen und nach laparoskopischem Eingriff bereits am Tag nach der Operation.

3.98 Ein postoperatives Nierenversagen ist frühzeitig zu erkennen durch eine:
1. Regelmäßige zentrale Venendruckmessung.
2. Exakt durchgeführte Flüssigkeitsbilanzierung.
3. Regelmäßige Messung des arteriellen Blutdrucks.

2. Die Niereninsuffizienz macht sich durch Oligurie bis Anurie bemerkbar. Diese fallen bei einer Flüssigkeitsbilanzierung schnell auf.

3.99 Osteosynthetische Eingriffe:
1. Zählen zu den septischen Operationen.
2. Stellen die klassische Osteomyelitisbehandlung dar.
3. Erfordern extrem sterile Bedingungen.

3. Operationen an den Knochen müssen unter extrem sterilen Bedingungen durchgeführt werden (z. B. mithilfe von raumlufttechnischen Anlagen), da der offene Knochen stark infektionsgefährdet ist.

3.100 Ein Patient ist nach einer umfangreichen Operation zwölf Tage auf der Intensivstation betreut worden. Bei der Übergabe sagt die Kollegin, dass er ein „Durchgangssyndrom" entwickelt hat. Welche pflegerischen Strategien wirken einer Verstärkung des Syndroms entgegen?
1. Es ist dafür zu sorgen, dass der Patient Sozialkontakte mit möglichst vielen Menschen erlebt.
2. Der Patient soll, z. B. durch Fernsehen oder andere Medien, Zugang zu aktuellen Informationen erhalten, damit seine Anbindung an die Realität unterstützt wird.
3. Pflegende organisieren ein System der Bezugspflege, um die Zahl der Ansprechpartner möglichst klein zu halten.

3. Das Durchgangssyndrom ist ein Zustand akuter Verwirrtheit, Überlastung wirkt verstärkend. Deshalb benötigen diese Menschen einen beschützten Rahmen, der Reizüberflutung verhindert.

3.101 Was ist nach einer abdominalen Uterusexstirpation postoperativ zu beachten?
1. Die Patientin sollte frühestens nach 24 Stunden das erste Mal aufstehen, um den Beckenboden nicht zu belasten.
2. Um Keime aus der Vagina zu entfernen, sollte einmal täglich eine Spülung durchgeführt werden.
3. Schmerzfreie Intervalle – z. B. nach Gabe eines Analgetikums – sollten für Atemübungen und Abhusten von Sekret benutzt werden.

3. Die Patientinnen dürfen am Abend des OP-Tags erstmalig aufstehen. Die Entfernung von Keimen aus der Vagina ist (zumindest in diesem Zusammenhang) unnötig.

3.102 Im Rahmen der postoperativen Strahlentherapie nach Ovarialkarzinom:
1. Wird während der gesamten Therapie die Ganzkörperpflege vom Pflegepersonal vorgenommen.
2. Ist eine fett- und eiweißarme Diät erforderlich.
3. Darf die von Strahlen betroffenen Haut nur gepudert und eventuell geölt werden.

3. Hautareale, die einer Strahlentherapie ausgesetzt werden, sind sehr reizempfindlich und dürfen nicht gewaschen, parfümiert oder gesalbt werden.

3.103 Zur notwendigen präoperativen Labordiagnostik gehören:
1. Blutsenkung.
2. Blutelektrolyte.
3. Eiweiß im Blut.

2. Unabdingbar in der Diagnostik vor einer Operation sind die orientierenden Untersuchungen des kleinen Blutbilds, der Gerinnung und der Elektrolyte.

3.104 Eine Bülau-Drainage (Unterdruck-Drainage) kommt zum Einsatz bei:
1. Aszites.
2. Pneumothorax.
3. Hydrozephalus.

2. Eine Bülau-Drainage wird eingesetzt bei Ergüssen bzw. Luftansammlungen im Thorax, z. B. Pleuraerguss und -empyem, Pneumo- und Hämatothorax.

3.105 Das Einlegen einer Redon-Drainage hat folgenden Sinn:
1. Sie dient als Zieldrainage (z. B. nach Entfernung der Gallenblase).
2. Sie soll Nachblutungen, z. B. als Folge von Anastomoseninsuffizienzen, rechtzeitig erkennen helfen.
3. Sie soll die Adaptation der Wundflächen verbessern und die Wundheilung fördern.

3. Eine Redon-Drainage liegt meist subkutan, subfascial oder intraartikulär. Der Sog adaptiert die Wundflächen, die dadurch rascher verkleben. Zieldrainagen, die z. B. Anastomoseninsuffizienzen erkennen lassen, werden intraabdominell und ohne Sog eingelegt.

3.106 Eine Patientin wurde vaginal hysterektomiert. Die Urinausscheidung ist postoperativ:
1. Nur über einen Blasenkatheter sicher zu gewährleisten.
2. Bezogen auf den Entleerungsreflex durch einfache Hilfsmittel zu unterstützen, z. B. Wasserhahn aufdrehen.
3. Nur bei Mengen von mehr als 50 ml/Stunde unbedenklich.

1. In der Regel legen die Operateure einen transurethralen Blasenkatheter, der bei vaginalen Operationen zwischen dem 3. und 5. postoperativen Tag gezogen wird.

3.107 Bei einer retrograden Urografie wird das Kontrastmittel:
1. Durch einen Katheter in die Nierenarterie gespritzt.
2. In den Ureterenkatheter gespritzt, der bei einer Zystoskopie in den Harnleiter eingeführt wurde.
3. Oral verabreicht.

2. Bei einer retrograden Urografie wird Kontrastmittel von der Blase aus in die beiden Harnleiter gespritzt. Die Untersuchung dient der Darstellung von Nierenbecken und ableitenden Harnwegen.

3.108 Ein operativer Eingriff gehört nicht zu dem genannten Organ. Welcher?
1. Cholezystektomie – Schilddrüse.
2. Gastrektomie – Magen.
3. Thrombarteriektomie – Arterie.

1. Die Cholezystektomie bezeichnet die Entfernung der Gallenblase.

3.109 Ein Vorteil der laparoskopischen Operation ist:
1. Geringere postoperative Schmerzen.
2. Verlängerte Rekonvaleszenz.
3. Keine Entstehung von Narben.

1. Durch die schonende Form der Zugänge entstehen weniger postoperative Schmerzen. Die Rekonvaleszenz ist verkürzt, allerdings entstehen (wenn auch kleinere) Narben.

3.110 Welches der gefäßchirurgischen Verfahren entspricht nicht der zugeordneten Definition?
1. Perkutane transluminale Angioplastie (PTA) – Ballondilatation von Gefäßstenosen.
2. Bypass – Ballondilatation von Gefäßstenosen.
3. Thrombendarteriektomie (TEA) – Operative Entfernung eines Embolus/Thrombus mittels eines Fogarty-Katheters.

2. Unter Bypass versteht man die Implantation einer Gefäßumgehung, entweder mit einem körpereigenen Gefäß oder einer Kunststoffprothese.

3.111 Die Spinalanästhesie gehört zur:
1. Leitungsanästhesie.
2. Neuroleptanalgesie.
3. Oberflächenanästhesie.

1. Die Spinalanästhesie („Rückenmarksnarkose") gehört zu den Leitungsanästhesien. Das Lokalanästhetikum unterbricht die Leitungsbahnen der unteren Extremitäten, das Bewusstsein bleibt voll erhalten.

3.112 Zur operativen Blutstillung gehören:
1. Tampon.
2. Ligatur.
3. Ligamentur.

2. Als Ligatur bezeichnet man den chirurgischen Verschluss eines Hohlorgans (z. B. eines Gefäßes) mit einer Naht. Tampons sind Hygieneartikel für die Menstruation und Ligamentur ein erfundener Begriff.

3.113 In tiefer Narkose (etwa in der 1. Stufe des Toleranzstadiums) sind die Pupillen des Patienten:
1. Maximal erweitert (Mydriasis).
2. Sehr eng (Miosis).
3. Abwechselnd weit und eng.

2. In tiefer Narkose sind die Pupillen eng. In der Exzitationsphase sind die Pupillen maximal weit.

3.114 Eines der Instrumente ist für eine komplikationslose endotracheale Intubation nicht erforderlich. Welches?
1. Ein Zungenspatel.
2. Ein Laryngoskop.
3. Ein Bronchoskop.

1. Der Arzt stellt die Stimmritze im Kehlkopf zur Intubation mit dem Laryngoskop ein. Bei schwierigen anatomischen Verhältnissen oder massiver Blutung kann die bronchoskopische Intubation hilfreich sein. Ein Zungenspatel ist nicht erforderlich.

3.115 Eine typische Komplikation nach Strumaoperation ist eine:
1. Recurrenslähmung.
2. Aphasie.
3. Schluckstörung.

1. Typische Komplikation nach Schilddrüsenoperationen ist die Verletzung des in unmittelbarer Nachbarschaft verlaufenden N. recurrens. Sie geht mit Heiserkeit (einseitig) bzw. Luftnot (beidseitig) einher.

3.116 Welche Aussage zu den Aufgaben von Pflegefachkräften ist falsch?
1. Pflegende dürfen zwar keine Impfungen verabreichen, können aber über Impfungen und deren Bedeutung als Schutz vor bestimmten Krankheiten aufklären.
2. Pflegende achten auf die Sicherheit des Patientenumfelds, um Stürze, Unfälle und Verletzungen zu verhindern.
3. Pflegende können Patienten bei der Entwicklung eines gesunden Ernährungsplans unterstützen und auf die Bedeutung einer ausgewogenen Ernährung hinweisen.

1. Impfstoffe sind grundsätzlich rezeptpflichtige Arzneimittel, die nur von einem Arzt verordnet werden dürfen. Er kann die Applikation allerdings an Pflegekräfte sowie medizinische Fachangestellte mit entsprechender Ausbildung delegieren. Der Arzt muss anwesend sein und trägt hierfür die Verantwortung.

3

3.117 Die Strahlenschutzverordnung bestimmt Personengruppen, die zur Anwendung von Röntgenstrahlen bei Menschen berechtigt sind. Dazu zählen:

1. Approbierte Ärzte, die Fachkunde in der Anwendung dieser Strahlung erworben haben und über ein entsprechendes Zertifikat verfügen.
2. Pflegefachpersonen, die in der Anwendung der entsprechenden Geräte geübt sind.
3. Alle Ärzte, weil sie im Zuge ihrer Approbation u. a. die Befähigung zur Bedienung von Röntgengeräten erwerben.

1. Neben Radiologen (Fachärzten für Strahlenmedizin) sind medizinisch-technische Radiologieassistenten befugt, Röntgenstrahlen am Menschen anzuwenden. Pflegefachpersonen und Ärzte anderer Fachrichtungen verfügen nicht über diese Berechtigung und dürfen nur unter der ständigen Aufsicht befugter Personen diesbezüglich tätig werden.

3.118 Strahlenschutz ist eine wichtige Bedingung für Berufe im Gesundheitsdienst. Welche Aussage trifft zu?

1. Die Abschirmung des Körpers durch Styroporwände genügt für den Schutz.
2. Eine hinreichend große Entfernung von der Strahlenquelle kann genügend Schutz vermitteln.
3. Maßnahmen des Strahlenschutzes entfallen für Dritte (unbeteiligte Personen, zu denen auch Mitarbeiter der Einrichtung zählen).

2. Der effektivste Schutz vor Strahlen ergibt sich aus einer möglichst kurzen Exposition sowie einem möglichst großen Abstand zur Strahlenquelle.

3.119 Unter transurethralen Operationen (TUR) versteht man:

1. Operationen, die durch die Harnröhre ausgeführt werden.
2. Operationen, die an der Harnröhre ausgeführt werden.
3. Operationen am Harnleiter.

1. Transurethrale Operationen (TUR) werden durch die Harnröhre mit dem Endoskop (Zystoskop) vorgenommen.

3.120 Was versteht man unter einem Durchgangssyndrom?

1. Eine Phase im Verlauf des akuten Schubs einer Schizophrenie.
2. Ein Stadium einer Neurose.
3. Eine reversible psychische Funktionsminderung, die z. B. in Extremsituationen auftritt.

3. Ein Durchgangssyndrom ist eine körperlich begründbare, reversible psychische Störung (z. B. als Folge einer Narkose).

3.121 Welcher große Nerv kann bei einer unsachgemäßen intramuskulären Injektion in das Gesäß verletzt werden?

1. N. ischiadicus.
2. N. femoralis.
3. N. suralis.

1. Der N. ischiadicus verlässt das Becken durch das Foramen infrapiriforme, verläuft direkt unter dem M. glutaeus maximus und kann bei unsachgemäßem und zu tiefem Einstich verletzt werden.

KAPITEL

4 Kompetenzbereich IV: Gesetze, Verordnungen und ethische Leitlinien

Einleitung

Der Kompetenzbereich IV in der generalistischen Pflegeausbildung hat folgende Bezeichnung: **Das eigene Handeln auf der Grundlage von Gesetzen, Verordnungen und ethischen Leitlinien reflektieren und begründen.** Er umfasst etwa 160 Stunden.

Das *individuelle Verständnis von Pflege* und die *Beachtung von Berufspflichten*, die die Pflegefachpersonen in ihrem Handeln leiten, werden hier thematisiert. Neben den *ökonomischen und ökologischen Prinzipien* im pflegerischen Handeln wird auch *Wissen über Abrechnungssysteme* mit ihren Handlungs- und Entscheidungsspielräumen vermittelt.

Ein weiterer wichtiger Aspekt im beruflichen Alltag ist *die Pflegequalität.* Die Pflegefachpersonen sind verpflichtet, die Qualität ihrer Arbeit zu gewährleisten, sie kontinuierlich zu überprüfen und zu verbessern, indem sie ihre pflegerischen Handlungen kritisch reflektieren und diese an *aktuellen wissenschaftlichen Erkenntnissen* orientieren.

Pflegefachpersonen müssen darüber hinaus die umfangreichen *gesetzlichen Bestimmungen* in der Pflege kennen und befolgen, um eine rechtlich einwandfreie und sichere Pflege zu gewährleisten. Darunter fallen z. B. die *Schweigepflicht,* der Umgang mit *Betäubungsmitteln,* die Erstellung eines *Nottestamentes,* der Umgang mit *freiheitsentziehenden Maßnahmen, die Dokumentationspflicht* und andere.

Hierzu gehört auch die Fähigkeit, *ethische Dilemmata* zu erkennen, zu reflektieren und in der Folge angemessen zu handeln.

Insgesamt zielt der Kompetenzbereich IV darauf ab, die Auszubildenden auf eine *professionelle, ethisch und rechtlich fundierte Pflege* vorzubereiten, die höchsten Anforderungen an die Qualität gerecht wird.

4.1 Der erste Satz im Artikel 1 des Grundgesetzes der Bundesrepublik Deutschland lautet:

1. Die Würde des Menschen ist unverletzlich.
2. Die Würde des Menschen ist unantastbar.
3. Die Würde des Menschen zu achten und zu schützen ist das Ziel aller staatlichen Gewalt.

2. Artikel 1 des Grundgesetzes betont die unantastbare Würde jedes Menschen. In der Pflege bedeutet das, dass Würde und Autonomie der Pflegebedürftigen respektiert und geschützt werden müssen. Dies legt die Grundlage für eine würdevolle Pflege, die die persönliche Integrität der Pflegebedürftigen wahrt.

4.2 Die Bundesrepublik Deutschland ist ein/eine:

1. Föderaler Bundesstaat.
2. Föderaler Staatenbund.
3. Föderale Bundesrepublik.

1. Ein föderaler Staat wie die Bundesrepublik Deutschland zeichnet sich durch die Verteilung der politischen Macht zwischen einer Zentralregierung und den einzelnen Bundesländern aus, wobei diesen Autonomie und Verwaltungsbefugnisse zukommen, während die Zentralregierung übergeordnete Kompetenzen behält.

4.3 **Das System der sozialen Sicherung wird durch das Sozialrecht gestaltet. Hier gibt es verschiedene Regelungsprinzipien. Welches Prinzip trifft nicht zu?**
1. Leistungen werden nach Bedarf, unabhängig von den Beiträgen der Versicherten, gezahlt.
2. Leistungen werden nach den Beiträgen der Versicherten gestaffelt.
3. Sie realisieren Unterstützungsbedarfe auf höchstem Niveau, weil unser Gesundheitssystem zu den besten der Welt zählt.

3. Laut einer Untersuchung aus dem Jahr 2023 steht das deutsche Gesundheitssystem weltweit an 13. Stelle, dennoch werden für alle die notwendigen Leistungen finanziert und nicht die bestmöglichen. Diese sind mit privaten Zuzahlungen zu erhalten.
Das Bedarfsprinzip findet bei der Krankenversicherung Anwendung – die Behandlungskosten werden übernommen, unabhängig davon, wie viel vorher eingezahlt wurde. Die Arbeitslosenversicherung basiert auf dem Leistungsprinzip – das Arbeitslosengeld beträgt 60 % vom vorherigen Nettoverdienst.

4

4.4 **Die gesetzliche Krankenkasse ermöglicht den Versicherten verschiedene Rechte. Welches gehört dazu?**
1. Wahlfreiheit zwischen verschiedenen Beitragssätzen – abhängig von den mutmaßlichen Bedürfnissen in den kommenden Jahren.
2. Wahlfreiheit unter den verschiedenen Krankenkassen – bei jeweils fast gleichen Leistungen.
3. Freie Entscheidung darüber, ob überhaupt eine Versicherung notwendig ist. Menschen, die grundsätzlich gesund sind, benötigen eine Versicherung erst dann, wenn Krankheiten auftreten.

2. Versicherungspflichtige Personen können zwischen allen gesetzlichen Krankenkassen frei wählen. Deren Leistungsangebot ist gesetzlich eingegrenzt und nahezu identisch.

4.5 **Was bedeutet das „Solidarprinzip" im Zusammenhang mit den Sozialversicherungen?**
1. Menschen, die in den neuen Bundesländern wohnen, erhalten mehr Leistungen als jene, die aus der alten Bundesrepublik stammen (Soli).
2. Das Solidarprinzip hat sich nicht durchgesetzt, weil es auf einer kommunistischen Weltsicht beruht, die mit dem Untergang des Ostblocks aus der öffentlichen Diskussion verschwunden ist.
3. Das Solidarprinzip garantiert allen Versicherten bedarfsgerechte Leistungen – dafür kommt die Gemeinschaft aller Versicherten auf.

3. Das Solidarprinzip beruht auf der Beitragszahlung aller Mitglieder der Versichertengemeinschaft. Diese kommen als Leistungen denjenigen in einem angemessenen Umfang zugute, die einen erkennbaren Bedarf daran haben.

4.6 **An welchen Versicherungszweig wurde die Pflegeversicherung bei ihrer Einführung angegliedert?**
1. An die Krankenversicherung.
2. An die Arbeitslosenversicherung.
3. An die Unfallversicherung.

1. Die Pflegeversicherung ist ein eigenständiger Pfeiler der Sozialversicherungen. Sie wurde an die Krankenversicherung angegliedert, weil sich auf diese Weise administrative Synergien nutzen lassen.

4.7 Menschen mit Pflegebedarf werden in Deutschland kategorisiert, um bedarfsgerechte Leistungen einschätzen zu können. Wie sind die Unterscheidungen eingeteilt?

1. Pflegegrade.
2. Pflegestufen.
3. Pflegeklassen.

1. Die Unterscheidung erfolgt nach Pflegegraden, von denen es fünf gibt.

4.8 Wie viel Zuschuss leistet die gesetzliche Pflegeversicherung monatlich für einen Versicherten mit dem Pflegegrad 5 in stationärer Betreuung (Stand 2024)?

1. 2050 Euro.
2. 1995 Euro.
3. 2005 Euro.

3. Die Pflegeversicherung finanziert die stationäre Betreuung eines Versicherten in Pflegegrad 5 mit 2005 Euro pro Monat (2024).
Für häusliche Pflege werden 947 Euro gezahlt und für die ambulante Pflege 2200 Euro.

4

4.9 Wie heißen die Träger der gesetzlichen Rentenversicherung in Deutschland?

1. „Deutsche Rentenversicherung Bund", regionale Träger, „Deutsche Rentenversicherung Knappschaft-Bahn-See", landwirtschaftliche Alterskassen.
2. „Deutscher Bund der Rentenversicherungen", „Knappschaftsvereinigung der Rentenversicherungen", „Alterskasse der Landwirtinnen und -wirte".
3. „Bund gesetzlicher Rentenversicherungen", „Regionale Alterskassen", „Rentenversicherungen der Arbeitnehmer zur See und bei der Eisenbahn", „Landwirtschaftliche Altersgenossenschaften".

1. Die Träger gliedern sich in regionale Träger, landwirtschaftliche Alterskassen sowie die „Deutsche Rentenversicherung Bund", und die „Deutsche Rentenversicherung Knappschaft-Bahn-See".

4.10 Nennen Sie die Personengruppen (Beispiele), die immer von der Pflichtmitgliedschaft in der gesetzlichen Unfallversicherung umfasst sind.

1. Sozialversicherungspflichtig Beschäftigte, Kindergartenkinder während der Betreuungszeiten, Schüler und Studenten während der Unterrichtszeiten, Ersthelfer bei Unfällen, Blutspender während der Spende.
2. Alle Arbeitslosen, Asylbewerber, Kinder während ihrer Freizeitbeschäftigung, Freiberufler und Selbstständige während der Arbeitszeit, Landwirte und deren Ehegatten.
3. Landwirte und deren Ehegatten, Zeugen vor Gericht, Beamte, Auszubildende, Heilpraktiker, Ärzte.

1. Sozialversicherungspflichtig Beschäftigte, Kindergartenkinder während der Betreuungszeiten, Schüler und Studenten während der Unterrichtszeiten, Ersthelfer bei Unfällen und Blutspender während der Spende sind stets von der Versicherung eingeschlossen. Arbeitslose, Asylbewerber, Beamte, Ärzte und Heilpraktiker gehören nicht zwingend zum Kreis der Versicherten.

4.11 Aus welchen Quellen finanziert sich die gesetzliche Unfallversicherung?

1. Arbeitnehmer und Arbeitgeber.
2. Arbeitgeber allein.
3. Arbeitgeber und Staat (aus Steuermitteln).

3. Die gesetzliche Unfallversicherung wird von Arbeitgebern und aus Steuermitteln finanziert.

4.12 **Wie heißt die Bundesbehörde, der die Arbeitslosenversicherung zugeordnet ist?**
1. Bundesagentur für Arbeit.
2. Bundesamt für Arbeit und Soziales.
3. Bundesamt für Arbeitsmarkt und Sozialordnung.

1. Die Arbeitslosenversicherung ist von der Bundesagentur für Arbeit organisiert. Die beiden anderen Bundesämter gibt es nicht.

4.13 **Wie lange haben Personen, die ihr sozialversicherungspflichtiges Beschäftigungsverhältnis verloren haben, Anspruch auf Arbeitslosengeld I (ALG I)?**
1. Nach 12 Monaten Beschäftigung: ≤ 8 Monate (ALG I).
2. Nach 12 Monaten Beschäftigung: ≤ 10 Monate (ALG I).
3. Nach 12 Monaten Beschäftigung: ≤ 6 Monate (ALG I).

3. Nach 12 Monaten Beschäftigung haben Arbeitnehmer ≤ 6 Monate Anspruch auf ALG I.

4.14 **Die Sozialhilfe kennt verschiedene Bereiche. Welchen nicht?**
1. Hilfe zum Lebensunterhalt.
2. Hilfe zur Familiengründung.
3. Hilfe zur Pflege.

2. Die Hilfe zur Familiengründung ist in der Sozialhilfe nicht vorgesehen.

4.15 **Die Strafbarkeit von Handlungen ist an Voraussetzungen geknüpft, z. B. die Schuldfähigkeit. Wann liegt diese vor?**
1. Bei Kindern unter 14 Jahren, sofern der Grad ihrer persönlichen Reife eine Einsicht in die Konsequenzen ihrer Handlungen vermuten lässt.
2. Bei Menschen, denen aufgrund einer Erkrankung die Einsichts- und Steuerungsfähigkeit fehlt, wenn dies in einem ärztlichen Gutachten bestätigt ist.
3. Bei Menschen, denen das Wissen über die komplizierten Gesetzesinhalte fehlt und die sich aus diesem Grund eines Verstoßes gegen die Regelungen nicht bewusst sind.

3. Die Faustregel heißt „Unwissenheit schützt vor Strafe nicht". Kinder unter 14 Jahren sind strafunmündig. Auch Erwachsene, die nach der Einschätzung eines ärztlichen Gutachters nicht in der Lage waren, ihre Handlungen zu steuern bzw. die Konsequenzen ihres Handelns zu überblicken, sind nicht schuldfähig. Sie sind stattdessen einer angemessenen Therapie zuzuführen. Dies kann auch zwangsweise (gegen den Willen des Betroffenen) geschehen.

4.16 **Welche Aussage zur vorsätzlichen Körperverletzung ist korrekt?**
1. Jeder Eingriff in die körperliche Integrität eines Menschen ist als vorsätzliche Körperverletzung zu werten. Sie bleibt nur unter der Bedingung einer vorherigen Einwilligung straffrei.
2. Die Anwendung einer Therapiemaßnahme, von der die Behandelnden fälschlicherweise annehmen, dass sie dem Betroffenen nützlich sein würde, ist als vorsätzliche Körperverletzung zu werten.
3. Ausschließlich die Anwendung einer Therapie, von der bereits vorher bekannt ist, dass sie einen zweifelhaften Erfolg zeitigen wird, ist als vorsätzliche Körperverletzung zu werten.

1. Auch angemessene Therapien, die zum gewünschten Erfolg führen, stellen aus juristischer Sicht eine vorsätzliche Körperverletzung dar, sofern sie die Funktionen des Körpers beeinflussen oder die Unversehrtheit der Körperhülle verletzen. Dazu zählen z. B. auch Injektionen oder Blutentnahmen. Entscheidend für die Straffreiheit ist die Einwilligung des Betroffenen. In manchen Fällen, z. B. der zwangsweisen Blutentnahme zum Zweck einer Alkohol- oder Drogentestung, gewährt auch das entsprechende Gesetz Straffreiheit für die Durchführenden.

4.17 **Wie sind freiheitsentziehende Maßnahmen zu beurteilen? Welche der Aussagen trifft zu?**

1. Pflegefachpersonen dürfen die im jeweiligen Fall am wenigsten einschränkenden Maßnahmen der Freiheitsbeschränkung anwenden, sofern sie ausschließlich dem Schutz der Patienten dienen.
2. Freiheitsentziehende Maßnahmen sind nur statthaft, wenn ein approbierter Arzt sie schriftlich angeordnet hat.
3. Für freiheitsbeschränkende Maßnahmen (auch Bettgitter) ist eine richterliche Genehmigung erforderlich, sofern sie länger als 48 Stunden andauern.

3. In jedem Fall ist eine richterliche Genehmigung für freiheitsbeschränkende Maßnahmen erforderlich, die länger als 48 Stunden dauern. Im Notfall und zur Abwendung einer akuten Gefahr genügt für diesen Zeitraum eine schriftliche, ärztliche Anordnung. Zu den freiheitsbeschränkenden Maßnahmen gehört auch das Anbringen eines Bettgitters. Sofern ein einsichtsfähiger Betroffener der Freiheitsbeschränkung zustimmt, ist sie problemlos anwendbar.

4.18 **Wie muss die Aufklärung eines Patienten beschaffen sein, damit die Einwilligung in therapeutische Maßnahmen wirksam ist?**

1. Es genügt, wenn ein Mitarbeiter der Einrichtung des Gesundheitswesens, in der die Maßnahme zur Anwendung kommt, den Patienten anhand einer detaillierten Checkliste über die Vor- und Nachteile der Maßnahme informiert und sich das mit einer eigenhändigen Unterschrift bestätigen lässt.
2. Die Aufklärung muss (v. a. vor umfangreichen und risikobehafteten Maßnahmen) so rechtzeitig erfolgen, dass der Betroffene zu einem abgewogenen Urteil kommen kann, bevor er die Einwilligung unterschreibt. Die Aufklärung ist zwingend von einem Arzt durchzuführen.
3. Für eine wirksame Einwilligung genügt eine schriftliche Information des Patienten. Diese neue gesetzliche Regelung nimmt Rücksicht auf die gestiegene Arbeitsbelastung der Ärzte und der anderen Beschäftigten im Gesundheitswesen und würdigt ebenfalls die ausgeweiteten Informationsmöglichkeiten, die durch das Internet geschaffen wurden.

2. Zu einem persönlichen Aufklärungsgespräch durch den behandelnden Arzt gibt es keine Alternative. Diese Aufgabe ist nicht delegierbar. Die Aufklärung muss so rechtzeitig erfolgen, dass der Betroffene Zeit hat, seine Entscheidung gründlich zu durchdenken. Dazu müssen ihm alle relevanten Informationen in einer Form zur Verfügung stehen, die er kognitiv verarbeiten kann. In Notfällen (z. B. bei bewusstlosen Patienten) können die behandelnden Ärzte hingegen von dem mutmaßlichen Patientenwillen ausgehen, der vermutlich auf den Erhalt des Lebens ausgerichtet sein dürfte.

4.19 **Unter welcher Bedingung ist unterlassene Hilfeleistung straffrei?**

1. Wenn jemand lediglich zufällig auf eine Situation trifft, in der Hilfe erforderlich sein könnte.
2. Wenn die Hilfe mit erheblicher Gefahr für die Helfenden einhergehen würde oder nur unter der Verletzung anderer wichtiger Pflichten möglich wäre.
3. Wenn die Hilfe lediglich von ungeschulten Personen zu leisten ist, die sich nicht sicher sind, ob ihr Eingreifen zu einem Schaden für die betroffene Person führen könnte.

2. Jedermann ist zur Hilfeleistung verpflichtet. Nur wenn die Hilfe mit erheblicher Gefahr für den Helfenden einhergehen würde oder dadurch andere wichtige Pflichten verletzt würden, ist von dieser Regel abzusehen. Die Unkenntnis der Details von z. B. Verletzungen und deren sachgerechter Behandlung entbindet nicht von der Pflicht zur Hilfeleistung.

4.20 Schwangerschaftsabbrüche sind strafbar. Einige Sachverhalte lassen jedoch Ausnahmen von diesem grundsätzlichen Prinzip zu. Welche?

1. Wenn die persönliche Lebensplanung der Schwangeren bzw. ihres Lebenspartners die Verantwortung für ein Kind derzeit nicht zulässt und sie insbesondere die finanziellen Verpflichtungen, die aus der Erziehung eines Kindes entstehen, nicht übernehmen kann.
2. Wenn die schwangere Frau die gesetzlich festgelegten Fristen einhält (z. B. Empfängnis liegt nicht länger als 12 Wochen zurück) und die Beratungsverpflichtung wahrnimmt, mit dem Abbruch eine Gefahr für Leib und Leben der Mutter abgewendet wird oder das ungeborene Leben das Ergebnis einer Vergewaltigung ist.
3. Wenn die Schwangere sich mit einer Mutterrolle nicht identifizieren kann und sie nach reiflicher Überlegung zu der Überzeugung gelangt ist, dass sich dies auch in mittelfristiger Zukunft nicht ändern wird.

2. Die Regeln für einen straffreien Schwangerschaftsabbruch sind eng gesteckt. Dazu sind Fristen einzuhalten. Eine medizinische Indikation (zum Schutz der Mutter) macht einen Abbruch auch über diesen Zeitrahmen hinaus möglich.

4.21 Unter welchen Bedingungen kann ein Arzt Injektionen an Pflegefachpersonen delegieren?

1. Der Arzt hat nach objektiver Betrachtung seiner Verpflichtungen keine Zeit, diese Maßnahme eigenhändig durchzuführen.
2. Die Pflegefachpersonen verfügen über die erforderlichen theoretischen und praktischen Kenntnisse, die zu einer sachgerechten Durchführung der Maßnahme erforderlich sind.
3. In der Einrichtung ist die Übernahme von Injektionen durch Pflegefachpersonen allgemein üblich, sodass der anordnende Arzt sich darauf verlassen kann, dass seine Anweisungen sachgerecht umgesetzt werden.

2. Nur solche Pflegefachpersonen dürfen eine ärztliche Tätigkeit übernehmen, die über das entsprechende Wissen verfügen.

4.22 Pflegefachpersonen kommen verschiedene Formen der Verantwortung für ihre Handlungen zu. Welche gehören dazu?

1. Übernahme- und Durchführungsverantwortung, weil sie im Zuge der Anordnung verpflichtet sind, die Anordnung sachgerecht umzusetzen.
2. Durchführungs- und Wirkungsverantwortung, weil sie im Zuge der Umsetzung einer Anordnung für die geplante Wirkung der Maßnahme einstehen müssen.
3. Anordnungs- und Durchführungsverantwortung, weil es zu ihren Pflichten gehört, die Anordnung des Arztes auf Sinnhaftigkeit zu überprüfen. Sofern sie feststellen, dass eine Maßnahme dem Patienten nicht dauerhaft nützt, dürfen sie diese nicht ausführen.

1. Pflegefachpersonen kommt die Übernahme- und Durchführungsverantwortung zu. Das heißt, sie sind verpflichtet, die Anordnung sachgerecht umzusetzen.

4.23 **Das Gesetz definiert in Deutschland mehrere Kategorien der Sterbehilfe. Unter bestimmten Bedingungen ist sie straffrei als:**

1. Passive Sterbehilfe, für die eine Einwilligung des Betroffenen vorliegt. Sie kann auch mittels der indikationsgerechten Verabreichung von Arzneimitteln verwirklicht werden, die das aktuelle Leiden des Betroffenen lindert, in der Konsequenz jedoch eine Verkürzung der Lebenszeit bewirkt.
2. Aktive Sterbehilfe, die sich durch die Verabreichung von Substanzen verwirklicht, die hauptsächlich zur Anwendung kommen, um das bestehende Leiden abzukürzen.
3. Passive Sterbehilfe, die unabhängig vom Willen des Patienten zur Anwendung kommt, weil das betreuende Team nach reiflicher Überlegung zu dem Schluss gekommen ist, dass der verbleibende Lebensabschnitt ohne diese Intervention für den Betroffenen ausschließlich aus krankheitsbedingter Qual bestehen würde.

1. Das wichtigste Kriterium für straffreie Sterbehilfe ist die Zustimmung des Betroffenen, die vorab in einer Willenserklärung festgelegt sein kann (Patientenverfügung). Straffreie Sterbehilfe muss passiv bzw. indirekt erfolgen. Das heißt, es ist nicht gestattet, Handlungen zu unternehmen, die geeignet sind, das Leben vorzeitig zu beenden. In der Abwägung sind lediglich das Unterlassen therapeutischer Interventionen sowie die Verabreichung von Arzneimitteln zur Linderung bestehender Leiden gestattet, bei denen als Nebenwirkung eine Verkürzung der Lebenszeit möglich ist.

4

4.24 **Selbsttötung (Suizid) sowie jeder darauf gerichtete Versuch sind nach der deutschen Rechtsprechung straffrei. Welche der folgenden Aussagen trifft außerdem zu?**

1. Die Beihilfe oder die Anstiftung zur Selbsttötung sind straffrei, sofern der Suizident die Tötungshandlung aus freiem Willen und selbst ausführt.
2. Die Unterstützung bei einem Bilanz-Suizid (Selbsttötung nach Abwägung aller Argumente, die für bzw. gegen ein Weiterleben sprechen), im Sinne einer Handlung wie etwa die Verabreichung von tödlich wirksamen Substanzen, ist nicht strafbewehrt.
3. Wenn Pflegefachpersonen bei einem psychisch erkrankten Patienten die Absicht zum Suizid erkennen, sind sie verpflichtet, dessen Recht auf freie Entscheidung zu akzeptieren und nicht befugt, ihn von dem Vorhaben abzuhalten.

1. Straffrei bleibt die Beihilfe zum Suizid nur, wenn der Suizident die Tötungshandlung selbst und aus freiem sowie selbstverantwortlichem Willen vollzieht. Gegenüber psychisch kranken Menschen kommt Pflegefachpersonen eine Fürsorgepflicht zu. Wenn sie deren Suizidabsichten erkennen und die Tat nicht verhindern, machen sie sich der unterlassenen Hilfeleistung schuldig.

4.25 **Wann liegt eine Verletzung des Briefgeheimnisses vor?**

1. Wenn jemand einen geöffneten Brief liest, der an einen anderen Adressaten gerichtet ist.
2. Wenn jemand einen Brief öffnet, der an einen anderen Adressaten gerichtet ist.
3. Wenn jemand den Inhalt eines geöffneten Briefs, der an eine andere Person gerichtet ist, einem Dritten zugänglich macht.

2. Das Briefgeheimnis schützt verschlossene Postsachen. Wenn ein Brief geöffnet ist und der Adressat die von ihm als schützenswert erachteten Informationen nicht dem Zugriff Dritter entzieht, kann er sich nicht mehr auf das Briefgeheimnis berufen. In diesem Fall greifen ggf. die Regeln zur Verschwiegenheitspflicht.

4.26 Die Entnahme von Spenderorganen aus einem menschlichen Körper ist an Voraussetzungen gebunden. Welche der genannten Aussagen trifft nicht zu?

1. Zwei Ärzte haben unabhängig voneinander festgestellt, dass ein Hirntod vorliegt. Dieser ist durch den Ausfall der Gesamtfunktionen von Großhirn, Kleinhirn und Hirnstamm charakterisiert.
2. Die Ärzte, die den Hirntod feststellen, müssen zum Transplantationsteam gehören, weil nur bei diesen zertifizierten Experten davon auszugehen ist, dass sie über die nötige Erfahrung verfügen.
3. Der Betroffene bzw. seine nächsten Angehörigen müssen der Organentnahme zugestimmt haben. Diese Willensbekundung kann auch durch einen Organspendeausweis erfolgen.

2. Ärzte, die bei einem Menschen, der zur Explantation vorgesehen ist, den Hirntod feststellen, müssen unabhängig vom Transplantationsteam arbeiten. Damit lässt sich dem Verdacht entgegenwirken, die Transplantationsgesetze würden missbraucht.

4.27 Unter welchen Bedingungen haben Patienten kein Recht darauf, Einblick in die vollständige Dokumentation ihrer Behandlung zu nehmen?

1. Wenn schwerwiegende therapeutische Bedenken dagegensprechen.
2. Wenn in der Dokumentation Diagnosen einer unheilbaren Erkrankung niedergelegt sind, über die der Betroffene nicht informiert ist.
3. Wenn in der Einrichtung die Regel besteht, dass Patienten die Dokumente nicht zugänglich gemacht werden dürfen.

1. Patienten haben grundsätzlich das Recht, jederzeit sämtliche Teile der Dokumentation ihrer Behandlung einzusehen. Lediglich wenn ernsthafte Befürchtungen bestehen, dass die Mitteilung der darin festgehaltenen Informationen zu schwerwiegenden ungünstigen Konsequenzen führen kann, ist es möglich, diesen Zugang einzuschränken. Das Vorliegen einer unheilbaren Erkrankung genügt als Begründung nicht.

4.28 Menschen, die körperlich schwer beeinträchtigt sind, können ihren letzten Willen mithilfe eines Drei-Zeugen-Testaments formulieren. Welche Bedingungen gelten für die Errichtung dieses Dokuments?

1. Es muss von einem Arzt unterschrieben sein, weil nur Vertreter dieser Berufsgruppe über die erforderliche Qualifizierung verfügen.
2. Die Zeugen dürfen im Testament nicht bedacht sein. Sie sind während der gesamten Dauer des Testiervorgangs anwesend und müssen dieselbe Sprache sprechen wie der Erblasser.
3. Der Erblasser muss das Testament eigenhändig unterschreiben, damit sich dessen Gültigkeit nachweisen lässt.

2. Jeder Erwachsene ist als Zeuge bei einem Drei-Zeugen-Testament zugelassen. Voraussetzung ist lediglich, dass diese Person während der gesamten Prozedur anwesend ist und die Sprache des Erblassers spricht. Der Erblasser muss das Testament nicht unterschreiben, da diese Sonderform speziell für körperlich schwer beeinträchtigte Personen konzipiert wurde. Die intellektuelle Leistungsfähigkeit des Erblassers darf (nach dem Eindruck der Zeugen) allerdings nicht beeinträchtigt sein.

4.29 Im Zuge einer Betreuung übernimmt der Betreuer verschiedene Aufgaben in Vertretung des Betroffenen. Wer ist als Betreuer geeignet und wie ist dessen Bestellung organisiert? Welche Antwort ist falsch?

1. Die Auswahl des Betreuers erfolgt ausschließlich über das zuständige Betreuungsgericht.
2. Betreuer dürfen nur Personen werden, die über eine entsprechende juristische Ausbildung verfügen.
3. Die Betroffenen können (z. B. mittels einer Betreuungsverfügung) bereits im Voraus eine Person bestimmen, die im Bedarfsfall entsprechende Aufgaben übernimmt.

3. Jeder erwachsene Patient kann mithilfe einer Betreuungsverfügung eine Person seines Vertrauens bestimmen, die im Bedarfsfall als Betreuer fungiert. Dies sollte jemand sein, der die intellektuellen und zeitlichen Kapazitäten besitzt, die Angelegenheiten tatsächlich wahrzunehmen.

4.30 **Arbeitsverträge bilden gegenseitige Willenserklärungen von Arbeitnehmern und Arbeitgebern. Welche Bedingungen müssen sie erfüllen?**

1. Arbeitsverträge sind nur gültig, wenn sie in schriftlicher Form vorliegen und das Tätigkeitsfeld des Arbeitnehmers detailliert beschreiben.
2. Der Vertrag kann auch mündlich geschlossen werden. Zum Zweck der Beweisbarkeit der Absprachen ist er in angemessener Frist in eine schriftliche Form zu überführen.
3. Arbeitsverträge müssen in jedem Fall den gültigen Tarifverträgen zwischen den Vertretungen von Arbeitnehmern und Arbeitgebern für die jeweilige Branche entsprechen.

2. Im Gegensatz zu Ausbildungsverträgen sind Arbeitsverträge zunächst nicht an eine bestimmte Form gebunden. Sie können auch per mündlicher Absprache geschlossen werden. Zum Schutz beider Vertragsparteien ist jedoch eine Überführung in eine schriftliche Form erforderlich. Arbeitsverträge sind auch gültig, wenn sie den Tarifverträgen nicht entsprechen, etwa wenn der Arbeitgeber nicht in den entsprechenden Verbänden organisiert ist. Dies trifft im Gesundheitswesen auf kirchliche Träger zu.

4.31 **Zwischen unbefristeten und befristeten Arbeitsverträgen bestehen erhebliche Unterschiede. Welche Aussage trifft zu?**

1. Arbeitnehmer, die befristet angestellt sind, genießen eine Kündigungsfrist, die mindestens einem Drittel des Zeitraums entspricht, für den sie eingestellt worden sind.
2. Befristete Arbeitsverträge können nicht in schriftlicher Form geschlossen werden, weil allein das Vorliegen eines solchen Dokuments für den Arbeitnehmer die Möglichkeit begründet, gegen die Befristung zu klagen.
3. Weil befristete Arbeitsverträge automatisch enden, finden Kündigungsvorschriften keine Anwendung. Dies gilt auch für die befristete Beschäftigung von schwangeren Frauen oder Schwerbehinderten, die ansonsten einen besonderen Schutz genießen.

3. Befristete Arbeitsverträge müssen zwingend schriftlich geschlossen werden. Wenn der Arbeitgeber die schriftliche Form vernachlässigt, gilt der Vertrag zunächst als unbefristet (allerdings mit Kündigungsrecht). Befristete Arbeitsverhältnisse haben keine Kündigungsfrist.

4.32 **Bewerbungsgespräche dienen dem ersten informierenden Kontakt zwischen Arbeitnehmern und Arbeitgebern. Üblicherweise stellen Vertreter des Arbeitgebers die meisten Fragen während dieses Gesprächs. Welche ist nicht gestattet?**

1. Der Arbeitgeber fragt nach einer bestehenden oder geplanten Schwangerschaft, um das Aufgabengebiet bzw. Schutzeinrichtungen so auswählen zu können, dass die werdende Mutter nicht gefährdet wird.
2. Der Arbeitgeber fragt nach dem beruflichen Werdegang, um den Arbeitnehmer entsprechend seiner Qualifikationen einsetzen zu können.
3. Der Arbeitgeber fragt nach dem Vorliegen einer Schwerbehinderung, um die Vorgaben erfüllen zu können, die aus dieser Bedingung entstehen.

1. Eine Arbeitnehmerin darf im Bewerbungsgespräch nicht zu bestehenden (und schon gar nicht zu geplanten) Schwangerschaften befragt werden. Falls dieses Thema trotzdem zur Sprache kommt, darf die Bewerberin sogar die Unwahrheit sagen. Eine Verweigerung der Antwort könnte als Eingeständnis gewertet werden. Nach geltender Rechtslage würde die Ablehnung einer Bewerberin aus diesem Grund eine unzulässige Benachteiligung aufgrund des Geschlechts darstellen.

4.33 Die Abgabe von Arzneimitteln ist im Arzneimittelgesetz geregelt. Welche der folgenden Aussagen ist korrekt?

1. Sämtliche Arzneimittel unterliegen zumindest der Apothekenpflicht. Das heißt, ein ausgebildeter Pharmakologe überwacht die Abgabe an den Patienten.
2. Verschreibungspflichtig sind Arzneimittel, deren Preis die Ressourcen des Solidarsystems der Krankenkassen in erheblichem Umfang belasten.
3. Ein Rezept gilt als Abgabegenehmigung des Arztes für bestimmte Arzneimittel an einen bestimmten Patienten. Das Rezept muss u. a. eindeutige Angaben zur Dosierung des Wirkstoffs und zur Identifizierung der behandelten Person umfassen.

3. Es gibt Arzneimittel, die frei verkäuflich sind. Die Verschreibungspflicht orientiert sich an den Risiken, die von der Einnahme der jeweiligen Wirkstoffe ausgehen.

4

4.34 Aus dem Bestattungsrecht geht der sachgerechte Umgang mit Verstorbenen hervor. Dazu gehört (in den meisten Bundesländern) auch der Zeitpunkt, ab dem eine Erdbestattung bzw. Kremierung frühestens erfolgen darf.

1. Nach dem Eintritt des Todes ist der Leichnam innerhalb von 18–48 Stunden zu bestatten bzw. zu kremieren.
2. Ein Leichnam darf frühestens 48 Stunden nach dem Eintritt des Todes bestattet bzw. kremiert werden.
3. Nach dem Eintritt des Todes darf der Leichnam unbegrenzt unbestattet aufbewahrt werden, sofern er sich in einem dicht verschlossenen Sarg befindet und eine Gesundheitsgefährdung ausgeschlossen ist.

2. Das Bestattungsrecht obliegt den Ländern. Deshalb gelten in Deutschland sehr unterschiedliche Regelungen. Die meisten Bundesländer haben verfügt, dass Leichname frühestens 48 Stunden nach Eintritt des Todes und einer ärztlichen Leichenschau (Bescheinigung erforderlich) bestattet oder kremiert werden dürfen. In einigen Ländern bestehen keine Vorschriften über Bestattungsfristen. Überwiegend hat die Bestattung spätestens bis zum 10. Tag nach dem Todeszeitpunkt stattzufinden. Mögliche Ausnahmen sind in den Gesetzen jeweils eigens aufgeführt.

4.35 In der Medizinprodukte-Betreiberverordnung finden sich Regeln zum Einsatz von Medizinprodukten am Menschen. Sie dient in erster Linie der Sicherheit und umfasst deshalb welchen Punkt?

1. Das Medizinprodukt darf nur von Personen zum Einsatz gebracht werden, die von jemandem geschult worden sind, der vom Hersteller dazu ermächtigt wurde.
2. Lediglich Ärzte sind befähigt, Pflegefachpersonen in die korrekte Bedienung von Medizinprodukten einzuweisen. Sie unterschreiben die entsprechende Genehmigung und sind letztverantwortlich.
3. Viele Medizinprodukte sind jenseits ihrer eigentlichen Wirkungsweise einsetzbar. Wenn die bedienende Person sich versichert hat, dass dieser „off-label-use" risikolos möglich ist, kann das Produkt in diesem Sinne angewendet werden.

1. Eine wirksame Einweisung ist ausschließlich durch Personen möglich, die vom Hersteller des Produkts dazu ermächtigt worden sind. Diese Berechtigung ist nicht von einer Approbation abhängig. Überdies dürfen Medizinprodukte ausschließlich bestimmungsgemäß zum Einsatz kommen.

4.36 Das Infektionsschutzgesetz legt die Bedeutung verschiedener Begriffe fest. Was versteht es unter „Infektion"?

1. Das Auftreten von Infektionszeichen, die eine adäquate Therapie erforderlich machen.
2. Die Aufnahme von Krankheitserregern in den Körper und ihre dort stattfindende Entwicklung bzw. Vermehrung.
3. Die vom Arzt festgestellte Ansteckungsfähigkeit, die dazu führt, dass die Kontaktpersonen geschützt werden müssen.

2. Der Begriff „Infektion" ist nach dem Wortlaut des Gesetzes zunächst nicht mit medizinischen oder epidemiologischen Maßnahmen verknüpft, sondern beschreibt lediglich das Verhalten von Krankheitserregern in dem Körper des betroffenen Menschen. Davon unabhängig verursacht eine Infektion selbstverständlich einen Handlungsbedarf.

4.37 Das Infektionsschutzgesetz definiert u. a. meldepflichtige Erkrankungen. Welche Personen sind zu einer Meldung berechtigt?

1. Ausschließlich Ärzte, weil nur sie das Vorliegen einer entsprechenden Erkrankung wirksam beurteilen können.
2. Meldeberechtigt sind auch Angehörige anderer Gesundheitsberufe, z. B. Pflegefachpersonen, weil dadurch auch im Falle der Nichterreichbarkeit eines Arztes der Meldepflicht Genüge getan ist.
3. Alle Personen, die entsprechende Krankheitszeichen bemerken, können eine Meldung machen. Dazu zählen z. B. auch Angehörige und Freunde.

2. Neben Ärzten umfasst die Meldepflicht auch Vertreter anderer Gesundheitsberufe. Im Einzelfall könnte nämlich das Fehlen eines Arztes zu einer ungebührlichen Verzögerung der Maßnahmen führen, die z. B. vom Gesundheitsamt gegen eine Verbreitung der Erkrankung einzuleiten sind.

4.38 Im Infektionsschutzgesetz finden sich u. a. Aussagen zum Wasser, das zum Gebrauch durch den Menschen bestimmt ist. Welche der folgenden Aussagen ist korrekt?

1. Trinkwasser muss so beschaffen sein, dass durch seine Anwendung (etwa als Getränk) keine Schädigung der Gesundheit eintreten kann.
2. Trinkwasser muss keimfrei sein und darf überhaupt keine schädigenden Substanzen enthalten.
3. Trinkwasser ist in jedem Fall durch chemische oder physikalische Verfahren zu bearbeiten, bevor es in die Versorgungssysteme eingeleitet werden darf.

1. Keimfreiheit (Sterilität) ist für Trinkwasser nicht gefordert. Allerdings darf es bestimmte Fäkalkeime nicht enthalten. Wenn die regelmäßige Überprüfung entsprechende Belastungen ergibt, kann das Versorgungsunternehmen Warnungen herausgeben und die kontaminierten Wasservorräte z. B. mit dem Zusatz von Chlor aufbereiten.

4.39 Die Unterbringung von Patienten (auch gegen ihren Willen) unterliegt strikten gesetzlichen Regeln. Welche der folgenden Aussagen ist falsch?

1. Voraussetzung für die Unterbringung ist ein richterlicher Beschluss, der z. B. aufgrund erheblicher Gefährdung der öffentlichen Sicherheit und Ordnung erfolgt.
2. Die Dauer der Unterbringung ist zunächst auf 2 Jahre beschränkt. Sie verlängert sich automatisch, sofern der Betroffene bzw. sein Betreuer keinen Einspruch erheben.
3. Eine Unterbringung ist auch möglich, wenn der Betroffene nicht andere Menschen, sondern lediglich sich selbst gefährdet.

2. Ein Unterbringungsbeschluss gilt überwiegend zunächst für ein Jahr. Anschließend prüft das Gericht, ob die Unterbringung weiterhin notwendig ist. Für seine Entscheidung bedient es sich der medizinischen Einschätzung durch den behandelnden Arzt.

4.40 **Was ist unter dem Begriff „Übernahmeverschulden" zu verstehen?**

1. Die Verantwortung für die Wirkung einer Tätigkeit, die z. B. Pflegefachpersonen ausführen, ohne dass sie die dazu notwendigen Kenntnisse besitzen.
2. Die Verantwortung für Tätigkeiten, die ein weisungsgebundenes Mitglied des Pflegeteams aufgrund eines Auftrags von Pflegefachpersonen ausführt.
3. Die Verantwortung, die entsteht, wenn Pflegefachpersonen einen Patienten von einer anderen Station oder Funktionsabteilung eines Krankenhauses übernehmen.

1. Das Übernahmeverschulden bezeichnet ein Fehlverhalten, das im Zusammenhang mit den Tätigkeiten von Pflegefachpersonen besonders häufig vorkommt, wenn sie ärztliche Aufgaben erledigen. Es trifft sie auch, wenn sie damit einer Aufforderung der Ärzte nachkommen und damit die Grenzen ihrer Kompetenzen überschreiten.

4.41 **Im Pflegeberufegesetz von 2020 ist eine Neuordnung der Ausbildung in Pflegeberufen vollzogen worden. Worin besteht sie?**

1. Die Ausbildung von Pflegefachpersonen ist künftig auf zwei Jahre begrenzt. Gemäß der Auffassung der Berufsfachverbände genügt diese Zeit, um die reduzierten Inhalte des für die Pflege notwendigen medizinischen Wissens zu vermitteln.
2. Die Ausbildung von Pflegefachpersonen dauert künftig vier Jahre, sofern sie sich nicht für eine universitäre Laufbahn entscheiden. Dieser Beschluss basiert auf der Erkenntnis, dass sich in Universitäten Lehrinhalte leichter vermitteln lassen als in Berufsfachschulen.
3. Die Auszubildenden der Pflegeberufe können die ersten zwei Jahre ihrer Ausbildung gemeinsam verbringen und für das dritte Jahr entscheiden, ob sie sich spezialisieren wollen.

3. Das Pflegeberufegesetz eröffnet die Möglichkeit einer generalistischen Ausbildung in der Form, dass die Teilnehmer zunächst zwei Jahre einer gemeinsamen Ausbildung durchlaufen. Im dritten Jahr können sie sich entscheiden, ob sie zur Alten- oder Kinderpflege tendieren. Es besteht die Möglichkeit, die Ausbildung in allgemeiner Krankenpflege abzuschließen.

4.42 **Welche der folgenden Angaben beschreibt die Grundaussage zur Schweigepflicht von Pflegefachpersonen am besten?**

1. Pflegefachpersonen dürfen niemals über Patienteninformationen sprechen, auch nicht mit anderen Gesundheitsdienstleistern.
2. Pflegefachpersonen dürfen Patienteninformationen nur dann weitergeben, wenn der Patient es erlaubt hat.
3. Eine Pflegefachkraft darf Informationen über ihre Patienten nur an engste Angehörige weitergeben.

2. Eine mündliche Entbindung von der Schweigepflicht ist rechtlich wirksam, aber zur Dokumentation und zum eigenen Schutz vor unbefugter Äußerung wird in medizinischen Einrichtungen stets eine schriftliche Erklärung eingefordert.

4.43 **Zu den Instrumenten des Qualitätsmanagements zählen nicht:**

1. Benchmarking, Leitbild der Einrichtung, Qualitätszirkel.
2. Fallbesprechungen, Pflegevisiten, Beschwerdemanagement.
3. Struktur-, Prozess- und Ergebnisqualität.

3. Struktur-, Prozess- und Ergebnisqualität sind drei Qualitätsebenen, die dem Qualitätsmanagement eine übersichtliche Gliederung und somit gute Orientierung geben. Es sind keine Instrumente im eigentlichen Sinne.

4.44 **Eine Zertifizierung ist eine Qualitätsprüfung durch eine anerkannte, unabhängige Institution. Zu den Zertifizierungsorganisationen gehört nicht:**

1. EFQM – European Foundation for Quality Management.
2. KTQ® – Kooperation für Transparenz und Qualität im Krankenhaus.
3. QUIP – Qualität in der Pflege.

3. QUIP – Qualität in der Pflege ist ein Fantasiebegriff.
Das EFQM-Modell ist ein Rahmen für Business Excellence, der Organisationen bei der Selbstbewertung und Verbesserung in den Bereichen Führung, Strategie, Kundenorientierung, Mitarbeiterbeteiligung und Prozesse unterstützt.
KTQ® steht für „Kooperation für Transparenz und Qualität im Gesundheitswesen". Es ist ein Zertifizierungsverfahren zur Qualitätsverbesserung in deutschen Gesundheitseinrichtungen.

4.45 **Die Durchführung eines Audits ist eine Aufgabe des Qualitätsmanagements. Hierbei geht es nicht darum:**

1. Informationen über die Struktur-, Prozess- und Ergebnisqualität zu erhalten.
2. Die Qualität eines Produkts oder einer Dienstleistung überwiegend durch Befragungen zu bewerten.
3. Die Einhaltung und Umsetzung bestimmter Vorgaben zu überprüfen.

2. Audit leitet sich von lat.: audere = hören ab. Ein Audit ist eine systematische Überprüfung, um die Einhaltung von Standards oder Vorschriften zu bewerten und sicherzustellen. Dies kann Interviews, Dokumentenprüfungen, Inspektionen und andere Methoden umfassen. Ziel ist es, Vertrauen in die Integrität und Effizienz eines Systems oder einer Organisation zu schaffen.

4.46 **Seit 2011 wird in Pflegeeinrichtungen und ambulanten Pflegediensten – wie gesetzlich laut § 114 SGB XI vorgeschrieben – einmal pro Jahr eine Regelprüfung durch den Medizinischen Dienst der Krankenversicherung (MD) durchgeführt. Welche der folgenden Aussagen trifft nicht zu?**

1. Die MD-Prüfungen umfassen die Überprüfung von einrichtungsbezogenen Kriterien wie Aufbau- und Ablauforganisation, Qualitätsmanagement, Hygiene, soziale Betreuung und hauswirtschaftliche Versorgung. Zusätzlich werden neun Pflegebedürftige geprüft, wobei sechs im Voraus ausgewählt werden und die restlichen drei per Zufallsstichprobe am Prüfungstag ermittelt werden.
2. Die Prüfung durch den MD vor Ort wird einen Tag im Voraus angekündigt, damit sich die Einrichtungen entsprechend vorbereiten können.
3. Die Prüfer kommen grundsätzlich unangekündigt. Dies soll die realistische Abbildung der Pflegequalität gewährleisten.

3. In der Regel werden Prüfungen durch den MD einen Tag im Voraus angekündigt. Die Prüfung führen zwei bis drei Fachprüferinnen durch. Sie dauert in der Regel ein bis zwei Tage.
Auch unangekündigte Prüfungen können durchgeführt werden, insbesondere, wenn konkrete Anhaltspunkte für Missstände oder Qualitätsprobleme vorliegen.

4.47 **Der MDK ist der sozialmedizinische Beratungs- und Begutachtungsdienst der gesetzlichen Kranken- und Pflegeversicherung in Deutschland. Er hat folgende Aufgabe nicht:**

1. Er trägt dazu bei, Unter-, Über- sowie Fehlversorgung zu erkennen und zu vermeiden.
2. Er prüft im Auftrag der Krankenkassen ausgewählte Abrechnungsfälle im Krankenhaus.
3. Er zahlt das Pflegegeld aus.

3. Der MDK nimmt eine Einstufung in die Pflegegrade vor. Die Auszahlung des Pflegegeldes erfolgt über die Pflegekasse.

4.48 **Pflegeheime müssen seit 2023 zehn interne Qualitätsdaten an den MDK melden. Diese fließen in die Bewertung der Pflegequalität ein. Dazu gehören u. a.:**

1. Daten zu Stürzen, Druckgeschwüren und Ernährungsstatus sowie zum Erhalt von Mobilität und Selbstständigkeit.
2. Daten zum durchschnittlichen Alter, BMI und zu Multimorbidität.
3. Daten zur Anzahl der verstorbenen Patienten.

1. Die halbjährliche Meldung soll Transparenz schaffen und darstellen, wie gut die Pflegeeinrichtungen in verschiedenen Qualitätsbereichen abschneiden.

4.49 **Das Case Management (Fallmanagement) ist eine fallbezogene und sektorenübergreifende Arbeitsmethode zur Unterstützung von Menschen mit komplexem Versorgungsbedarf. Zu den Grundsätzen und Zielen des Case Managements gehören nicht:**

1. Fallbezogene Behandlungen entsprechend der DRGs.
2. Versorgungskontinuität, Effektivität und Effizienz.
3. Die schnelle und korrekte Diagnosestellung, um eine zügige Behandlung sicherzustellen.

1. Durch die Koordination verschiedener Dienstleistungen und Ressourcen strebt das Case Management an, eine kontinuierliche, qualitativ hochwertige und kosteneffiziente Versorgung zu gewährleisten, die die individuellen Bedürfnisse und Ziele der betroffenen Personen optimal berücksichtigt.
DRGs sind fallbezogene Abrechnungspauschalen in einem Abrechnungssystem.

4.50 **Eine der drei Hauptfunktionen des Case Managers ist die anwaltschaftliche Funktion (Advocacy) für den Patienten. Damit ist gemeint:**

1. Rechtsbeistand bei medizinischen Streitfragen.
2. Die Vertretung der Interessen eines Patienten oder benachteiligten Menschen in schwierigen Lebenssituationen (Krankheit, Armut, Behinderung, Unfall, Arbeitslosigkeit) als „Anwalt" oder „Fürsprecher", z. B. gegenüber Behörden oder Institutionen.
3. Unterstützung bei der Vertretung von Interessen gegenüber Finanzdienstleistern.

2. Diese Aufgabe schließt auch die Information, Beratung, Edukation und Erschließung von Hilfen für Menschen mit Pflegebedarf ein, um sie zu befähigen, ihre eigenen Angelegenheiten so weit wie möglich wahrzunehmen.

4.51 **Case Manager werden auch als „Broker" tätig. Was ist damit gemeint?**

1. Vermitteln von Unterstützungsangeboten, die zu einer individuellen, optimalen Versorgungslösung führen.
2. Vermittlung in schwierigen zwischenmenschlichen Situationen und bei Konflikten mit pflegenden Angehörigen.
3. Sie helfen bei der Geldanlage, sofern es sich um Vorsorge für die Altersrente handelt.

1. Broker ist das englische Wort für Vermittler. Case Manager führen die Verhandlungen mit Leistungsanbietern, um für Menschen mit Pflegebedarf ein zielorientiertes und angemessenes Versorgungspaket zusammenzustellen.

4.52 **Ein Case Manager hat eine selektierende Funktion als sogenannter Gatekeeper. Das bedeutet, dass:**

1. Er dafür sorgt, dass der Patient im komplexen Grundriss eines Krankenhauses die richtigen Wege findet.
2. Er eine Auswahl von geeigneten, erforderlichen Leistungen trifft. Er belegt somit eine Schlüsselposition zwischen Patienten und Versorgungssystem.
3. Er notwendige medizinische Behandlungen vorschlägt und für deren Realisierung sorgt.

2. Das Gatekeeping eines Case Managers beinhaltet die Steuerung der Versorgung des Menschen mit Pflegebedarf, v. a. im Hinblick auf Wirtschaftlichkeit und den Zugang zu erforderlichen Leistungen.

4

4.53 **Ein Pflegeorganisationssystem ist eine Form der Arbeitsorganisation. Es bestimmt die Struktur der Arbeitsabläufe und die Verantwortungsbereiche. Für die Funktionspflege bedeutet dies nicht:**

1. Dass die Arbeitszuteilung aufgrund der jeweiligen Qualifikation erfolgt. Jeder Pflegende ist auf eine oder mehrere bestimmte Aufgaben spezialisiert.
2. Dass die Pflegekräfte besonderes Augenmerk auf die Mobilität und die Funktion der Organsysteme der zu Pflegenden legen.
3. Dass die Stationsleitung die Gesamtverantwortung trägt. Sie koordiniert die Abläufe, delegiert Aufgaben und steht im Kontakt mit anderen Berufsgruppen.

2. Die Funktionspflege ermöglicht eine spezialisierte Betreuung durch Fachkräfte, was zu einer effizienten und qualitativ hochwertigen Versorgung führen kann.

4.54 **Auswirkungen der Funktionspflege sind nicht, dass:**

1. Pflegende nur für ihren Aufgabenbereich zuständig sind und dadurch kein Aufbau einer intensiven Pflegebeziehung zum Patienten möglich ist.
2. Dadurch eingeschränkte Verantwortungsbereiche entstehen und der Überblick über Pflege- und Versorgungsbedarfe verringert wird.
3. Es viele Möglichkeiten zur Entfaltung der Mitarbeiter gibt, die Arbeitsmotivation steigt und es zu einer höheren Berufszufriedenheit kommt. Damit sinkt die Fluktuation.

3. Die Entfaltungsmöglichkeiten sind eher eingeschränkt und Pflegefachpersonen können sich unterfordert fühlen. Zufriedenheit im Beruf und Arbeitsmotivation können sinken, die Fluktuation kann steigen.

4.55 **Der Leitgedanke der Bezugspflege ist die ganzheitliche Betreuung. Im Mittelpunkt stehen das Bedürfnis des Patienten nach einer festen Bezugsperson und eine individuelle, patientenzentrierte Pflege. Folgende Aussage darüber trifft zu.**

1. Eine Pflegekraft betreut eine überschaubare Anzahl von Patienten und führt alle anfallenden Pflegetätigkeiten aus. So bildet sich eine intensive Pflegebeziehung und es kommt zu weniger Informationsverlusten.
2. Es kommt im Team weniger oft zu Gruppenbildung, da die Bereitschaft zur gegenseitigen Hilfe steigt. Die Kollegialität im Team wird gefördert.
3. Es ist ein geringerer Anteil an qualifiziertem Personal erforderlich und es werden weniger Arbeitsmittel benötigt (z. B. Wäschewagen, BZ-Messgerät).

1. Die unter Punkt 2 und 3 genannten Auswirkungen der Bezugspflege entsprechen in der Realität oft genau dem Gegenteil, da die Pflegepersonen mehr auf ihre zu pflegenden Patienten fokussiert sind als auf die Zusammenarbeit im Team. Des Weiteren ist meist für einen harmonischen Arbeitsablauf die Bereitstellung von mehr Equipment erforderlich.

4.56 **Primary Nursing bedeutet, dass jedem Patienten von der Aufnahme bis zur Entlassung eine feste Bezugspflegefachperson zugeteilt ist. Folgende Antwort ist zutreffend:**

1. Primary Nursing ist das am häufigsten umgesetzte Konzept in der Pflege in Deutschland, da das deutsche Gesundheitssystem zu den besten der Welt gehört.
2. Die Primary Nurse ist für eine bestimmte Anzahl an Patienten (etwa fünf bis sieben) 24 Stunden pro Tag und 7 Tage die Woche verantwortlich. Ist sie abwesend, werden die Pflegemaßnahmen entsprechend ihrer Planung von einer stellvertretenden Pflegefachperson (Associate Nurse, AN) durchgeführt.
3. Die Stationsleitung hat eine Schlüsselfunktion. Sie koordiniert und verteilt die Patienten und ist in enger Kooperation mit den Ärzten tätig. Eigentliche Pflegarbeit übernimmt sie nicht.

2. Primary Nursing erfordert einen hohen Personalbedarf an qualifizierten Pflegefachpersonen mit kontinuierlicher Fort- und Weiterbildung. In Zeiten des Pflegenotstands kann dies leider noch nicht sehr häufig umgesetzt werden.
Die Stationsleitung ist bei Primary Nursing für die Dienstplangestaltung und die sinnvolle Verteilung der Patienten zuständig. Sie arbeitet zusätzlich als Associate Nurse.

4.57 **Das Ziel des pflegerischen Entlassungsmanagements ist es, Problemen nach der Entlassung durch ein frühzeitiges Erfassen von Pflege- und Unterstützungsbedarfen sowie systematische Planung und Organisation der Weiterversorgung vorzubeugen. Welche Aufgabe gehört nicht dazu?**

1. Sicherstellung der Hilfsmittelversorgung und Vorbeugung von Versorgungslücken, z. B. Medikamente und Pflegeutensilien für 1–2 Tage mitgeben.
2. Herstellung der Kommunikation zwischen den einzelnen Versorgungsinstanzen und Koordination von Terminen, z. B. Information aller Beteiligten über den Entlassungszeitpunkt.
3. Zum Entlassungsmanagement gehört es, eine klare Entlassungsdiagnose zu stellen.

3. Die Bestimmung einer Diagnose obliegt der Ärzteschaft und kann auch nicht delegiert werden. Dass der Entlassungsbrief (Epikrise) zum Zeitpunkt der Entlassung vorliegt und mitgegeben wird, darauf sollten Pflegefachpersonen jedoch achten.

4.58 **Wird ein Patient aus dem Krankenhaus entlassen und in der Folge weiter von einem ambulanten Pflegedienst betreut, kommen auf diesen folgende Aufgaben zu:**

1. Vorgespräche mit Case Manager des Krankenhauses, Vorbereitung der häuslichen Umgebung für die Entlassung des Patienten, Organisation aller erforderlichen Materialien, z. B. Pflegebett, PEG-Nahrung.
2. Einweisung und Anleitung von Angehörigen, Ansprechpartner bei Problemen, Wartung von Medizintechnik.
3. Abholung des Patienten vom Krankenhaus.

3. Für die Abholung des Patienten vom Krankenhaus ist die entlassende Station zuständig.

4.59 **Das Betäubungsmittelgesetz enthält Bestimmungen zur Regelung und Kontrolle des legalen Betäubungsmittelverkehrs. Was trifft nicht zu?**

1. Die Betäubungsmittel müssen getrennt von den übrigen Arzneimitteln im gesicherten, stets sorgfältig verschlossenen Betäubungsmittelschrank oder -safe („Giftschrank") verwahrt werden. Der Schlüssel darf für Unbefugte nicht erreichbar sein.
2. Die Gültigkeit eines BtM-Rezeptes beträgt 10 Tage.
3. Zugang und Entnahme von Betäubungsmitteln müssen im Betäubungsmittelbuch mit Namen, Datum und Menge dokumentiert werden. Der aktuelle Bestand muss errechnet und auch vom Stationsarzt monatlich überprüft werden. Die Unterlagen müssen drei Jahre aufbewahrt werden.

2. Gültigkeit von Rezepten:
Gelb (BtM): 8 Tage.
Rosa (normales Rezept): 28 Tage.
Blau (Privat): 3 Monate.
Grün (nicht verschreibungspflichtige Arzneimittel): Dauerhaft.
Heilmittelvorordnung (Physiotherapie): 28 Tage.

4

4.60 **Benötigt ein Patient in einem Alten- oder Pflegeheim, Hospiz oder in der spezialisierten ambulanten Palliativversorgung ein Betäubungsmittel nicht mehr, so ist welche Verfahrensweise falsch?**

1. Das Medikament muss im Beisein von zwei Zeugen, die dies dokumentieren, vernichtet werden.
2. Das Medikament kann durch den Arzt einem anderen Patienten verordnet werden und muss nicht verworfen werden.
3. Das Medikament kann in den Notfallvorrat in einem Hospiz oder einer SAPV-Einrichtung überführt werden.

1. Das Medikament kann durch den Arzt einem anderen Patienten verordnet werden und muss nicht verworfen werden, da nach § 5c Abs. 4 BtMVV eine Weiterverwendung von Betäubungsmitteln möglich ist.

4.61 **Für Nottestamente gilt nicht:**

1. Sie gelten nur für drei Monate. Lebt der Betroffene nach Ablauf dieser Zeit noch, wird das Nottestament ungültig.
2. Der Erblasser befindet sich in Todesgefahr, er ist aber bei Bewusstsein und geschäftsfähig.
3. Der Erblasser muss das Dreizeugentestament eigenhändig unterschreiben können.

3. Die eigenhändige Unterschrift ist nicht erforderlich, wenn im Testament darauf hingewiesen ist, dass er dazu nicht in der Lage ist. Die Zeugen dürfen nicht im Testament begünstigt werden oder mit einem im Testament Begünstigten verwandt sein.

4.62 Mit einer Vorsorgevollmacht kann man für den Fall, dass man selbst einmal nicht mehr handlungsfähig ist, schon vorab einen Bevollmächtigten bestellen. Welche Aussage zur Vorsorgevollmacht trifft nicht zu?

1. Die Vorsorgevollmacht regelt, wie Ärzte in einer gesundheitlichen Notlage entscheiden sollen.
2. In der Vorsorgevollmacht wird festgelegt, welche rechtsgeschäftlichen, gesundheitsrelevanten oder persönlichen Entscheidungen der Bevollmächtigte treffen darf.
3. Wenn eine solche Vorsorgevollmacht vorliegt, muss das Gericht im Regelfall keinen Betreuer bestellen.

1. Eine Patientenverfügung regelt im Voraus die medizinische Behandlung und Pflege, die eine Person im Falle ihrer Entscheidungsunfähigkeit wünscht oder ablehnt. Sie enthält Anweisungen zu lebenserhaltenden Maßnahmen, Schmerzlinderung, Organspende und anderen medizinischen Belangen.

4

4.63 In einer Patientenverfügung kann man festlegen, ob und wie man in bestimmten Krankheitssituationen behandelt werden möchte. Welche der Aussagen trifft nicht zu?

1. Diese Wünsche müssen von den Ärzten respektiert werden. Eine Zuwiderhandlung gilt als Körperverletzung.
2. Dies ist im § 1896 BGB geregelt.
3. Bei Problemen im Umgang mit einer Patientenverfügung kann die Schiedsstelle der Deutschen Hospizstiftung oder das Ethikkomitee einer Einrichtung hinzugezogen werden.

2. Dieser Paragraf regelte bis 2023 das Betreuungsrecht.
Die neuen Regeln zu rechtlichen Betreuungen finden sich in §§ 1814 bis 1888 BGB.

4.64 Wenn die Dokumentation korrekt geführt wird, dann hat sie eine haftungsentlastende Funktion. Welche Funktion hat die Dokumentation nicht?

1. Daten können für die Pflegeforschung ausgewertet werden.
2. Sie dient dem Informationsaustausch zwischen allen Beteiligten in der Pflege.
3. Die Dokumentation zeigt lückenlos die Arbeitsleistung einer Pflegefachperson.

3. Die Dokumentation kann zwar den Pflegeaufwand sichtbar machen, aber nicht die lückenlose Beschäftigung der Mitarbeiter.

4.65 Welche Anforderungen werden an eine gute Dokumentation nicht gestellt?

1. Wahrheitsgemäße und vollständige Eintragungen, zeitliche Nähe.
2. Eigenhändigkeit, Kontinuität.
3. Patientenakten müssen 20 Jahre aufbewahrt werden.

3. Laut § 630f BGB müssen Patientenakten aus berufsrechtlichen Gründen 10 Jahre aufbewahrt werden. Allerdings können Haftungsansprüche laut §§ 197 BGB 30 Jahre geltend gemacht werden, weshalb sich eine Aufbewahrung über 30 Jahre empfiehlt.

4.66 Unter welchen Voraussetzungen ist es Pflegefachpersonen nicht gestattet, freiheitsentziehende Maßnahmen anzuwenden?

1. Wenn eine Genehmigung des Betreuungsgerichtes vorliegt oder der Betroffene zustimmt.
2. Kurzfristig eintretende medizinische Notfälle.
3. Um zu verhindern, dass ein an Demenz erkrankter Patient das Heimgelände verlässt und nicht zurückfindet.

3. Auch wenn freiheitsentziehende Maßnahmen die Betroffenen vor Schaden bewahren sollen oder in guter Absicht vorgenommen werden, gilt nach § 239 StGB alles als Freiheitsberaubung, was der Betroffene als Freiheitsentzug wahrnimmt.

4.67 **Der Tatbestand der Körperverletzung (§ 223 StGB) hat v. a. für das ärztliche Handeln eine zentrale Bedeutung. Hierfür ist das Vorliegen einer wirksamen Aufklärung und die darauffolgende Einwilligung des Patienten entlastend. Auch Pflegefachpersonen können den Straftatbestand der Körperverletzung erfüllen. Welche Situation zählt nicht dazu?**

1. Eine Pflegefachperson verabreicht innerhalb ihres Verantwortungsbereiches fahrlässig ein falsches Medikament.
2. Eine Pflegefachperson leitet Krankenbeobachtungen, die sich gefährlich auswirken können, nicht an den Arzt weiter.
3. Eine Pflegefachperson spritzt zum wiederholten Male bei einem Diabetiker Insulin.

3. Prinzipiell ist jede Injektion eine Körperverletzung. Bei wiederholter Gabe kann man allerdings das Einverständnis des Patienten voraussetzen und muss nicht mehr explizit um Erlaubnis bitten.

4.68 **Im Arzneimittelgesetz ist nicht vorgeschrieben, dass:**

1. Arzneimittel keine nicht vertretbaren Nebenwirkungen haben dürfen.
2. Alle neu in Verkehr gebrachten Arzneimittel nach 5 Jahren einer erneuten Prüfung auf Wirksamkeit und Nebenwirkungen zu unterziehen sind.
3. Das pharmazeutische Unternehmen, das das Arzneimittel hergestellt hat, zum Schadensersatz verpflichtet ist, wenn ein Schaden durch das Arzneimittel eingetreten ist.

2. Die Zulassung von Arzneimitteln erfolgt durch eine umfassende Prüfung vor der Markteinführung. Die Sicherheit und Wirksamkeit des Arzneimittels werden während seiner gesamten Lebensdauer überwacht, und es können bei Bedarf Aktualisierungen oder Anpassungen vorgenommen werden.

4

4.69 **Oberstes Aufsichtsorgan der Unfallverhütung und der Verhütung von Gesundheitsgefahren bei der Arbeit ist die Berufsgenossenschaft. In der Unfallverhütungsvorschrift sind viele Vorschriften für Arbeitgeber verankert, um Unfälle am Arbeitsplatz zu vermeiden. Welche Aussage zum Arbeitsschutz trifft nicht zu?**

1. Die Bereitstellung von Schutzmaterial, wie etwa Einmalhandschuhe, ist Aufgabe des Arbeitgebers im Sinne des Arbeitsschutzes.
2. Die Unterweisung der Beschäftigten im Umgang mit potenziell gefährdenden Stoffen sowie die Freistellung von der Arbeit für arbeitsmedizinische Untersuchungen hat der Arbeitgeber zu gewährleisten.
3. Der Arbeitgeber ist verpflichtet, die persönliche Gesundheitsvorsorge der Mitarbeiter zu überwachen.

3. Der Arbeitgeber kann gesundheitliche Vorsorge für seine Mitarbeiter unterstützen, indem er z. B. die Nutzung von Diensträdern fördert. Er ist dazu jedoch nicht verpflichtet.

4.70 **Das Benutzen von bereitgestellten Hilfsmitteln zur Arbeitssicherheit ist verpflichtend für Pflegefachpersonen. Warum?**

1. Im Falle eines gesundheitlichen Schadens ist die Unfallversicherung nicht in der Leistungspflicht, wenn die Hilfsmittel nicht benutzt wurden.
2. Es ist eine Anweisung und muss, wie alle anderen Anweisungen, strikt befolgt werden.
3. Die Arbeitsschutzvorschriften gelten europaweit. Eine Nichtbeachtung hat erhebliche disziplinarische Folgen.

1. Tatsächlich ist die finanzielle Absicherung im Schadensfall davon abhängig, ob alle Arbeitsschutzvorschriften vom betroffenen Mitarbeiter eingehalten wurden. Dieser Verantwortung tragen jährliche Arbeitsschutz-Belehrungen Rechnung.

4.71 Leitlinien sind systematisch entwickelte Dokumente zur schnellen Entscheidungsfindung in spezifischen Pflegesituationen. Auf Leitlinien trifft nicht zu:

1. Sie sind interdisziplinär entwickelt und frei für alle zugänglich.
2. Sie haben einen empfehlenden Charakter.
3. Sie sind bindend, und haben den Charakter einer Dienstanweisung, denn nur so kann die Pflegequalität gewährleistet werden.

3. Leitlinien in der Pflege sind in der Regel keine rechtlich bindenden Vorschriften, sondern Empfehlungen oder Richtlinien, die auf bewährten Praktiken und evidenzbasiertem Wissen beruhen. Sie dienen als Leitfaden für die Pflegepraxis und sollen dazu beitragen, eine qualitativ hochwertige und konsistente Versorgung zu gewährleisten.

4.72 Ein Pflege- oder Behandlungsvertrag kommt zustande, wenn Menschen ins Krankenhaus oder Pflegeheim kommen oder zu Hause ambulant gepflegt werden. Welche Aussage trifft nicht zu?

1. Ein Behandlungsvertrag entsteht, wenn Patient und Arzt beabsichtigen, eine Behandlung durchzuführen, darüber miteinander kommunizieren und sich auf die Behandlung einigen.
2. Ein Pflegevertrag regelt Leistungen und Kosten für den Pflegebedürftigen und wird direkt zwischen der pflegebedürftigen Person und dem Träger der Pflegeeinrichtung bzw. des Pflegedienstes abgeschlossen.
3. Beide Verträge müssen schriftlich verfasst werden.

3. Das schriftliche Verfassen des Behandlungsvertrages ist nicht notwendig und in Notfallsituationen auch nicht möglich. Er entsteht durch das schlüssige Verhalten von Arzt und Patient, das auf die Behandlung abzielt.
Der Pflegevertrag hingegen muss schriftlich verfasst werden.

4.73 In der Medizinprodukte-Betreiberverordnung (MPBetreibV) sind die Pflichten und Verantwortlichkeiten bei der Nutzung von Medizinprodukten geregelt. Welche Aussage stimmt?

1. Der Hersteller trägt für die Errichtung, Inbetriebnahme und Anwendung des Medizinproduktes Sorge.
2. Mit Übergabe des Medizinproduktes liegt die Verantwortung dafür beim Betreiber.
3. Das Betreiben, Anwenden und Instandhalten von Medizinprodukten liegen in der Verantwortung der Pflege.

1. Gemäß § 4 MPBetreibV sind generelle Anforderungen für die Nutzung von Medizinprodukten festgelegt, darunter detaillierte Vorschriften zur ordnungsgemäßen Einweisung der Anwender in die Handhabung der Medizinprodukte. Die Verantwortung des Herstellers endet nicht bei der Übergabe. Einweisung der Anwender und regelmäßige Schulungen obliegen ihm weiter.

4.74 Eine Aussage zur demografischen Entwicklung in Deutschland ist falsch. Welche?

1. Die Lebenserwartung in Deutschland betrug im Jahr 2020 für Jungen 79 Jahre und für Mädchen 84 Jahre.
2. Die Tendenz ist steigend. Je nach Berechnungsmodell kann die Lebenserwartung 2060 von Jungen bei bis zu 87 Jahren und bei Mädchen bei bis zu 90 Jahren liegen.
3. Die zusammengefasste Geburtenrate für Deutschland im Jahr 2020 betrug 2,53 Kinder pro Frau.

3. Es sind 1,53 Kinder pro Frau. Eine Geburtenrate von etwa 2,1 ist erforderlich, um die Bevölkerungszahlen in Deutschland stabil zu halten. Eine Rate von 1,53 könnte langfristig zu einer schrumpfenden Bevölkerung führen, was soziale und wirtschaftliche Auswirkungen haben kann, wie eine alternde Bevölkerung und potenzielle Herausforderungen im Arbeitsmarkt und der sozialen Sicherung.

4.75 **Was wird im Patientenrechtegesetz nicht geregelt?**
1. Förderung der Fehlervermeidungskultur.
2. Stärkung der Rechte gegenüber Leistungsträgern.
3. Kostenübernahme aller Zusatzleistungen durch die Krankenkassen.

3. Privatärztliche Zusatzleistungen werden nicht von den Krankenkassen übernommen, aber es besteht die Pflicht, dass Arzt und Patient einen schriftlichen Vertrag über diese Leistungen abschließen.

4.76 **In welchem Bundesgesetz ist der Personalbedarf in vollstationären Einrichtungen als Kriterium der Strukturqualität geregelt?**
1. SGB XI – Soziale Pflegeversicherung.
2. Gesetz über die Kostenübernahmeerklärung durch die Krankenkasse.
3. Pflegezeitgesetz.

1. Im SGB XI § 113c – Personalbemessung in vollstationären Pflegeeinrichtungen – finden sich genaue Auflistungen über den Bedarf an Pflegepersonal entsprechend der Pflegegrade.
Eine Kostenübernahmeerklärung durch die Krankenkasse wird notwendig, wenn ein Patient teure Behandlungen (Kur, Zahnersatz) in Anspruch nehmen möchte.
Das Pflegezeitgesetz ermöglicht es Arbeitnehmern, eine bezahlte Auszeit zur Pflege von Angehörigen in Anspruch zu nehmen.

4

4.77 **Welche Aussage hinsichtlich sexueller Belästigung ist falsch?**
1. Bei Belästigungen des Pflegepersonals durch Angehörige von Patienten ist der Arbeitgeber nicht zuständig, da zwischen ihnen kein Behandlungsvertrag besteht.
2. Wenn das Gefühl einer sexuellen Belästigung besteht, hat jeder Angestellte das Recht, bei der zuständigen Stelle im Betrieb Beschwerde einzureichen. Dies bleibt ohne persönliche Nachteile für ihn.
3. Es ist auch eine Form der sexuellen Belästigung, wenn ein Kollege oder Vorgesetzter in sozialen Netzwerken unangemessene und aufdringliche Annäherungsversuche startet oder anstößige Fotos schickt.

1. Auch gegenüber Dritten, also Patienten und deren Angehörigen, besteht die Schutzpflicht des Arbeitgebers (§ 12 Abs. 4 AGG, Allgemeines Gleichbehandlungsgesetz). Der Arbeitgeber muss geeignete Maßnahmen zum Schutz der Angestellten ergreifen, damit zukünftig keine sexuelle Belästigung mehr stattfinden kann.

4.78 **Für ein Leitbild trifft zu:**
1. Es gibt eine gesetzliche Verpflichtung zur Erstellung von Leitbildern, damit eine professionelle und qualitätsorientierte Pflege stattfinden kann.
2. Ein Leitbild ist ein Instrument zur Vermittlung der Unternehmensphilosophie und der unternehmerischen Ziele. Es wird meist schriftlich fixiert, damit sich Mitarbeiter und Umfeld darauf einstellen bzw. Mitarbeiter kontinuierlich daran mitwirken können.
3. Bei der Umsetzung des Leitbilds nach innen und außen wirken vor allem die Führungskräfte mit.

2. Es gibt keine gesetzliche Verpflichtung zur Erstellung von Leitbildern. Es ist ein Instrument der Qualitätsentwicklung.
Für die Umsetzung eines Leitbildes sind alle in einer Organisation beschäftigten Mitarbeiter verantwortlich.

4.79 **Was gilt für die Familiengesundheitspflege (Family Health Nursing) nicht?**

1. Im deutschen Gesundheitswesen Versorgungslücken zu schließen, indem präventive und gesundheitsfördernde Strategien im familiären Umfeld entwickelt werden.
2. Fachkräfte als Vermittler zwischen verschiedenen Beteiligten zu installieren, die ihre Klienten begleiten und unterstützen.
3. Der Deutsche Berufsverband für Pflegeberufe (DBfK) bietet eine zweijährige berufsbegleitende Weiterbildung zur Family Health Nurse an, die vom Kompetenzzentrum Familiengesundheitspflege organisiert wird.

3. Das Studium zur Family Health Nurse ist ein noch junger Masterstudiengang an derzeit drei Hochschulen in Deutschland. Der Schwerpunkt liegt hierbei in der öffentlichen Gesundheitspflege und somit in der Fokussierung auf Prävention und Gesundheitsförderung in Familien.

4.80 **Verantwortungsvolles Handeln meint:**

1. Eine Entscheidung für die bestmögliche Handlungsoption nach einer sorgfältigen Analyse der Situation unter ethischen und moralischen Gesichtspunkten.
2. Nach bestem Wissen zu entscheiden.
3. Die eigenen Verantwortungsbereiche zu kennen und konsequent innerhalb dieser eine Lösung zu finden.

1. Nach bestem Wissen zu entscheiden, reicht leider nicht aus. Es muss nach besten pflegerischen Standards gehandelt werden. Und die Lösung nur im eigenen Verantwortungsbereich zu suchen, ist verantwortungslos.

4.81 **Der Pflegeüberleitungsbericht oder Pflegeüberleitungsbogen wird bei jeder Art von Überleitung oder Entlassung von Pflegefachpersonen erstellt. Alles, was für die weitere Betreuung des Patienten erforderlich ist, wird darin schriftlich festgehalten. Dazu gehören Informationen über:**

1. Pflegeprobleme und Ressourcen, Fähigkeiten, Einschränkungen, Hilfsmittelbedarf und Hilfsmittel, Hautzustand und Pflegemittel, ggf. Patienten- und Betreuungsverfügung, Vorsorgevollmacht.
2. Kontaktdaten, Ansprechpartner in der Klinik, Angehörige, Betreuer, besondere Wünsche und Bedürfnisse, Lebensgewohnheiten.
3. Laborbefunde, Epikrise und Medikamentenplan werden erstellt.

3. Das Mitgeben dieser Dokumente gehört in den Verantwortungsbereich der Pflegefachpersonen, nicht aber deren Erstellung.

4.82 **Das Prinzip der Eigenverantwortung erstreckt sich auf das gesamte Leben. Jeder Mensch hat das Recht, ein freies und unbeschwertes Leben zu führen. Jedoch trägt jeder auch die Verantwortung für mögliche Gesundheitsrisiken, die er dabei eingeht. Welche individuellen gesundheitlichen Pflichten ergeben sich daraus?**

1. Es gibt keine gesundheitsbezogenen individuellen Verpflichtungen.
2. Sich gesund zu ernähren, sich aktiv selbst zu informieren, Vorsorgeuntersuchungen wahrzunehmen, sich ausreichend zu bewegen und in einem Fitnessstudio Sport zu treiben.
3. Zuckerarme Nahrungsmittel vorwiegend aus biologischem Anbau zu verzehren.

1. Prinzipiell kann man niemanden verpflichten, sich gesund zu verhalten. Leider bestimmt u. a. der sozioökonomische Status eines Menschen immer noch sehr dessen Gesundheit. Der Besuch eines Fitnessstudios oder auch gesunde Ernährung sind mit zum Teil hohen Kosten verbunden. Gesundheit ist in Deutschland in hohem Maße abhängig von strukturellen Rahmenbedingungen.

4.83 **Wann können pflegebedürftige Menschen von der Pflegekasse Hilfsmittel zur Pflege genehmigt bekommen?**

1. Wenn die Hilfsmittel nicht aufgrund von Krankheit oder Behinderung benötigt werden und weder die Krankenkasse noch ein anderer Leistungsträger zuständig ist.
2. Der Pflegebedürftige diese nicht selbst bezahlen kann.
3. Der Pflegebedürftige diese tatsächlich benötigt und sie den Kostenrahmen von 2000 Euro nicht übersteigen.

1. Hilfsmittel bei Krankheit zahlt die Krankenversicherung (SGB V). Hilfsmittel bei Behinderung werden über das SGB IX finanziert.

4.84 **Welche der folgenden Aussagen trifft nicht auf die Kurzzeitpflege zu?**

1. Es steht für die Pflegegrade 2–5 ein Betrag von 1774 Euro pro Jahr zur Verfügung.
2. Ein Anspruch drauf besteht für sechs Wochen im Jahr.
3. Der Antrag auf Kurzzeitpflege wird bei der Pflegekasse gestellt.

2. Es besteht ein Anspruch auf acht Wochen pro Jahr. Allerdings insgesamt nur maximal 1774 Euro, sodass es oft weniger Wochen sind.

4.85 **Wofür wird die Fach- und Methodenkompetenz in der Pflege benötigt?**

1. Um Ordnung zu halten, damit im Notfall alles schnell gefunden werden kann.
2. Die Methodenkompetenz in der Pflege bezieht sich auf die Fähigkeit, mittels künstlicher Intelligenz die Pflegetätigkeit zu planen.
3. Die Fach- und Methodenkompetenz in der Pflege bezieht sich auf die Fähigkeit, verschiedene Pflegemethoden und -techniken anzuwenden, um eine qualitativ hochwertige Versorgung der Patienten sicherzustellen.

3. Fach- und Methodenkompetenz gewährleisten, dass Pflegekräfte professionell, kompetent und verantwortungsbewusst handeln. Dies ist für die Sicherheit und das Wohlbefinden der zu pflegenden Personen entscheidend.
Ordnung zu halten ist generell wichtig, nicht nur im Notfall und künstliche Intelligenz wird zur Planung von Pflege (noch) nicht herangezogen.

4.86 **Für den medizinischen und pflegerischen Bereich wurden durch Tom L. Beauchamp und James F. Childress vier ethische Prinzipien aufgestellt:**

1. Selbstbestimmung, Fürsorge, Schadensvermeidung und Gerechtigkeit.
2. Achtung der Menschenwürde, Schweigepflicht, Sorgfaltspflicht und Fürsorgepflicht.
3. Fachlichkeit, Wissenschaftlichkeit, Qualität und Nächstenliebe.

1. Diese Prinzipien sind als „Prinzipien der Biomedizinischen Ethik" bekannt und dienen als Orientierung für ethisches Handeln im medizinischen Kontext.

4.87 Der Aspekt der Selbstbestimmung in der ethischen Entscheidungsfindung beschreibt den Respekt gegenüber dem Pflegeempfänger und seiner Autonomie. Damit ist gemeint, dass

1. Der zu Pflegende selbst, nach umfassender Beratung, über die Pflege und Therapie entscheiden kann.
2. Der zu Pflegende mit seiner Meinung in die Entscheidungsfindung einbezogen wird.
3. Der zu Pflegende letztendlich selbst, nach umfassender Beratung, über die Pflege und Therapie entscheiden kann. Es muss jedoch die individuelle Einsichtsfähigkeit richtig eingeschätzt werden.

3. Selbstbestimmung in der ethischen Entscheidungsfindung bedeutet, den Respekt gegenüber dem Pflegeempfänger und seiner Autonomie zu betonen. Das beinhaltet das Recht der Person, Entscheidungen über ihre Pflege und Behandlung basierend auf eigenen Werten und Präferenzen zu treffen. Es geht darum, die individuelle Freiheit und Kontrolle über das eigene Leben zu respektieren.

4.88 Was bedeutet das Prinzip der Schadensvermeidung in der ethischen Entscheidungsfindung?

1. Die Pflegebedürftigen werden so nach aktuellem Fachwissen behandelt, dass sie physisch, psychisch, sozial und spirituell keinen Schaden erleiden.
2. Dem Patienten wird kein körperlicher Schaden zugefügt. Deshalb gibt es die umfangreichen Aufklärungsbögen vor Operationen.
3. Im Zweifelsfall wird nichts unternommen, um keinen Schaden zu verursachen.

1. Dieses Prinzip legt den Fokus darauf, keine unnötigen Risiken einzugehen und sicherzustellen, dass die Pflege und medizinische Versorgung im besten Interesse und zum Wohl des Pflegeempfängers erfolgen. Es betont die Verpflichtung, die Patientensicherheit zu gewährleisten und mögliche Schäden zu verhindern.

4.89 Das Prinzip der Fürsorge in der ethischen Entscheidungsfindung soll das individuelle Wohlergehen fördern. Dies bedeutet:

1. Den Pflegebedürftigen fürsorglich zu betreuen und zu beraten und dabei sein individuelles Wohlbefinden im Fokus zu haben.
2. So fürsorglich zu sein, dass alle denkbaren Pflegemaßnahmen und Therapien zur Anwendung kommen, um den Gesundheitszustand zu verbessern.
3. Für die Pflegekraft rund um die Uhr als verständnisvoller Ansprechpartner zur Verfügung zu stehen.

1. Dies bedeutet, dass Pflegekräfte und medizinisches Personal bestrebt sind, Maßnahmen zu ergreifen, die das positive Befinden und die Gesundheit des Pflegeempfängers unterstützen und verbessern. Dabei steht das Wohl des Einzelnen im Mittelpunkt, und die Pflege erfolgt zum Nutzen des Pflegeempfängers.

4.90 Was bedeutet das Prinzip der Gerechtigkeit in der ethischen Entscheidungsfindung?

1. Für einen jungen Mann mit unkomplizierter Unterarmfraktur wird dieselbe Zeit an Zuwendung aufgewendet wie bei einem an Demenz erkrankten 90-Jährigen. Dies ist allerdings in der heutigen Besetzung der Stationen nicht immer umsetzbar.
2. Jede ethische Entscheidungsfindung kommt zu einem für alle Beteiligten gerechten Ende.
3. Das Prinzip der Gerechtigkeit bezieht sich auf die gerechte Verteilung der Ressourcen im pflegerischen Alltag. Pflegende behandeln alle Klienten gleich, unabhängig von Herkunft, Religiosität, Geschlecht, Alter oder Bildungsstand.

3. Das Prinzip der Gerechtigkeit betont die Notwendigkeit, Ungleichheiten zu vermeiden und sicherzustellen, dass alle Pflegeempfänger gleiche Chancen auf angemessene Pflege und Behandlung haben.

4.91 **Die Charta der Rechte hilfe- und pflegebedürftiger Menschen (Pflege-Charta) wurde 2006 erstmals veröffentlicht. Welche Aussage ist richtig?**

1. Die Pflege-Charta ist die rechtliche Grundlage für die Beziehung zwischen Pflegebedürftigen und Pflegepersonen.
2. Sie ist eine bedeutende Grundlage für die Ausgestaltung würdevoller Pflege und gibt Pflegefachpersonen wichtige Impulse.
3. Die Charta soll die Rechte hilfe- und pflegeerbringender Personen stärken.

2. Die Pflege-Charta umfasst grundlegende Rechte für hilfe- und pflegebedürftige Menschen. Sie betont die Achtung der Würde, Selbstbestimmung, Privatsphäre, das Recht auf Information und Aufklärung sowie das Beschwerderecht der Pflegeempfänger.

4.92 **Die Charta zur Betreuung schwerstkranker und sterbender Menschen:**

1. Gibt es nicht. Es ist alles in der Charta der Rechte hilfe- und pflegebedürftiger Menschen (Pflege-Charta) verankert.
2. Wurde 2010 verabschiedet und dient Pflegefachpersonen als Leitfaden bei der Begleitung und Betreuung während der letzten Lebensphase.
3. Benennt Anforderungen an die Betreuung von Menschen mit chronischen Erkrankungen.

2. Diese Charta ist ein ethisches Leitbild, das die Würde, Autonomie, Schmerzkontrolle, psychosoziale Unterstützung und den respektvollen Umgang mit sterbenden Menschen betont. Sie dient als Orientierung für Pflegekräfte, Ärzte und andere beteiligte Personen, um eine qualitativ hochwertige, einfühlsame und würdevolle Betreuung am Lebensende sicherzustellen.

KAPITEL

5 Kompetenzbereich V: Wissenschaftliche Erkenntnisse und berufsethische Werthaltungen

Einleitung

Der Kompetenzbereich V in der generalistischen Pflegeausbildung trägt den Titel: **Das eigene Handeln auf der Grundlage von wissenschaftlichen Erkenntnissen und berufsethischen Werthaltungen und Einstellungen reflektieren und begründen.** Er umfasst etwa 160 Stunden.

Dieser Kompetenzbereich widmet sich der *Pflegewissenschaft* und deren *Implementierung in die berufliche Praxis.* Während der Ausbildung sollen die angehenden Pflegefachkräfte mit *Forschungsmethoden* und *evidenzbasierten Erkenntnissen* vertraut gemacht werden und so die Fähigkeit erlangen, ihre pflegepraktischen Entscheidungen auf wissenschaftlichen Erkenntnissen aufzubauen.

Hierfür grundlegend ist ein *professionelles Berufs- und Pflegeverständnis.* Dies beinhaltet neben dem *lebenslangen Lernen* auch die Auseinandersetzung mit den *ethischen Grundsätzen und Werten der Pflege,* um eine professionelle und fürsorgliche Betreuung und Pflege zu gewährleisten. Der *Selbstreflexion* und *persönlichen Entwicklung* sind Lerneinheiten gewidmet, ebenso wie der *Bewältigung beruflicher Belastungen* und das Wahrnehmen von Über- und Unterforderung am Arbeitsplatz.

Des Weiteren geht es beim Kompetenzbereich V um die *historische Entwicklung der Pflege* und um *Berufsverbände* und deren Bedeutung für die berufliche Vernetzung sowie den Erfahrungsaustausch. Die Auszubildenden lernen, wie sie sich in der Berufsgruppe der Pflegenden engagieren können und so ihre berufliche Entwicklung fördern.

Verschiedenen Konzepte und Ansätze zur Pflegepraxis sind Thema, wenn es um *Pflegetheorien und Pflegemodelle* geht. Die jeweiligen Perspektiven der Pflegewissenschaftler sollen den Pflegekräften einen Rahmen bieten für die individuelle und ganzheitliche Planung und Durchführung der Pflege in vielfältigen systemischen Kontexten. In diesem Zusammenhang ist auch die Beschäftigung mit den *Vorbehaltsaufgaben* der Pflege zu sehen.

Zusammenfassend kann man sagen, dass der Kompetenzbereich V die Auszubildenden dazu befähigt, ihre Pflegepraxis auf einem begründeten Wissensschatz aufzubauen, ethisch und professionell zu handeln und sich aktiv in die Pflegegemeinschaft einzubringen. Hierdurch soll eine qualitativ hochwertige und patientenzentrierte Pflege gewährleistet werden.

5.1 **Durch das Zusammenspiel welcher Faktoren wird eine hohe pflegerische Qualität erreicht?**

1. Vorhandene Zeit, Ausstattung, hohe Vergütung.
2. Erfahrung, pflegewissenschaftliche Erkenntnisse, Intuition, Ethik.
3. Personalbesetzung, Arbeitsaufkommen, Fachwissen.

2. Erfahrung ist entscheidend, um praktische Fähigkeiten zu entwickeln und komplexe Situationen zu bewältigen. Die Pflegewissenschaft bietet eine strukturierte Grundlage für Pflegepraxis, gestützt auf Forschung und evidenzbasierten Erkenntnissen.
Die Intuition spielt eine Rolle bei der schnellen Entscheidungsfindung in akuten oder sich schnell verändernden Situationen. Die ethische Dimension der Pflege ist von zentraler Bedeutung, um sicherzustellen, dass Pflegepraktiken moralisch und rechtlich korrekt sind.

5.2 **Welche Pflegetheorie beschreibt die Beziehung zwischen Patient und Pflegekraft als eine Partnerschaft, die auf gegenseitiger Wertschätzung und Verantwortung basiert?**

1. Theorie der medizinischen Beziehung.
2. Theorie der Selbstpflege nach Dorothea Orem.
3. Theorie der Transaktionsanalyse.

2. Die Theorie der Selbstpflege nach Dorothea Orem betont die Zusammenarbeit zwischen Pflegefachpersonen und Patienten, um die Selbstpflegefähigkeiten zu stärken und die Unabhängigkeit der Patienten zu fördern.
Die Transaktionsanalyse konzentriert sich auf die Analyse von sozialen Interaktionen und Kommunikation. Eine Theorie der medizinischen Beziehung gibt es nicht.

5.3 **Welche der folgenden Aussagen beschreibt nicht die Sorgfaltspflicht einer Pflegefachperson?**

1. Eine Pflegefachperson muss darauf achten, das eigene körperliche, emotionale und mentale Wohlbefinden zu schützen und zu fördern.
2. Eine Pflegefachperson muss sicherstellen, dass sie immer die neuesten medizinischen Technologien und Verfahren anwendet.
3. Eine Pflegefachperson muss sicherstellen, dass sie ihre Patienten in Übereinstimmung mit den geltenden medizinischen Standards, ethischen Grundsätzen und gesetzlichen Bestimmungen versorgt.

1. Die Sorgfaltspflicht bezieht sich auf das Tun gegenüber Patienten, wogegen die Selbstfürsorge das persönliche Wohlbefinden der Pflegenden im Fokus hat. Indirekt beeinflusst die Selbstfürsorge die Sorgfalt und damit Qualität der Pflege.

5.4 **Was beinhaltet die Humankompetenz?**

1. Human bedeutet „menschlich“ und bezieht sich auf die Beziehungsgestaltung zu anderen Menschen.
2. Sachkritische Reflexion von Handlungsmustern in der Pflege auf Grundlage des fachlichen Wissens und Könnens.
3. Bereitschaft zur persönlichen Weiterentwicklung, Kritikfähigkeit, Selbstreflexion, Umgang mit beruflichen Belastungen und Entwicklung ethischer Urteilsfähigkeit.

3. Dazu zählt außerdem, mit inneren und äußeren Widerständen umgehen zu können, Zuverlässigkeit, Selbstständigkeit, Verantwortungs- sowie Pflichtbewusstsein. Unter 2. ist ein Aspekt der Fachkompetenz genannt.

5.5 Zur Sozialkompetenz zählen:
1. Teamfähigkeit, Kritikfähigkeit, Kommunikationsfähigkeit und Kooperationsbereitschaft.
2. Fundierte Kenntnisse über Pflegeassessments.
3. Einsatzbereitschaft, Aufopferungsbereitschaft und selbstloses Handeln.

1. Pflegeassessments sind strukturierte Evaluationsprozesse, die von Pflegekräften durchgeführt werden, um umfassende Informationen über den Gesundheitszustand, die Bedürfnisse und die Ressourcen von Patienten zu sammeln.
Die unter 3. genannten Eigenschaften beschreiben Altruismus, eine Verhaltensweise, die durch uneigennützige Handlungen zum Wohl anderer gekennzeichnet ist. Dabei wird das Wohl anderer über die eigenen Interessen und Bedürfnisse gesetzt.

5.6 Pflegefachpersonen handeln auf Grundlage eines:
1. Individuellen Pflegeverständnisses.
2. Durch die Erwartungen der Gesellschaft bestimmten Pflegeverständnisses.
3. Professionellen, ethisch fundierten Pflegeverständnisses.

3. Das individuelle Pflegeverständnis bezieht sich auf die persönliche Sichtweise und Werte, die eine Person in Bezug auf Pflege hat, während das professionelle Pflegeverständnis auf den anerkannten Standards, Ethikregeln und Fachwissen basiert, die in der Pflegepraxis gelten. Diese sollten Grundlage für unser Handeln sein. Die Erwartungen der Gesellschaft beeinflussen, wie Pflegekräfte ihre Rolle wahrnehmen, wie sie ihre Arbeit ausführen und welche Standards in der Pflegepraxis akzeptiert werden.

5.7 Das individuelle Pflegeverständnis ist nicht statisch. Es verändert sich im Laufe des Lebens durch:
1. Die Sozialgesetzgebung.
2. Die vielfältigen Erfahrungen, die eine Pflegefachperson im Laufe ihres Arbeitslebens macht.
3. Den Einfluss von Alter und Leistungsfähigkeit negativ.

2. Natürlich spielen auch das Alter und die Leistungsfähigkeit eine Rolle bei der Ausübung des Berufes, jedoch sollte dadurch kein negativer Einfluss auf das individuelle Pflegeverständnis entstehen.

5.8 In Deutschland gibt es folgende Berufsverbände:
1. Die AWO, das DRK und die Diakonie.
2. Ver.di, DGB, CGB.
3. DBfK, DPR, Verband der Schwesternschaften vom Deutschen Roten Kreuz.

3. DBfK = Deutscher Berufsverband für Pflegeberufe; DPR= Deutscher Pflegerat. AWO, DRK und die Diakonie sind Wohlfahrtsverbände; Ver.di, DGB und CGB sind Gewerkschaften.

5.9 Welche Aufgabe erfüllen Berufsgenossenschaften nicht?
1. Erlass von Regeln zur Arbeitssicherheit.
2. Aushandlung von tariflichen Bestimmungen zugunsten der Arbeitnehmer.
3. Überwachung von Betrieben.

2. Die Tarifverhandlungen im Namen der Arbeitnehmer werden von den Gewerkschaften geführt.

5.10 **Wie hoch ist der monatliche Mitgliedsbeitrag im Deutschen Verband für Pflegeberufe?**
1. Er richtet sich nach dem Einkommen und liegt zwischen 7 € für Schüler und maximal 37 €.
2. 10 % vom Bruttogehalt.
3. 5 % vom Bruttogehalt.

1. Die Mitgliedschaft in einem Berufsverband spielt eine entscheidende Rolle bei der Förderung der beruflichen Entwicklung, Unterstützung der Mitglieder und Vertretung der Interessen der Berufsgruppe auf verschiedenen Ebenen. Es stärkt die Zusammengehörigkeit der Fachleute und fördert eine professionelle, qualitätsorientierte Berufspraxis. Jede Pflegefachperson sollte darüber nachdenken, Mitglied in einem Berufsverband zu werden.

5.11 **Berufsverbände haben folgende Aufgaben:**
1. Interessenvertretung, Fort- und Weiterbildungen, Förderung des Berufsstandes und des Berufsbildes.
2. Öffentliche Bestellung und Vereidigung von Sachverständigen.
3. Sicherung und Bereitstellung einer Altersversorgung.

1. Die Bestellung und Vereidigung von Sachverständigen ist Aufgabe der Pflegekammern.
Berufsverbände konzentrieren sich in der Regel nicht darauf, Rentenleistungen bereitzustellen. Die Hauptaufgaben von Berufsverbänden liegen in der beruflichen Unterstützung, Weiterbildung, Interessenvertretung und Netzwerkbildung.

5

5.12 **Was ist definiert ein Pflegephänomen nicht?**
1. Gesundheitlicher Aspekt, der Pflegeinterventionen benötigt.
2. Ausdrucksformen vom Erleben der Patienten.
3. Extrem seltene Pflegediagnose.

3. Pflegephänomen und -diagnose werden oft synonym gebraucht. Eine Pflegediagnose muss nicht extrem selten sein, um als Pflegephänomen zu gelten.

5.13 **Die Pflegewissenschaft ist eine Disziplin mit einer etwa 150-jährigen Geschichte. Die erste Pflegewissenschaftlerin war:**
1. Florence Nightingale.
2. Mary Adelaide Nutting.
3. Monika Krohwinkel.

1. Florence Nightingale gilt als Gründerin der modernen Krankenpflege und als erste Pflegewissenschaftlerin. Die kanadische Krankenschwester Mary Adelaide Nutting hatte den ersten Lehrstuhl für Krankenpflege inne. Monika Krohwinkel gilt als erste deutsche Pflegewissenschaftlerin.

5.14 **Eine forschungsbasierte, wissenschaftliche Pflege ist essenziell für eine zeitgemäße und qualitätsvolle Pflegepraxis. Auf welche Art sind praktisch Pflegende damit vertraut?**
1. Lesen wissenschaftlicher Literatur, Mitarbeit in Forschungsprojekten.
2. Durchführung eigener Studien im Pflegealltag.
3. Mitgliedschaft in der Gewerkschaft.

1. Die Durchführung eigener Studien im Pflegealltag ist schwierig, da Pflegeforschung viel Zeit und oft eine interdisziplinäre Zusammenarbeit erfordert, um valide (gültige) Erkenntnisse zu generieren. Pflegekräfte können allerdings aktiv an Forschungsprojekten beteiligt sein. Die Fähigkeit, Forschung durchzuführen, trägt zur kontinuierlichen Entwicklung der Pflegepraxis bei und fördert die Evidenzbasierung in der Pflege. Gewerkschaften sind nicht mit der Pflegeforschung betraut.

5.15 Die Hauptkennzeichen eines Experimentes sind:

1. Praxisrelevantes Thema und Mitwirkung eines Professors.
2. Ungelöstes pflegerisches Problem und Zusammenarbeit mit einer Universität.
3. Randomisierung, Manipulation, Kontrolle, Messung.

3. Ein Experiment ist eine systematische Methode zur Untersuchung von Ursache-Wirkungs-Zusammenhängen in einer kontrollierten Umgebung. Kennzeichen eines Experiments sind deshalb nicht die Anwesenheit eines Professors oder einer Universität.

5.16 Die Qualität von quantitativen Forschungsergebnissen hängt wesentlich von der wissenschaftlichen Güte der zur Datenerhebung (Messung) eingesetzten Instrumente ab. Die Gütekriterien einer Messung sind:

1. Anzahl der Teilnehmer (hohe Anzahl = hohe Qualität).
2. Das Renommee einer Universität.
3. Objektivität, Validität, Reliabilität.

3. Objektivität bezeichnet die Unabhängigkeit von Testergebnissen von der forschenden Person.
Validität zeigt, ob ein Messinstrument tatsächlich das misst, was es messen soll. Ein nichtvalides Instrument könnte beispielsweise Stress statt Angst messen.
Reliabilität gibt an, ob wiederholte Messungen konsistente Ergebnisse liefern. Wenn zwei Pflegende einen Patienten zu präoperativer Angst befragen, sollten die Ergebnisse weitgehend identisch sein.

5

5.17 Die Abkürzung DNQP steht für:

1. Deutsche novellierte Qualität in der Praxis.
2. Deutsches Netzwerk für Qualitätsentwicklung in der Pflege.
3. Die neue Qualität der Pflege.

2. Das DNQP ist ein bundesweiter Zusammenschluss von Fachpraktikern, Pflegewissenschaftlern und -managern. Gemeinsam verfolgen sie das übergeordnete Ziel, die Pflegequalität zu fördern. Das Netzwerk wurde 1992 an der Hochschule Osnabrück aufgebaut.

5.18 EBN bedeutet:

1. Ergebnisorientierte Betreuungsnorm.
2. Evidenzbasierte Pflege – ist die Integration der derzeit besten wissenschaftlichen Belege in die tägliche Pflegepraxis unter Einbeziehung des theoretischen Wissens und der Erfahrung der Pflegenden, den Vorstellungen der Patienten und der vorhandenen Ressourcen.
3. Erfahrung braucht Naturwissenschaft.

2. Evidenzbasierte Pflege – EBN – steht für Evidence-based-nursing und ist ein Ansatz in der Pflegepraxis, der darauf abzielt, Pflegeentscheidungen aufgrund der besten verfügbaren wissenschaftlichen Evidenz (Beweise) zu treffen.

5.19 Wissenschaftliche Quellen der Evidenz in der Pflege sind:

1. Die Apothekenzeitung mit ihren wissenschaftlichen Beiträgen.
2. Die Ärztezeitung.
3. Expertenstandards.

3. Expertenstandards werden vom Deutschen Netzwerk für Qualitätssicherung in der Pflege (DNQP) erstellt und basieren auf wissenschaftlicher Evidenz. Damit sollen evidenzbasierte Pflegepraktiken realisiert werden.

5.20 Bei den Expertenstandards des DNQP handelt es sich:
1. Um eine verbindliche Grundlage für pflegerische Leistungserbringung.
2. Um wissenschaftliche Publikationen von Medizinern
3. Um zusammengefasstes Wissen professionell Pflegender.

1. Ein Expertenstandard in der Pflege ist ein Qualitätsinstrument, das von Wissenschaftlern und Fachexperten entwickelt wurde und als verbindliche Richtlinie für die Pflegepraxis dient. Er definiert spezifische Anforderungen und Ziele, um die Qualität der Pflege zu verbessern und evidenzbasierte Praktiken zu fördern.

5.21 Der Prozess der Entwicklung von Expertenstandards umfasst vier aufeinanderfolgende Schritte:
1. Entwicklung, Konsentierung, Implementierung, Aktualisierung.
2. Sichtung wissenschaftlicher Studienergebnisse, Beurteilung, Veröffentlichung, Aktualisierung.
3. Treffen von Experten, Diskussion mit Praktikern, Implementierung, Kontrolle.

1. Expertengruppe schreibt Entwurf auf wissenschaftlicher Basis, Konsentierung (Übereinstimmung, Fachdiskurs in der Öffentlichkeit mit Fachpraktikern), Implementierung (schrittweise Einführung in die Praxis), Aktualisierung alle fünf Jahre.

5

5.22 Pflegeforschung ist das Instrument der Pflegewissenschaft. Ziel der Pflegeforschung ist:
1. Das bestehende Wissen zu sichern.
2. Schaffung einer Wissensgrundlage zur Verbesserung der Pflege.
3. Die Sicherung der Gesundheit der Pflegekräfte.

2. Die Pflegeforschung verfolgt das Ziel, das Verständnis von Pflegephänomenen zu vertiefen, die Pflegepraxis zu verbessern und evidenzbasierte Pflegeentscheidungen zu fördern.
Die Sicherung von Wissen (Pflegepädagogik) und die Gesundheit der Pflegekräften sind nur einzelne Aspekte von Pflegeforschung.

5.23 Die Entwicklung von Instrumenten zur Einschätzung von Pflegephänomenen ist Aufgabe:
1. Der Pflegeforschung.
2. Des Berufsverbandes für Pflegeberufe.
3. Des Hartmannbundes.

1. Der DBfK ist der Berufsverband für Pflegeberufe und der Hartmannbund ist ein Berufsverband für Ärzte.

5.24 Auch die Pflegeforschung hat sich an die allgemeinen wissenschaftlichen Standards zu halten. Warum?
1. Weil ohne wissenschaftliche Standards nur wenige solide Ergebnisse generiert werden können.
2. Weil gerade in der Pflegeforschung die Ergebnisse valide sein müssen.
3. Weil die Nachvollziehbarkeit und Gültigkeit der Ergebnisse dadurch gewährleistet wird.

3. Nur mit wissenschaftlichen Standards lassen sich solide (reliable, valide, objektive) Studienergebnisse generieren. Und nachvollziehbar müssen Forschungsergebnisse in jeder Wissenschaft sein.
Reliabilität = Verlässlichkeit
Validität = Gültigkeit
Objektivität = Unabhängigkeit

5.25 **Es gibt verschieden Gütekriterien der qualitativen Forschung. Welche zählen nicht dazu?**

1. Glaubwürdigkeit und Angemessenheit.
2. Folgerichtigkeit und Übertragbarkeit.
3. Korrekte Dokumentation und Veröffentlichung.

3. Dokumentation und Veröffentlichung sind zwar auch wichtig, bei einer Forschung jedoch kein Gütekriterium.

5.26 **Experimentelle Forschungsdesigns zählen zu den klassischen Forschungsdesigns in der Pflege. Mit Experimenten sollen:**

1. Medikamente auf ihre Wirkung geprüft werden.
2. Zusammenhänge und Ursachen-Wirkungs-Beziehungen aufgezeigt werden.
3. Forschern und Studierenden Möglichkeiten gegeben werden, Aufgaben auszutesten.

2. Experimentelle Forschungsdesigns dienen dazu, Ursache-Wirkungs-Beziehungen zwischen Variablen zu untersuchen, Störfaktoren zu kontrollieren, Interventionen zu prüfen, Hypothesen zu testen, Theorien zu entwickeln, quantitative Daten zu sammeln und Ergebnisse zu replizieren und zu verallgemeinern.
Medikamente werden von Pharmazeuten auf ihre Wirkung geprüft.
Aufgabentests zählen prinzipiell nicht zur Forschung.

5.27 **Ein Feldexperiment ist ein Experiment:**

1. Das im ländlichen Raum durchgeführt wird.
2. Bei dem die Forscher ihre Ergebnisse in Form von Feldern grafisch darstellen.
3. Das die Lebensrealität mit allen vorhandenen Störfaktoren untersucht.

3. Es ist eine Untersuchung unter lebenswirklichen Bedingungen. Die Probanden wissen in der Regel nicht, dass sie an einem Experiment teilnehmen.

5.28 **Das wissenschaftliche Arbeiten in der Pflege beinhaltet nicht:**

1. Eigenständige Wissensrecherche und Bewertung.
2. Evidenzbasiertes Vorgehen im praktischen Pflegealltag.
3. Anwendung von Hausstandards.

3. Es gibt derzeit nur 12 Expertenstandards. Viele Pflegestandards basieren noch nicht auf wissenschaftlicher Grundlage.

5.29 **Welche Aussage zu Expertenstandards, Praxis- und Pflegestandards trifft zu?**

1. Pflegestandards entwickelt das hauseigene Qualitätsmanagement-Team jeder Einrichtung nach bestem Wissen und Gewissen.
2. Expertenstandards des DNQP sind verbindliche Richtlinien und müssen deutschlandweit in jeder Einrichtung präzise umgesetzt werden.
3. Pflegestandards haben den Charakter einer Dienstanweisung. Wer zuwider handelt, muss mit Disziplinarmaßnahmen rechnen.

3. Die Entwicklung eines Pflegestandards für die eigene Einrichtung erfolgt auf Grundlage von aktuellem Fachwissen und wenn ein Expertenstandard für diese Thematik gültig ist, muss dieser einfließen. Expertenstandards sind verbindlich für jede Einrichtung, jedoch mit Spielraum in der hauseigenen Umsetzung.
Die Pflegestandards, die das Haus festgelegt hat, sind von allen verbindlich umzusetzen, um eine kontinuierliche Pflegequalität sicherzustellen.

5.30 Was sollte bei der Beurteilung von Internetquellen bezüglich der Qualität und Aussagekraft unbedingt beachtet werden?

1. Dass die Aufmachung der Seite seriös wirkt.
2. Die Seriosität des Betreibers der Internetseite, d. h. keine unbekannten Homepages oder solche, die eigene Interessen vertreten (z. B. Verkauf von Produkten oder Werbung), keine Wikipedia-Einträge.
3. Dass eine kurze und knappe Zusammenfassung des Inhalts angegeben wird.

2. Zu achten ist auf die Autorität der Quelle (Qualifikation, Referenzen), die Aktualität (Veröffentlichungsdatum), Objektivität (Voreingenommenheit, Interessenskonflikte), Quellenüberprüfung (Verweis auf anerkannte Quelle), Konsistenz (Übereinstimmung) mit anderen verlässlichen Quellen.

5.31 Die Chance, im Internet solide Literatur zu finden, wird größer, wenn der Suchbegriff um folgenden Eintrag ergänzt wird:

1. Wiss.
2. „ext:pdf".
3. Pflegeforschung.

2. Damit findet man PDFs mit Angaben zu Autor und Veröffentlichungszeitpunkt; mit „ext:ppt" findet man Powerpoints, mit „ext:doc" Word-Dokumente.

5

5.32 Fachzeitschriften dienen der Verbreitung pflegerischen Wissens und unterstützen den aktuellen wissenschaftlichen Diskurs. Für diese gilt:

1. Fachzeitschriften haben eine höhere Qualität als Internetquellen.
2. Fachzeitschriften sind schnell überholt. Im Internet lässt sich Fachwissen leichter aktualisieren. Oft überteuert.
3. Fachzeitschriften sind aus ökologischen Gründen nicht mehr zeitgemäß.

1. Fachzeitschriften (und auch deren Online-Ausgaben) sind gute wissenschaftliche Quellen aufgrund ihres Peer-Review-Prozesses, hoher wissenschaftlicher Standards, Aktualität, zuverlässiger Quellenangaben, spezifischer Zielgruppenausrichtung, Einbettung in den fachlichen Kontext und der Qualitätskontrollen.
Peer-Review-Verfahren = Fachexperten überprüfen vor der Veröffentlichung die Qualität, Genauigkeit und Relevanz der Forschung.

5.33 Wie heißt der größte globale Zusammenschluss von Pflegefachpersonen?

1. INC (Internationale Pflege Congregation).
2. World Federation of Nurses (WFN).
3. International Council of Nurses (*ICN*).

3. Der ICN (International Council of Nurses) ist der Internationale Pflegerat. Er ist eine globale Organisation, die Pflegeverbände aus verschiedenen Ländern vertritt. Der ICN setzt sich für die Belange der Pflegeberufe ein, fördert die Zusammenarbeit zwischen Pflegefachleuten weltweit und unterstützt die Entwicklung von Pflegestandards und -richtlinien auf internationaler Ebene.

5.34 Wie viele internationale Pflegeverbände sind im Weltpflegeverband, dem International Council of Nurses *(ICN)* organisiert?

1. Über 300.
2. 130.
3. Leider erst 95.

2. Der Weltpflegeverband vertritt 130 Pflegeverbände weltweit.
Die Mitgliedschaft im Weltverband für Pflegeberufe bietet Vorteile wie berufliche Solidarität und Entwicklung, Networking und Interessenvertretung.

5.35 Wie viele Pflegende vertritt der Weltpflegeverband, der International Council of Nurses?

1. 16 Millionen.
2. 130 Millionen.
3. 28 Millionen.

1. Es gibt etwa 30 Millionen Pflegende weltweit, organisiert im Weltverband sind allerdings nur 16 Millionen. In Deutschland arbeiten 1,7 Millionen Menschen in der Pflege.

5.36 Wo ist der Sitz des International Council of Nurses?

1. Genf.
2. Grenoble.
3. Graz.

1. Die Anfänge des ICN gehen auf das Jahr 1899 zurück, als sich internationale Frauenverbände in London trafen und eine Sektion Krankenpflege eröffneten. 1904 einigten sich die USA, Großbritannien und Deutschland auf einen gemeinsamen Weltbund der Pflegenden. 1909 wurde Agnes Karll deren Vorsitzende.

5.37 Der Deutsche Berufsverband für Pflegeberufe (DBfK) wurde:

1. 1946 als Antwort auf die im Namen der Forschung begangenen Verbrechen während der NS-Zeit gegründet.
2. 1903 als Berufsorganisation der Krankenpflegerinnen Deutschlands durch Agnes Karll gegründet.
3. Als Ehrung des Wirkens von Florence Nightingale an ihrem 100. Geburtstag in Kaiserswerth bei Düsseldorf gegründet.

2. 1903 rief Agnes Karll die „Berufsorganisation der Krankenpflegerinnen Deutschlands" (B. O. K. D.) ins Leben, den Vorläufer des heutigen DBfK. Sie war international vernetzt und wurde 1909 die Präsidentin des ICN.
Die Aufarbeitung der während der Nazizeit begangenen Verbrechen im Bereich der Pflege erfolgte zögerlich, und viele der wegen Tötungsdelikten Angeklagten blieben weiterhin in der Krankenpflege tätig, teilweise in leitenden Positionen.
Florence Nightingale wird in Deutschland mit einem besonderen Tag geehrt.

5.38 Welcher ist der Internationale Tag der Pflegenden?

1. 12. Mai.
2. 8. Mai.
3. 5. Mai.

1. Der Tag der Pflegenden soll an den Geburtstag von Florence Nightingale am 12. Mai 1820 erinnern.
Der 8. Mai ist der Geburtstag von Henry Dunant 1828, dem Begründer der Internationalen Rotkreuz- und Rothalbmond-Bewegung. Der 5. Mai ist der Internationale Tag der Händehygiene.

5.39 Welches Pflegemodell hat Dorothea Orem entwickelt?

1. Modell der fördernden Prozesspflege.
2. Modell der Selbstpflege.
3. Theorie der 14 Grundbedürfnisse.

2. Das Modell der fördernden Prozesspflege ist von Monika Krohwinkel.

5

5.40 **Welche der folgenden Grundaussagen zum Modell der Selbstpflege von Dorothea Orem ist falsch?**

1. Das Pflegemodell der Selbstpflege nach Dorothea Orem basiert auf der Idee, dass Menschen die Fähigkeit zur Selbstpflege besitzen und Pflege in Anspruch nehmen, wenn sie diese Fähigkeiten nicht allein ausüben können.
2. Es beschreibt, wie Menschen sich selbst pflegen sollen, um gesund zu bleiben.
3. Das Pflegemodell beschreibt, dass Pflegekräfte nur kompensatorische Hilfe leisten. Pflegefachkräfte übernehmen oder unterstützen in diesem Fall bei den notwendigen Aktivitäten.

2. Dorothea Orem betont in ihrem Pflegemodell die Eigenverantwortung und Fähigkeiten der Menschen zur Selbstpflege sowie die Rolle der Pflegefachkräfte bei der Unterstützung und Förderung dieser Fähigkeiten.

5.41 **Von wem stammt die Theorie der psychodynamischen Pflege?**

1. Hildegard Peplau.
2. Imogene King.
3. Erwin Böhm.

1. Das Modell von Hildegard Peplau betont die Bedeutung der zwischenmenschlichen Beziehungen in der Pflege. Imogene King beschrieb die Pflege als zwischenmenschlichen Prozess von Aktion, Reaktion, Interaktion und Transaktion. Erwin Böhm entwickelte das psychobiografische Pflegemodell.

5

5.42 **Das Verdienst von Virginia Henderson ist es:**

1. Pflege weltweit als anerkannten Beruf zu etablieren.
2. Pflegeergebnistheorien in der Pflege einzuführen.
3. Als erste Pflegewissenschaftlerin, in Anlehnung an Abraham Maslows Bedürfnispyramide, die Bedürfnisse eines Pflegebedürftigen zu formulieren.

3. Martha Rogers und Callista Roy entwickelten die Pflegeergebnistheorien.

5.43 **Das Metaparadigma für die Pflege enthält Aussagen darüber, wie pflegerische Aspekte in eine Theorie eingebunden sein sollten. Die derzeit gängigsten Eckpunkte (Schüsselkonzepte) sind diesbezüglich:**

1. Individuum, Kontext, Patient, Pflege.
2. Person, Umwelt, Gesundheit und Pflege.
3. Mensch, Umfeld, Wohlbefinden, Pflege.

2. Das Metaparadigma der Pflege umfasst die vier zentralen Konzepte Person, Umwelt, Gesundheit und Pflege. Diese Elemente bilden das Grundgerüst der Pflegewissenschaft und prägen das Verständnis und die Gestaltung der Pflegepraxis.

5.44 **Wofür werden die ABEDLs© von Monika Krohwinkel in der Praxis verwendet?**

1. Leitfaden für die Biografiearbeit.
2. Instrument der SIS.
3. Hilfe für die Pflegeplanung.

3. Die ABEDLs© nach Krohwinkel stehen für „Aktivitäten, Beziehungen und existenzielle Erfahrungen des Lebens" und sind ein Konzept in der Pflege. Die ABEDLs© dienen als Grundlage für die Pflegeplanung und -durchführung.

5.45 Auf wen geht die Theorie der 14 Grundbedürfnisse zurück?

1. Virginia Henderson.
2. Dorothea Orem.
3. Liliane Juchli.

1. Dorothea Orem hat das Modell der Selbstpflege beschrieben und Liliane Juchli hat Pflege als ganzheitlichen Prozess verstanden.

5.46 Welche Aspekte gehören nicht zur Theorie der 14 Grundbedürfnisse von Virginia Henderson?

1. Ihr Ansatz betonte die Orientierung an individuellen Bedürfnissen, führte zu einer geplanten, zielgerichteten Pflege und forderte die Aktivierung der zu pflegenden Menschen.
2. Ihr Ziel war es, durch Pflege die Selbstständigkeit und Unabhängigkeit der Pflegeempfänger zu fördern, sodass Pflege überflüssig wird.
3. Sie stellte mit diesem Modell eine Ergebnistheorie auf, die die Kompetenzen eines zu Pflegenden in den Mittelpunkt rückt.

3. Hendersons Theorie ist eine klassische Bedürfnistheorie, die als defizitorientiert betrachtet wird, da sie von der Unfähigkeit des zu pflegenden Menschen ausgeht, seine Grundbedürfnisse selbst zu befriedigen. Virginia Hendersons Einfluss förderte die Transformation des Pflegeverständnisses von einer rein krankheitsbezogenen hin zu einer ganzheitlichen Betrachtung von Pflege.

5.47 In Hildegard Peplaus Theorie geht es um vier Phasen, die Patient und Pflegekraft miteinander durchleben. Diese sind:

1. Orientierung, Identifikation, Nutzung und Ablösung.
2. Kennenlernen, Vertraut werden, Gepflegt werden, Verabschiedung.
3. Aufnahme, Pflege, Gesundung, Entlassung.

1. Hildegard Peplaus Modell der psychodynamischen Pflege betont die Bedeutung zwischenmenschlicher Beziehungen in der Pflege. Ihr Ansatz basiert auf psychodynamischen Konzepten und sieht Pflege als therapeutischen Prozess. Peplau betont die Rolle der Pflegekraft als „Helfer“. Ziel ist es, die psychische Gesundheit des Pflegeempfängers zu fördern und die Selbstheilungskräfte zu aktivieren.

5.48 Welche biografischen Eckpunkte treffen auf Liliane Juchli zu?

1. Nonne, lebte in der Schweiz, hat umfangreiches Pflegelehrbuch geschrieben.
2. Krankenschwester, US-Amerikanerin, Modell der 14 Grundbedürfnisse.
3. Krankenschwester, US-Amerikanerin, Selbstpflegedefizittheorie.

1. 2. Trifft auf Virginia Henderson zu, 3. bezieht sich auf Dorothea Orem.

5.49 Florence Nightingale war Engländerin und wurde am 12. Mai 1820 geboren in:

1. Frankreich.
2. Florenz.
3. Florida.

2. Florence Nightingale, eine britische Lady, setzte ihren Wunsch, Krankenschwester werden zu wollen, trotz des elterlichen Widerstands durch. Ihr Durchsetzungsvermögen gegen gesellschaftliche Normen legte den Grundstein für ihre herausragende Karriere in der Krankenpflege, besonders während des Krimkriegs. Florence Nightingale gilt als Pionierin der modernen Krankenpflege.

5.50 Welche Fakten treffen auf Monika Krohwinkel zu?

1. Hebamme, Krankenschwester, Pflegewissenschaftlerin, leitete erstes deutsches Forschungsprojekt, baute Agnes-Karll-Institut für Pflegeforschung auf.
2. Autospengler und Krankenpfleger, Pflegemodell zu reaktivierender Pflege für an Demenz Erkrankte.
3. Englische Pflegewissenschaftlerin, stellte in ihrem Modell die Individualität eines Pflegebedürftigen in den Mittelpunkt.

1. Auf Erwin Böhm trifft der 2. Punkt zu und unter 3. findet man die Eckdaten zu Nancy Roper.

5.51 Welche Aussagen trifft Erwin Böhms psychobiografisches Pflegemodell nicht?

1. Dieses Modell legt einen ganzheitlichen Ansatz für die Betreuung von demenziell erkrankten Menschen zugrunde. Ziel ist es, ein vertieftes Pflegeverständnis zu fördern, die Professionalität und Kreativität in der Pflege zu steigern und den Umgang mit älteren Menschen differenzierter zu gestalten.
2. Böhms Modell beruht auf der Annahme, dass Menschen bis zum 25. Lebensjahr die entscheidenden Stufen der Sozialisation durchlaufen, während ältere demenziell erkrankte Menschen diese Stufen, abhängig vom Fortschreiten ihrer Erkrankung, in umgekehrter Reihenfolge durchlaufen.
3. Böhm hält fest, dass demenziell Erkrankte gute Kompetenzen haben, sich anzupassen, wenn ihnen mit klaren Orientierungsregeln begegnet wird.

3. Böhm unterstreicht, dass demenziell Erkrankte ihre Empathie verlieren und dadurch Schwierigkeiten haben, sich an die Gewohnheiten und Bedürfnisse anderer Menschen anzupassen.
Zusammenfassend unterstreicht Böhms Modell die Bedeutung einer umfassenden Analyse und des Verständnisses der individuellen Prägung jedes Einzelnen. Eine kontinuierliche Reflexion, genaue Beobachtung, Schulung der Pflegepersonen und regelmäßige Evaluierung sind entscheidend, um mit demenziell Erkrankten erfolgreich zu interagieren.

5.52 Das Roper-Logan-Tierney-Modell für die Pflege zeichnet sich durch folgende charakteristische Merkmale aus. Was gehört nicht dazu?

1. Das Modell betrachtet den Menschen als Ganzes und legt Wert auf eine individuelle Pflege.
2. Umgebungsfaktoren, wie z. B. Kultur, Sprache, Religion, Gesellschaftsordnung und Wohlstand, üben einen starken Einfluss auf den Einzelnen aus.
3. Das Modell bildet insbesondere die Bedürfnisse von an Demenz erkrankten Menschen ab.

3. Das Roper-Logan-Tierney-Modell ist charakterisiert durch seine Ganzheitlichkeit, Praxisorientierung und die Betonung der individuellen Bedürfnisse der Pflegeempfänger.
Die speziellen Bedürfnisse von an Demenz Erkrankten bildet das biopsychosoziale Pflegemodell von Erwin Böhm ab.

5.53 Pflegewissen speist sich aus:

1. Persönlicher Einstellung und Ausbildung.
2. Wissenschaft, Ethik, persönlichem Wissen und Intuition.
3. Erfahrung und praktischer Arbeit.

2. Diese Kombination ermöglicht es Pflegefachkräften, flexibel auf die vielfältigen Herausforderungen in der Pflege zu reagieren. Sie können damit eine umfassende und auf die Bedürfnisse der Pflegeempfänger abgestimmte Pflegepraxis entwickeln.

5.54 Christa Olbrich entwickelte ein im deutschsprachigen Raum breit anerkanntes Modell für Pflegekompetenz. Dieses beschreibt aufeinander aufbauende Aspekte. Welche?

1. Regelgeleitetes Handeln, situativ-beurteilendes Handeln, reflektierte Einschätzung, aktiv-ethisches Handeln.
2. Unbewusste Inkompetenz, bewusste Inkompetenz, bewusste Kompetenz, unbewusste Kompetenz.
3. Analyse der Bedingungen, Lernauftrag, Vorgespräch, Durchführung, Nachgespräch, Trainingsphase, Evaluation.

1. Die 2. Antwort beschreibt das „Vier-Stufen-Modell der Kompetenzentwicklung" vom Psychologen und Lerntheoretiker Noel Burch. Unter 3. sind die Prozessschritte einer gezielten Anleitung aufgezählt.

5.55 Kennzeichen einer Fortbildung sind:

1. Finden meist in überregionalen Bildungszentren statt.
2. Schließen immer mit einem europaweit gültigen Zeugnis ab.
3. Fortbildungen dienen dazu, berufliches Wissen und Kompetenzen aufzufrischen, zu erweitern und zu vertiefen. Sie fokussieren vorrangig auf spezialisierte Themen.

3. Fortbildungen ermöglichen Pflegefachpersonen, ihr Wissen zu aktualisieren und neue Themenaspekte zu erkunden. Im Vergleich zu Weiterbildungen sind Fortbildungen zeitlich kürzer und erstrecken sich über einige Stunden bis wenige Tage. Nach Abschluss einer Fortbildung erhalten die Teilnehmenden ein Zertifikat als Bestätigung ihrer Teilnahme.

5.56 Florence Nightingale wird auch bezeichnet als:

1. „Engel von Scutari".
2. Dame mit der Fackel.
3. Nachtigall, weil sie als Kind sehr klar singen konnte.

1. Für die Verwundeten des Krimkrieges (1853–1856) war Florence Nightingale der „Engel von Scutari", da sich in diesem Stadtteil von Istanbul das von ihr geführte Lazarett befand.
Auch die Bezeichnung „Lady mit der Lampe" ist für Florence Nightingale aufgrund ihrer nächtlichen Rundgänge durch das Feldlazarett während des Krimkriegs in die Geschichte eingegangen.

5.57 Was sind Kennzeichen einer Weiterbildung?

1. Für Weiterbildungen braucht man einen Bildungsgutschein.
2. Sie dienen einer erweiterten beruflichen Qualifizierung und schließen mit einer staatlichen Prüfung ab. Daraus geht eine erweiterte bzw. neue Berufsbezeichnung hervor.
3. Weiterbildungen werden vorwiegend Mitarbeitern angeboten, bei denen theoretische Defizite zu erkennen sind.

2. Weiterbildungen erstrecken sich über einige Monate bis hin zu mehreren Jahren. Nach Abschluss einer Weiterbildung erhalten die Teilnehmenden ein Zeugnis und eine Urkunde als Qualifikationsnachweis für die erworbenen Fähigkeiten.

5.58 Während der Zeit des Nationalsozialismus waren Pflegende in die systematische Ermordung von Menschen mit bestimmten Erkrankungen und Behinderungen involviert. Ihre Beteiligung manifestierte sich durch:

1. Schutz von Patienten, die für Euthanasieprogramme vorgesehen waren.
2. Aktive Beteiligung an der Tötung von Patienten durch Methoden wie Medikamentenüberdosierung, gezielte Herbeiführung von Luftembolien, systematische Unterernährung oder provozierte Lungenentzündungen (insbesondere bei Kindern).
3. Einzig das Deutsche Rote Kreuz widersetzte sich dem NS-Regime und rettete auf diese Art tausenden jüdischen Kindern das Leben.

2. Diese Aktivitäten waren Bestandteil der nationalsozialistischen Euthanasiepolitik, die unter dem Namen „Aktion T4" bekannt ist. Es ist von wesentlicher Bedeutung zu betonen, dass diese Praktiken eine moralische Verirrung darstellen und fundamentalen ethischen Grundsätzen der Pflege diametral entgegenstehen. Heute wird dieser dunkle Abschnitt der Geschichte als Erinnerung an die Notwendigkeit ethischer Prinzipien und Menschenrechte im Gesundheitswesen betrachtet.

5.59 Welche Aussage zur Akademisierung der Pflege in Deutschland trifft nicht zu?

1. Das Gesundheitswesen und die Akademisierung der Pflege in der DDR waren weltweit führend, da die Volksgesundheit im Sozialismus einen großen Stellenwert hatte.
2. 1969 wurden an der Berliner Humboldt-Universität die ersten Doktorabschlüsse in den Pflegewissenschaften vergeben.
3. Weltweit betrachtet hinkt Deutschland mit der Pflegewissenschaft deutlich hinterher. Die Akademisierung der Pflege begann in den USA, Großbritannien und Skandinavien bereits Anfang des 20. Jahrhunderts.

2. Die ersten Doktorabschlüsse der Pflegewissenschaft wurde erst 30 Jahre später, 1999, vergeben.
Zum Vergleich: Seit dem 16. Jahrhundert gibt es Dissertationen in Deutschland. Und Dorothea Christiane Erxleben war 1754 die erste promovierte deutsche Ärztin.

5.60 Die vier Komponenten, die eine evidenzbasierte Pflege kennzeichnen, sind:

1. Wissenschaftliche Belege; Rahmenbedingungen und Ressourcen; Ziele und Vorstellungen des Patienten; Wissen und Erfahrungen der Pflegenden.
2. Wissenschaftliche Studien, Literaturrecherche, Bewertung, Implementierung.
3. Mensch, Umwelt, Gesundheit, Pflege.

1. Unter 2. sind vier der sechs Teile der EBN-Methode genannt.
Die evidenzbasierte Pflege (EBN) ist ein Ansatz in der Pflegepraxis, bei dem Entscheidungen und Interventionen auf aktuellen und besten verfügbaren wissenschaftlichen Erkenntnissen, klinischer Expertise und den individuellen Bedürfnissen der Pflegeempfänger basieren.
Mensch, Umwelt, Gesundheit und Pflege sind die derzeit gängigsten Eckpunkte, über die das Metaparadigma der Pflege eine Aussage trifft.

5.61 Ein systematischer Fehler bei der Durchführung einer experimentellen Studie liegt vor, wenn

1. Das Programm zur Bearbeitung der Studienergebnisse nicht prosystematisch berechnet wird.
2. Wenn nicht nach dem System „Erst Theorie, dann Praxis" gearbeitet wird.
3. Studienteilnehmer nicht zufällig der Interventions- oder Kontrollgruppe zugeteilt werden.

3. Randomisierung in experimentellen Studien wird verwendet, um sicherzustellen, dass Teilnehmer zufällig verschiedenen Gruppen zugewiesen werden. Dies hilft, Störfaktoren zu minimieren und die Ursache-Wirkungs-Beziehung zwischen der unabhängigen und abhängigen Variablen genauer zu untersuchen.

5.62 Eine Pflegefachkraft bemerkt, dass ihre schwerkranke Patientin nach der morgendlichen Grundpflege regelmäßig völlig erschöpft ist und in der Folge das Frühstück verweigert. Was könnte sie tun?

1. Sie könnte in wissenschaftlichen Datenbanken nach Lösungen für dieses Problem suchen.
2. Sie könnte das Frühstück pürieren.
3. Sie könnte die Ärzte auf die Notwendigkeit der Anlage einer PEG-Sonde hinweisen.

1. Das Zurückgreifen auf evidenzbasierte Forschungsergebnisse, die in wissenschaftlichen Datenbanken wie Pubmed, CINAHL, Scopus, Embase oder Science zu finden sind, ist eine pflegefachlich richtige Entscheidung, wenn Probleme erkannt werden, für die es noch keine zufriedenstellenden Lösungen gibt.

5.63 Eine Pflegefachkraft findet im wissenschaftlichen Magazin „Science" ein Studienergebnis, in dem bei schwerkranken Patienten die Grundpflege auf den Vormittag verlegt wurde, um die Ressourcen für die Nahrungsaufnahme zu schonen. Wie sollte diese Pflegefachkraft nun handeln?

1. Sie prüft die Studie auf Glaubwürdigkeit, Aussagekraft und Anwendbarkeit.
2. Sie setzt die Ergebnisse der Studie umgehend auf ihrer Station um.
3. Sie recherchiert nach weiteren Ergebnissen.

1. Das Prüfen einer Studie auf Aussagekraft, Anwendbarkeit und Glaubwürdigkeit ist wichtig, um sicherzustellen, dass die Ergebnisse zuverlässig, relevant und vertrauenswürdig sind, und um die wissenschaftliche Integrität zu wahren.
Nach weiteren Forschungsergebnissen zu recherchieren ist der nächste Schritt.

5.64 Die Schritte, um evidenzbasiertes Wissen in die Praxis umzusetzen (EBN-Methode) sind folgende:

1. E = Einschätzen.
   B = Bewerten.
   N = Novellieren.
2. Auftragsklärung, Formulierung der Fragestellung, Literaturrecherche, kritische Beurteilung der Ergebnisse, Implementierung, Evaluation.
3. Sich mit dem Patienten einigen, ihn dann beraten, ihn beim Neuorientieren unterstützen.

2. Diese Schritte gewährleisten einen zyklischen Prozess, in dem Pflegepraktiken kontinuierlich auf der Grundlage aktueller wissenschaftlicher Evidenz verbessert werden können.

5.65 **Bei einem Bias im wissenschaftlichen Kontext handelt es sich darum:**

1. Dass während der Datenerhebung Fehler auftreten, die zu ungenauen oder fehlerhaften Ergebnissen in einer Untersuchung führen können.
2. Randomisierte Studienteilnehmer nach bestimmten Prinzipien der Interventions- oder Kontrollgruppe zuzuordnen.
3. Die Teilnehmer nach Zufallsprinzip der Interventions- und Kontrollgruppe zuzuteilen.

1. Ein Bias bezieht sich auf systematische Fehler oder Verzerrungen in der Art und Weise, wie Daten gesammelt, analysiert oder interpretiert werden. Diese Verzerrungen können zu einer ungenauen oder einseitigen Darstellung der Realität führen und das Ergebnis verfälschen.

5.66 **Die höchste Studiengüte haben:**

1. Expertenmeinungen.
2. Randomisierte Kontrollstudien.
3. Meta-Analysen.

2. Meta-Analysen sind statistische Verfahren, die die Ergebnisse mehrerer Studien zur selben Fragestellung zusammenfassen und daraus ein aussagekräftigeres Ergebnis errechnen.

5

5.67 **Geeignete Quellen zur Literaturrecherche bzw. Überprüfung der Evidenz von Pflegephänomenen sind:**

1. Das Internet mit dem Suchbegriff „Wissenschaft".
2. Expertenstandards, Leitlinien, Fachliteratur, Datenbanken wie PubMed, Medline, Scopus, CHINAL, Embase.
3. Die Zeitschrift des Berufsverbandes für die Pflege (DBfK), die ausschließlich und umfangreich über neue wissenschaftliche Erkenntnisse der Pflegeforschung informiert.

2. Das Internet bietet viele Informationen, aber nicht alle sind wissenschaftlich fundiert oder zuverlässig. Es ist daher ratsam, spezifischer nach vertrauenswürdigen wissenschaftlichen Quellen, Forschungsinstitutionen oder Fachzeitschriften zu suchen, um hochwertige und zuverlässige Forschungsergebnisse zu finden.
Die Zeitschrift des DBfK wäre eine solche Fachzeitschrift, sie ist aber nicht die einzige.

5.68 **Das Helfersyndrom ist gekennzeichnet durch:**

1. Eine unbewusste und daher konfliktträchtige Komponente der Motivation, anderen helfen zu wollen.
2. Das tiefe Bedürfnis, anderen Menschen helfen zu wollen.
3. Hilfe, die sich auf spezielle Syndrome bezieht.

1. Ein weiteres charakteristisches Merkmal ist das starke Bedürfnis nach Bestätigung bei den Helfenden.

5.69 **Pflegepersonen mit Helfersyndrom haben mitunter folgendes Risiko:**

1. Ein Burnout zu entwickeln.
2. Alte Menschen zu entmündigen.
3. Wenig anerkannt und beliebt zu sein.

1. Personen mit Helfersyndrom neigen dazu, sich stark für andere einzusetzen und könnten dabei ein Burnout entwickeln. Obwohl ihre Hilfsbereitschaft anerkannt wird, sind sie nicht immer beliebt, da ihr übermäßiges Engagement manchmal als aufdringlich oder überfürsorglich empfunden wird. Menschen können sich dadurch bevormundet fühlen, auch wenn die Absicht der Helfer grundsätzlich positiv ist. Dies könnte zu einer gewissen Zurückhaltung oder Zurückweisung führen.

5.70 **Folgen von aufopferungsvoller Pflege sind:**
1. Das Bundesverdienstkreuz verliehen zu bekommen.
2. Regelmäßig eine Gehaltserhöhung zu bekommen.
3. Die Vernachlässigung der tatsächlichen Pflegerfordernisse.

3. Übermäßige Aufopferung kann problematisch sein, da sie Gesundheitsrisiken und ungesunde Abhängigkeitsdynamiken in Beziehungen schaffen kann. Ein Ungleichgewicht von Arbeit und Erholung sowie die Vernachlässigung der eigenen Bedürfnisse können langfristig zu Unzufriedenheit und Erschöpfung führen.
Es ist wichtig zu betonen, dass nicht jede Form von Aufopferung negativ ist, und in vielen Fällen wird Selbstlosigkeit geschätzt. Der Schlüssel liegt darin, eine gesunde Balance zu finden und sicherzustellen, dass die Aufopferung nicht zu persönlichen Nachteilen führt.

5.71 **Psychohygiene und Selbstpflege bedeuten im beruflichen Kontext einer Pflegefachkraft:**
1. Zu jedem Dienst gepflegt und gutgelaunt zu erscheinen.
2. Bereitschaft und Verantwortung für die eigene Gesunderhaltung zu übernehmen.
3. Hygienisch zu pflegen, und auch in der Psychiatrie hygienische Arbeitskleidung zu tragen.

2. Es bedeutet, dass sie Maßnahmen ergreift, um ihre psychische Gesundheit zu wahren und für das eigene Wohlbefinden zu sorgen.

5

5.72 **Zur Selbstpflege gehört nicht:**
1. Gesunde Ernährung, Bewegung, Pflege sozialer Netzwerke.
2. Rückenschonendes Arbeiten, Stressmanagement, Entspannungsübungen.
3. Sich bei eigener Krankheit aufgrund der Berufserfahrung selbst besser pflegen zu können.

3. Zur Selbstpflege gehört weiterhin das Bewusstsein für emotionale Belastungen am Arbeitsplatz, den Ausgleich von beruflichen und persönlichen Anforderungen, die Suche nach Unterstützung sowie die Pflege von Hobbys und Aktivitäten außerhalb des Berufs. Essenziell ist es, sich selbst zu schützen, um langfristig effektiv und fürsorglich in der Pflege tätig sein zu können.

5.73 **Wann und durch wen wurde der ICN-Ethikkodex verabschiedet?**
1. 1903 auf der Gründungsversammlung des Berufsverbandes für Pflegeberufe.
2. 1953 durch den International Council of Nurses (ICN), dem internationalen Dachverband der Pflegeberufe.
3. 1965 durch den International Council of Nurses (ICN), dem internationalen Dachverband der Pflegeberufe.

2. Der Ethikkodex des International Council of Nurses (ICN) wurde 1953 verabschiedet und umfasst Grundsätze, die Werte, Verantwortlichkeiten und ethische Standards für Pflegefachkräfte weltweit festlegen. Er beinhaltet Prinzipien wie Menschenrechte, Würde, Gerechtigkeit, Vertraulichkeit und Pflichten gegenüber Patienten, beruflich Pflegenden und der Gesellschaft.
1965 ist das Jahr, in dem erstmalig der Internationale Tag der Pflege am 12. Mai ausgerufen wurde, um Florence Nightingale zu ehren.

5.74 **Vorbehaltsaufgaben sind:**
1. Aufgaben, die nur unter Vorbehalt, also nach genauer Absprache, ausgeführt werden dürfen.
2. Aufgaben, die einem bestimmten Berufsstand vorbehalten sind und nur durch dessen Angehörige durchgeführt werden dürfen.
3. Sind grundsätzlich ärztliche Tätigkeiten.

2. Vorbehaltsaufgaben in der Pflege erfordern spezifische Qualifikationen, um sicherzustellen, dass nur qualifiziertes Pflegepersonal diese Tätigkeiten ausführt. Sie sind oft rechtlich geregelt, mit einem hohen Verantwortungsniveau und medizinischer Komplexität.

5.75 **Zu den im Pflegeberufegesetz § 4 gesetzlich verankerten Vorbehaltsaufgaben zählen nicht:**
1. Die Organisation, Gestaltung und Steuerung des Pflegeprozesses, inklusive der Analyse, Evaluation, Sicherung und Entwicklung der Qualität der Pflege.
2. Die Erhebung und Feststellung des individuellen Pflegebedarfs.
3. Die Durchführung von i. v. Injektionen.

3. Die intravenöse (i. v.) Injektion eines Medikaments ist eine ärztliche Aufgabe. Im pflegerischen Bereich übernehmen speziell weitergebildete Pflegefachpersonen, insbesondere aus den Bereichen Intensivpflege, Anästhesie und Dialyse, diese Art der Injektion nach ärztlicher Delegation.
Bei mehrmals täglich notwendigen intravenösen Injektionen empfiehlt sich die Anlage einer Venenverweilkanüle, um wiederholte Punktionen zu vermeiden.

5.76 **Der Arbeitgeber darf Vorbehaltsaufgaben nicht an ungelerntes Personal ohne Berufserlaubnis übertragen oder dies dulden.**
1. Das stimmt, es droht laut § 57 PflBG eine Geldstrafe von bis zu 10 000 Euro.
2. Das stimmt so nicht. Sehr erfahrene Pflegehelfer können im Fall von Personalknappheit diese Aufgaben übernehmen.
3. Diese Verfügung wäre wünschenswert, ist aber in dieser Form nicht im Gesetz verankert.

1. Dies dient dazu, die Qualität und Sicherheit in der Pflege zu gewährleisten, indem sicherstellt wird, dass bestimmte Aufgaben nur von qualifiziertem Fachpersonal durchgeführt werden.

5.77 **Die erste gesetzliche Grundlage zur Regelung der Ausbildung in der Krankenpflege war das „Gesetz zur Ordnung der Krankenpflege". Was gehörte nicht zu dessen Inhalten?**
1. Untrennbar von Pflege ist die Achtung der Menschenrechte, einschließlich kultureller Rechte, des Rechts auf Leben und Entscheidungsfreiheit auf Würde und auf respektvolle Behandlung.
2. Die Ausbildung dauert anderthalb Jahre, und folgend ein Anerkennungsjahr in der Praxis.
3. Es gibt Lehrfächer, die Erb- und Rassenpflege heißen.

1. Dieser Satz stammt aus der Präambel des Ethikkodex für Pflegende von 1953.
Das besagte Gesetz wurde 1938 verabschiedet und war vom Nationalsozialismus geprägt. Weitere Regelungen waren, dass Schulleiter „sittlich" zuverlässige deutsche Ärzte sein müssen und Bewerber arischer Abstammung, mit dem Nachweis politischer Zuverlässigkeit.
Das pflegerische Handeln war von der Überzeugung geprägt, dass nur Menschen mit „gutem" Erbgut eine wertvolle Pflege erfahren sollten.
Heute unvorstellbar?! Belesen Sie sich zum Milgram-Experiment, das das Ausmaß von Gehorsam untersuchte.

5.78 Welche Aussage zur Geschichte der Pflege ist zutreffend?

1. Die Pflege war schon in der Antike eine typische Aufgabe der Frauen, da sie sich durch Eigenschaften wie Fürsorglichkeit, Sanftmütigkeit, Geduld und Selbstlosigkeit auszeichnen.
2. In Klöstern pflegten Mönche zunächst nur ihre Glaubensbrüder, bis sie die Pflege auch für andere Bedürftige öffneten.
3. In der christlichen Tradition der aufopfernden Pflege und der Pflege als „Liebesdienst" verbesserten sich die Arbeitsbedingungen und Löhne in der Pflege kontinuierlich.

1. Pflege war historisch betrachtet zunächst Aufgabe der Frauen. Männer waren an der Pflege als Heiler, Priester und Ärzte beteiligt. Die Zuschreibung von typisch weiblichen Charaktereigenschaften ist ein nicht mehr zeitgemäßes Denken in Stereotypen und wird Männern nicht gerecht. Gerade vor dem Hintergrund der Nächstenliebe wurde Frauen jahrhundertelang eine angemessene Entlohnung ihrer Pflegearbeit verwehrt.

5.79 Wichtige Mediziner und ihre Errungenschaften. Welcher Name ist korrekt zugeordnet?

1. Edward Jenner (1749–1823): Entdeckung des Insulins.
2. Frederick Banting (1891–1941): Wegbereiter der Schutzimpfung.
3. Alexander Fleming (1881–1955): Entdecker des Penizillins.

3. Edward Jenner war der Wegbereiter der Schutzimpfung (Pocken) und Frederick Banting entdeckte das Insulin. Weiterhin sind zu nennen: Hildegard von Bingen (1098–1179) als natur- und heilkundige Universalgelehrte. Dorothea Christiane Erxleben (1715–1762) als erste promovierte deutsche Ärztin und damit Wegbereiterin des Frauenstudiums. Rudolph Virchow (1821–1902) als Begründer der Zellpathologie und Sozialhygiene sowie Beschreiber der Virchow-Trias bei Thrombose.

5.80 Wichtige Mediziner und ihre Errungenschaften. Welcher Name ist korrekt zugeordnet?

1. Robert Koch (1843–1910): Begründer der modernen Bakteriologie.
2. Paul Ehrlich (1854–1915): „Retter der Mütter" bei Kindbettfieber.
3. Ignatz Semmelweis (1818–1865): Entdecker des ersten Antibiotikums (gegen Syphilis).

1. Paul Ehrlich war der Entdecker des ersten Antibiotikums (gegen Syphilis) und Ignatz Semmelweis ging als „Retter der Mütter" bei Kindbettfieber in die Medizingeschichte ein. Weiterhin sind zu nennen: Ernst Ferdinand Sauerbruch (187–1951) als Begründer der Thoraxchirurgie und Willhelm Conrad Röntgen (1845–1923) als Entdecker der Röntgenstrahlen.

5.81 Der Einsatz von Robotern in der Pflege wird derzeit wissenschaftlich untersucht. Auf die sehr naturgetreu gestaltete Roboterrobbe „Paro" trifft folgendes zu:

1. Die Roboterrobbe „Paro" hat einen psychologischen Effekt auf Patienten, indem sie Entspannung und Motivation verbessert.
2. Das Vorhandensein von Haustieren erzeugt positive Emotionen und hat eine beruhigende Wirkung auf pflegebedürftige Menschen. Auf Robotertiere trifft dies nicht zu.
3. Der Einsatz von Robotern ist ethisch nicht vertretbar. Maschinen können die menschliche Zuwendung nicht ersetzen.

1. Die Forschungsergebnisse zeigen: „Paro" reduziert nachweislich den Stress bei Patienten und Pflegefachpersonen und stimuliert die Interaktion zwischen beiden. Diese Effekte spiegelten sich auch in den Erfahrungen aus der Praxis wider.

5

5.82 **Das Konzept des lebenslangen Lernens als Teil des beruflichen Pflegeverständnisses geht weit über den regelmäßigen Besuch von Weiterbildungen hinaus. Was zählt nicht dazu?**

1. Selbstständige Problemlösung durch Ausprobieren.
2. Reifung der Persönlichkeit.
3. Erweiterung des Erfahrungswissens.

2. Lernen wird definiert als nicht direkt zu beobachtende Vorgänge in einem Organismus, vor allem in seinem zentralen Nervensystem (Gehirn), die durch Erfahrung (aber nicht durch Reifung, Ermüdung o. ä.) bedingt sind und die eine relativ dauerhafte Veränderung bzw. Erweiterung des Verhaltensrepertoires zur Folge haben. Durch lebenslanges Lernen soll den sich ständig verändernden Lebensbedingungen und Anforderungen an die Arbeit begegnet werden.
Die Reifung der Persönlichkeit setzt Lernprozesse in Gang und gilt als Motivator.

5.83 **Sowohl Unter- als auch Überforderung stellen Stressfaktoren im Pflegeberuf dar. Welche Aussage trifft nicht zu?**

1. Überforderung geht meist mit hohem Arbeitsdruck und großer Erwartungshaltung einher.
2. Unterforderung wird als Monotonie erlebt und kann bis zu Apathie führen.
3. Beide Phänomene können zum Burnout führen.

3. Überforderung kann zum Burnout führen, Unterforderung kann allerdings ebenso krank machen. Ein Boreout (boredom = engl. Langeweile) wäre die Folge. Fast alle Menschen möchten ihre Talente in ihre Arbeit einbringen, Wertschätzung erfahren und ihre Arbeit als sinnvoll erleben. Wer das Gefühl hat, dass seine Potenziale nicht erkannt und gefordert werden, fühlt sich ständig unterfordert und gelangweilt und kann dadurch psychische Probleme bekommen – mit Symptomen ähnlich wie beim Burnout. Diagnostisch wird dieses Symptombild oft als Anpassungsstörung oder depressive Episode festgehalten. Es besteht dafür keine eigenständige Diagnose.

5.84 **Professionelle Pflegepersonen sehen sich im ständigen Widerspruch zwischen ihrem Berufsideal (professionelle, kompetente und qualitativ hochwertige patientenorientierte Pflege leisten zu wollen) und der Berufsrealität, die diese Ansprüche durch bestehende strukturelle Bedingungen und Voraussetzungen verhindert. Wie heißt das Phänomen, das daraus entstehen kann?**

1. Coolout.
2. Kognitive Dissonanz.
3. Kontorsion.

1. Die Spannung zwischen Realität und Anspruch führt bei nicht wenig professionell Pflegenden zum Coolout, einer emotionalen Anpassungsreaktion, die auch als Kälteellipse beschrieben wird, sodass sie weiter in der Lage sind, ihre berufliche Funktion ausführen zu können. Pflegende reagieren zunächst mit Übermotivation, um den Mangel auszugleichen und resignieren schließlich aus Einsicht, den Widerspruch nicht verändern zu können.
Kognitive Dissonanzen sind in der Psychologie unangenehm empfundene Gefühle, die dadurch entstehen, dass ein Mensch unvereinbare Kognitionen (Einstellungen, Wünsche) hat.
Eine Kontorsion ist eine Verdrehung eines Gliedes oder eines Gelenks.

5.85 Die Abkürzung NANDA steht für:

1. North American Nursing Diagnosis Association – eine Organisation in Nordamerika, die sich mit der Bildung, Entwicklung und Klassifikation von Pflegediagnosen befasst.
2. Neuer Arztverbund der Neurologen, Dermatologen und Anästhesisten.
3. Neue Assessments und Neurologische Diagnosen in der Anästhesie.

1. Die NANDA (North American Nursing Diagnosis Association), mit Sitz in Chicago, ist eine Organisation, die Pflegediagnosen entwickelt, standardisiert und pflegefachliche Terminologie fördert, um die Pflegepraxis zu verbessern und die Pflegequalität zu erhöhen.

5.86 Die Internationale Klassifikation der Funktionsfähigkeit, Behinderung und Gesundheit (ICF) der Weltgesundheitsorganisation (WHO) hat das Ziel:

1. Die schlimmsten Auswirkungen von Behinderungen auf die Gesundheit in Diagnosen zu fassen.
2. Eine einheitliche internationale Kommunikation über die Auswirkungen von Gesundheitsproblemen zu ermöglichen, wobei der gesamte Lebenshintergrund eines Menschen berücksichtigt wird.
3. Menschen mit Behinderungen in bestimmte Diagnosegruppen einzuteilen, um diese besser therapieren zu können.

2. Die ICF dient zur Beschreibung von Gesundheitszuständen, Funktionsfähigkeit, Behinderungen und sozialem Umfeld, um eine umfassende Sicht auf die Gesundheit und ihre Einflussfaktoren zu ermöglichen. Es geht nicht nur um die schlimmsten Auswirkungen von Behinderungen und auch nicht nur um Therapien.

Literaturverzeichnis

Bauer A, Beer J. Aufbauwissen Pflege. Pädiatrie. München: Elsevier, 2023.

Böhmer-Breuer R, Herrmann E (Hrsg.). Pflegen. Fokus alter Mensch. München: Elsevier, 2021.

Böhmer-Breuer R. Aufbauwissen Pflege. Lebensweltorientierung. München: Elsevier, 2023.

Borgiel U M (Hrsg.). Altenpflege heute. 4. A. München: Elsevier, 2021.

Destatis. Statistisches Bundesamt. Bevölkerung. https://www.destatis.de/DE/Themen/Gesellschaft-Umwelt/Bevoelkerung/_inhalt.html (letzter Zugriff: 31. Mai 2024).

Effertz T. Die volkswirtschaftlichen Kosten von Alkohol- und Tabakkonsum in Deutschland. In: Deutsche Hauptstelle für Suchtfragen (Hrsg.). DHS Jahrbuch Sucht 2020. Lengerich: Pabst Science Publishers, 2020.

Goerke K, Junginger C (Hrsg.). Pflege konkret. Gynäkologie Geburtshilfe. 7. A. München: Elsevier, 2022.

Gold K, Geiermann S (Hrsg.). Pflege konkret. Neurologie Psychiatrie. 7. A. München: Elsevier, 2022.

Hell W, Konopka T. Alles Wissenswerte über Staat, Bürger, Recht. 9., aktual. A. Stuttgart: Thieme Verlag, 2024.

Huch R, Jürgens K D (Hrsg.). Mensch Körper Krankheit. 9. A. München: Elsevier, 2022.

I care. Pflege. 2., überarb. A. Stuttgart: Thieme Verlag, 2020.

Jelinek A. Aufbauwissen Pflege. Arzneimittellehre. München: Elsevier, 2022.

Keller C (Hrsg.). Pflegen. Grundlagen und Interventionen, 3. A. München: Elsevier, 2021.

Keller C, Menche N (Hrsg.). Pflegen. Gesundheits- und Krankheitslehre. 2. A. München: Elsevier, 2021.

Medizinische Fachwörter von A–Z. Kleines Lexikon für Pflege- und Gesundheitsfachberufe. 4. A. München: Elsevier, 2022.

Menche N, Keller C, Teigeler B (Hrsg.). Pflege heute. 8. A. München: Elsevier, 2023.

Mühlen M von zur, Keller C. Pflege konkret. Chirurgie, Orthopädie, Urologie. 6. A. München: Elsevier, 2022.

Mürbe M, Stadler A. Berufs-, Gesetzes- und Staatsbürgerkunde. 13. A. München: Elsevier, 2019.

Schewior-Popp S, Sitzmann F, Ullrich L. Thiemes Pflege. Das Lehrbuch für Pflegende in der Ausbildung. 15. A. Stuttgart: Thieme Verlag, 2021.

Schmal J. Aufbauwissen Pflege. Berufliches Selbstverständnis. München: Elsevier, 2022.

Schoppmeyer M, Schmal J. Aufbauwissen Pflege. Anatomie Physiologie. München: Elsevier, 2021.

Schoppmeyer M. Aufbauwissen Pflege. Gesundheits- und Krankheitslehre. München: Elsevier, 2022.

Schraut V, Albrecht L. Aufbauwissen Pflege. Kommunikation und Beratung. München: Elsevier, 2023.

Schröder S, Rey J (Hrsg.). Pflege konkret. Innere Medizin. 8. A. München: Elsevier, 2022.

Schwegler J, Lucius R. Der Mensch. Anatomie und Physiologie. 7. A. Stuttgart: Thieme Verlag, 2022.

Siefarth T. Aufbauwissen Pflege. Recht. 2. A. München: Elsevier, 2023.

Vogler C. Pflegias. Generalistische Pflegeausbildung. Grundlagen der beruflichen Pflege. Berlin: Cornelsen Verlag, 2020.

Register

Q

R

S